JN064559

千葉大学医学部附属病院
次世代医療構想センター
Center for Next Generation of Community Health

宮田裕章
志賀　隆
櫻井陽一
三澤園子
裴　英洙
小野崎耕平
津川友介
國井　修
谷口俊文
鈴木康裕
高山義浩
武藤香織
市川　衛
吉村健佑
佐藤大介

療制度
療従事者
療界を

医良戦略2040

よりくする

2040年の医療を生き抜く⑬の戦略

ロギカ書房

日本の人口の減少と、「撤退戦」としての医療提供

　本書の目的は、2030年から2040年頃までに起こり得る医療の課題を対話形式で明らかにし、その課題を解決するために必要な行動につなげる契機とすることです。まずは私、吉村健佑自身の厚生労働省と千葉県庁での経験を踏まえて、行政は何を考え、どういった課題に直面しているのかを共有したいと思います。

　日本は人口減少と経済縮小に直面しており、この中で社会保障をどのように維持していくのかが大きな課題です。人口減少から問題を考えていくと、残念ながら今後、人口が増えることはなく、減り続けることが確定しています。日本の人口は2010年の1億2,806万人（推計）をピークに減少に転じました（**図表1**）。特に重要なのは、減るのが高齢者ではなく生産年齢人口であることです。今から30年後の2050年には人口が1億人を割り込むと同時に、生産年齢人口は3分の2に減少します（**図表2**）。2031年から減少が加速し、毎年約90万人、まさに政令指定市に相当するような人口が毎年減少するわけです。これほど急激に人口が減少し、また税収も長期的に落ち込む中で社会保障を持続しなくてはなりません。

　一方で、日本は2010年以前の人口増加・経済成長期に、約140万床の入院病床を全国に整備するなど、大規模なインフラ投資をしています。今後、これらは徐々に必要なくなり、縮小していかなければなりません。つまり人口増加・経済成長による潤沢な資金に基づく医療提供は今後できないし、適切ではないということです。

　経済成長が足踏みとなり、再配分する資源そのものが減っていく中で、今

図表 1

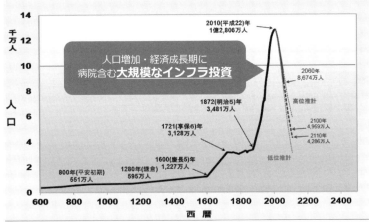

日本の**総人口**の推移：**2010**年がピーク

2010(平成22)年
1億2,806万人

人口増加・経済成長期に
病院含む**大規模なインフラ投資**

2060年
8,674万人

高位推計

2100年
4,959万人

2110年
4,286万人

低位推計

1872(明治5)年
3,481万人

1721(享保6)年
3,128万人

1600(慶長5)年
1,227万人

1280年(鎌倉)
595万人

800年(平安初期)
551万人

資料：国立社会保障・人口問題研究所「人口統計資料集」(1846年までは鬼頭宏「人口から読む日本の歴史」、1847〜1870年は森田優三
「人口増加の分析」、1872〜1919年は内閣統計局「明治五年以降我国の人口」、1920〜2010年総務省統計局「国勢調査」「推計人口」)
2011〜2110年国立社会保障・人口問題研究所「日本の将来推計人口」(平成24年1月推計[死亡中位推計]).

図表 2

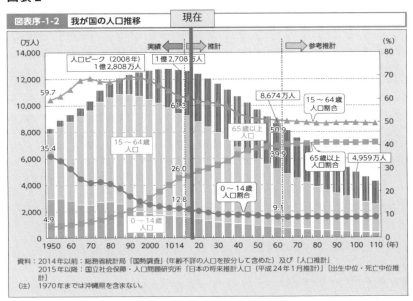

図表序-1-2 我が国の人口推移

現在

実績　推計　参考推計

人口ピーク（2008年）
1億2,808万人

1億2,708万人

8,674万人

15〜64歳
人口割合

65歳以上
人口

15〜64歳
人口

65歳以上
人口割合

4,959万人

0〜14歳
人口割合

0〜14歳
人口

資料：2014年以前：総務省統計局「国勢調査」(年齢不詳の人口を按分して含めた)及び「人口推計」
2015年以降：国立社会保障・人口問題研究所「日本の将来推計人口（平成24年1月推計）」[出生中位・死亡中位推
計]
(注)　1970年までは沖縄県を含まない。

後の医療は、長期的・全体的に見ると無駄を排し、需要の減少の影響を最小化しながらゆるやかに「撤退」していくことを考える必要があります。簡単ではありませんが、方法を考え実行しなくてはなりません。

　人口減少と同時に「地方分権」も進んでいます。今後、厚生労働省など国は、自ら計画立案し行動するのではなく、都道府県・医療現場を支援する役割になっていきます。国の役割は、方向性を提示して進捗を管理し、必要なデータや財源、権限を都道府県に委譲することであり、問題解決の主体は都道府県であると明確にしています。したがって、都道府県も医療現場のリアルな情報収集、迅速な課題解決、医療政策に精通した職員の育成が必須となります。

■社会保障費の増大と次世代への負担増加

　一方、社会保障給付は伸びており、2018年時点で医療と介護に約50兆円費やしています。年金は約57兆円ありますが、これはすでに加入者への支払いを約束したものであり、圧縮できません。したがって、医療と介護を効率化していく必要があります。財務省は、このままだと2040年には社会保障給付全体が190兆円になると試算しています（**図表3**）。医療や介護ユーザーのボリュームゾーンは高齢者です。「医療を圧縮」と提案したときに、その高齢者から、受診や介護サービスを受ける機会が失われるのではないかと不安の声があがるのは想像に難くありません。丁寧に説明しながら、質を極力維持し、効率化を進めていく必要があります。

　財務省が2021年11月に出した資料によると、社会保障費はここ10年間で29兆円から36兆円と約24％増えています（**図表4**）。別の試算では、増加分のうち54％は新たな技術や薬剤が発売されたことによる医療費の高騰で、46％が高齢化に基づいた自然増とされています。

　次に国民医療費を財源別に見ていきましょう。保険料と窓口負担だけで医療が賄えればよいのですが、残念ながらそれは難しく、実際は多くの公費、つまり税金が投入されており、その割合は38.2％にもなります（**図表5**）。

図表3

将来の社会保障給付の見通し

○ 75歳以上になると他の世代に比べ、1人当たり医療費や要支援・要介護認定率は大幅に上昇。2025年、2040年にかけて、医療・介護費用は大きく増加していくことになる。この期間、20〜64歳の現役世代が大幅に減少することにも留意が必要。

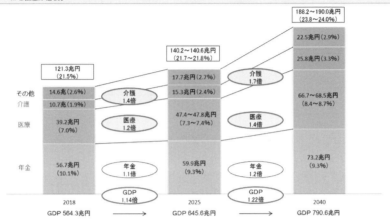

(出典)内閣官房・内閣府・財務省・厚生労働省「2040年を見据えた社会保障の将来見通し」(計画ベース・経済ベースラインケース)(2018年5月公表)

図表4

(参考) 社会保障関係費の伸びの推移

○ これまでの「高齢化による増加分」についても、平成28〜30年度予算では、毎年度5,000億円で固定していたが、令和元〜3年度予算では、毎年度数字を精査しつつ、年金スライド分は別途計算とすることとするなど、算出方法の精緻化・適正化を図ってきたことに留意する必要がある。

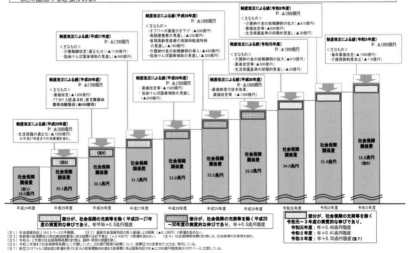

図表5

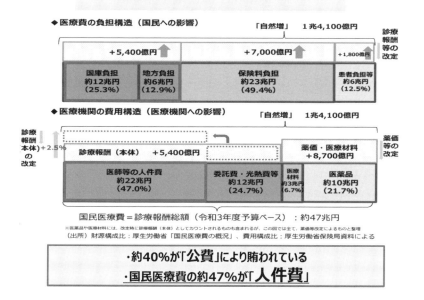

これだけ公費の割合が高いと、医療はもはや税に基づく「公共事業」に近いと言えるかもしれません。この47%が医師、看護師などの医療専門職の人件費です。人件費の圧縮1つとっても簡単ではありませんが、その状況の中で財政を健全化する必要があります。

　さらに国の苦しい状況を見ていきます。この国の一般歳入は100兆円ですが、そのうち32兆円を赤字国債の発行によって賄っています。その32兆円のうち24兆円は過去に発行された赤字国債の返済に充てなければならないという、自転車操業のような財政になっています（**図表6**）。差額の8兆円が実際に使える額ということになります。赤字国債を発行し続けた結果、日本はGDP比240％程度の赤字国債の累積があり、全世界で最悪の水準となっています。赤字国債の発行は問題ではないという見解もありますが、世界的に見ると危機的な状況で、国際通貨基金（IMF）からこれ以上赤字国債を発行すべきでないと繰り返し指摘されています。

図表6

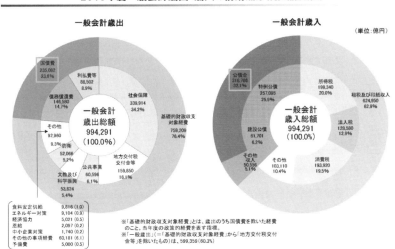

2019年度一般会計歳出・歳入の構成（臨時・特別の措置を除く）

一般会計歳出

一般会計歳入

（単位：億円）

一般会計歳出総額 994,291（100.0%）

国債費 235,082 23.6%
利払費等 88,502 8.9%
債務償還費 146,580 14.7%
社会保障 339,914 34.2%
基礎的財政収支対象経費 759,209 76.4%
その他 92,960 9.3%
防衛 52,066 5.2%
公共事業 60,596 6.1%
文教及び科学振興 53,624 5.4%
地方交付税交付金等 159,850 16.1%

食料安定供給 9,816（1.0）
エネルギー対策 9,104（0.9）
経済協力 5,021（0.5）
恩給 2,097（0.2）
中小企業対策 1,740（0.2）
その他の事項経費 60,181（6.1）
予備費 5,000（0.5）

一般会計歳入総額 994,291（100.0%）

公債金 318,766 32.1%
特例公債 257,085 25.9%
建設公債 61,701 6.2%
その他収入 50,556 5.1%
所得税 199,340 20.0%
租税及び印紙収入 624,950 62.9%
法人税 128,580 12.9%
消費税 193,920 19.5%
その他 103,110 10.4%

※「基礎的財政収支対象経費」とは、歳出のうち国債費を除いた経費のこと。当年度の政策的経費を表す指標。
※「一般歳出」（＝「基礎的財政収支対象経費」から「地方交付税交付金等」を除いたもの）は、599,359（60.3%）

（注1）計数については、それぞれ四捨五入によっているので、端数において合計とは合致しないものがある。
（注2）一般歳出歳における社会保障関係費の割合は56.7%。

2017年の厚生労働白書の「社会保障における公的・私的サービスに関する意識調査」[1]によると、社会保障の負担増を容認し、支出は現状のままにするべきだという意見が国民の多数派（62%）でした。一方で、健康保険の維持のために公的保険は重い傷病に限って適用し、市販薬で対応できるような軽症の傷病は対象から外すべきとの意見は少数派（8.7%）です。賛成する人ばかりではない中で、医療の現状を変更し、将来の社会保障を維持していかなければなりません。これまでは医療提供側、保険者・事業主、国民の各利害関係者が議論した結果、議論のテーブルに着けていない未成年者、さらにはまだ産まれていない次世代にまで負担を任せることで、議論を収拾してきた面があります。本当にこのままでいいのでしょうか。

諸外国からのプレッシャーが強い中、内閣政府や財務省は財政規律を保ちたい。したがってこれ以上の赤字国債は発行できないため、厚生労働省に対し社会保障の支出を減らすよう「強い要請」が出されています。そこで厚生

図表7

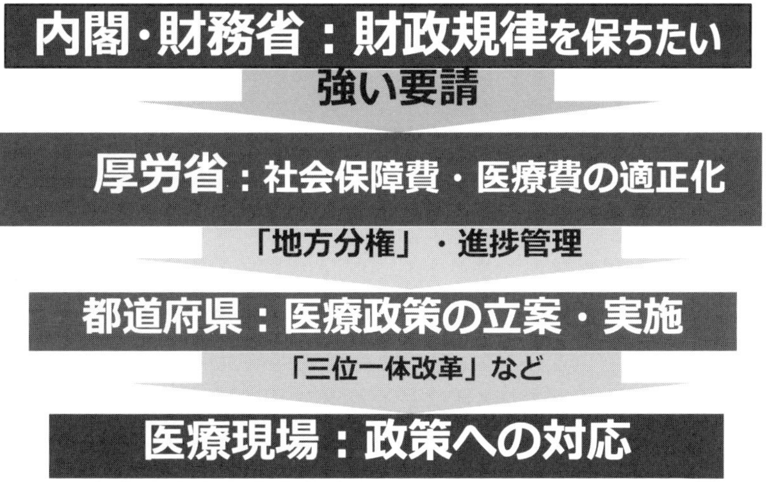

内閣・財務省：財政規律を保ちたい

強い要請

厚労省：社会保障費・医療費の適正化

「地方分権」・進捗管理

都道府県：医療政策の立案・実施

「三位一体改革」など

医療現場：政策への対応

労働省は、社会保障費や医療費を適正化するという目標がありつつ、地方分権という流れの中、都道府県にその実行を迫ることになります（**図表7**）。厚生労働省などが中央管理でやっていた医療政策の立案や実施を、今後は都道府県が主体的に行う必要があります。実際に47都道府県の「地域の実情に合わせた改革」という言葉の中で、地方自治体に権限が委譲されており、財源と人事権、医療法に関連する許認可権限も都道府県に委譲されています。今後は、後述する三位一体改革などの改革を行って都道府県が医療現場に影響を与えることになります。

　このように、日本の財政、社会保障を取り巻く環境は大きく変化しています。これまでと同じことをしていたら、課題は積みあがるばかりで解決されません。私たちは医療専門職として、どのように考え、対応すればいいのでしょうか。

「医学」と「医療」は異なる
：医療は「国家プロジェクト」

　本書の掲げる「医良＝医療を良くする」考えを知っていただくために、ま
ずは「医学」と「医療」の違いを整理しておきます（**図表8**）。

　医療専門職への道は医学・薬学・看護学などの学問体系を学ぶところから
始まります。たとえば医学は科学の一分野であり、医学部医学科などの大学
や大学院医学研究科などで学びます。学問の本質は「真理探究」にあるので、
重要な価値判断基準は「科学的な真理・真実にどれだけ近づけるか」です。
解剖学・生化学・生理学などの基礎医学であれば、生命や人体のメカニズム
がどうなっているのかを深く探究します。内科、外科、精神医学、救急医学
などの臨床医学であれば、病気のメカニズム（病態）に関する研究や、ヒト
の集団を対象として、治療法の効果を統計的に解析して有効性を判定する臨
床研究などを行います。いずれも大学医学部や大学病院で行いますので、主

図表8

「医学」と「医療」は違う 吉村まとめ			
	何か？	重要な 判断基準	学ぶところ	監督官庁
医学	科学の 1分野	科学的 真理・真実	医学部 医学科	文部科学省
医療	制度 事業 （プロジェクト）	妥当性 納得感	医療現場 公衆衛生大学院	厚生労働省 都道府県

「科学」から「世の中」への視点の拡張

に文部科学省の予算や競争的な科学研究費を用いて行われます。

　一方で、大学を卒業すると、医療専門職として医療に携わります。医療は学問とは異なる２つの側面を持ちます。１点目は医師法、医療法、健康保険法などの法令・ルールに基づく「制度」という側面、２点目は国が巨額の予算を投じて行う「国家事業（プロジェクト）」という側面です。ここで大事なことですが、制度や事業には「真理」はありません。行われることが目的に照らして「妥当」であることが大切です。このため、医療を受ける人、医療を提供する人、費用を負担する人（保険者、納税者）の３者が「納得」することが重要です。何が妥当で、納得であるかは科学的な手続きだけでは答えは出せず、医療現場に身を置き、生の課題に直面しながら、学び、考える必要があります。時間がかかるのです。また実務家を養成する専門職大学院である公衆衛生大学院でも、課題設定と解決手法をある程度体系的に学べます。

　制度・事業である医療を司るのは、厚生労働省であり、実務は権限委譲を受けた都道府県が中心になります。実際に、厚生労働省が資金提供して行う研究プロジェクト（厚生労働科学研究など）で最優先されているのは真理探究ではなく、政策研究として「制度への実装、事業の改善に資する」か、という点です。私自身も多くの医療政策にたずさわってきましたが、極論すると研究計画を立てる際に「真理探究」という要素は必須ではないのです。

　医学と医療の「不連続性」に、私も大学医学部を出た後、医療現場で戸惑いを感じた。医学的に適切なことが医療現場で行われていない。逆に医学的に不適切なことが医療現場では行われている。医学を学ぶだけでは、医療はできるようになりません。当たり前ですが、医療をするには医療を学ばないといけません。医学と医療が異なるとはそういうことです。

　医学に比べ、医療は現場の泥にまみれて答えを探したり、クリアーカットにはいかない、極めて人間的な、もっと言えば人間臭い営みになります。ましてや、医療が扱う事柄は人の健康や生命です。健康や生命がテーマにあると、人間はやや感情的になり、時にヒステリックになります。子供や親の病を前にして戸惑い、落ち込むのは当然です。普段は温厚な会社員が、医療の現場では感情をあらわにするクレーマーとなることもあります。クリアー

カットにいかない医療の現場で、医療の専門家が本来あるべき姿を考え、今までと行動を変えていかなければ、医療を良くすることはできません。

　そのためには、現場で働く中で感じる疑問や違和感を忘れないようにし、1つでもいいので改善する、解決することが重要です。学問的に整理のつかない事柄に対しても、医療現場では何らかの「暫定的な解や方針を決定」しなくてはなりません。医療の専門家は皆、資格や免許の交付から始まり、医療という国家プロジェクトに参加しています。制度や事業に精通して思考・行動する必要があります。この骨格を理解した上で、「医良」を考えてみましょう。

クロストークの目的と登壇者の選択基準

　上記の意味で本書は「医学書」ではありません。「医療を良くするための試行錯誤の書」と言えますが、少し長いので略して「医良の書」と呼んでみます。13人の登壇者たち（**図表9**）は、単なる解説者ではなく、解決をしてきた方々です。医学と異なり、医療に明確な答えはありません。セッティングが異なれば、タイミングが異なれば、財政状況が異なれば、国民の認識や理解が異なれば、「医療をどうするか？」という問いへの答えは変わるのです。医療のあり方、医療専門職の生き方に定めはありません。だからこそ、対話形式（クロストーク）で思考を展開する必要があるのです。

　CNNで看板番組を持ち「トークの帝王」ともいわれるラリー・キングの「自分が話すことから、自分が学ぶことは何もない。好奇心をもって人の話を聞けば、視野を広げることができる。[2]」という趣旨の言葉がささります。学生や経験年数の少ない医療専門職にとって、「医療」を学ぶ機会は実は多くありません。本書は医療を志し、学ぶ初学者に特に読んで欲しいと思います。

　本書では、それぞれの医療の分野でトップランナー、同時にパイオニアとして走っている選りすぐりの13名に登壇していただきました。医療の大変さ、そして面白さを伝えたいと思い、今の活動に至る動機、行動、判断はど

図表9

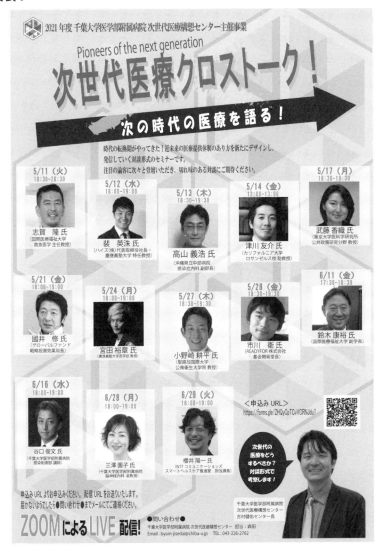

こから来ているのか、可能な限り深掘りを試みました。

　この13名全員が、私と一度は一緒に仕事をした、あるいはまとまった時間語り合ったことのある方々です。私個人として、彼らを尊敬しており、信

頼している医療の専門家たちです。そして、今回の登壇を依頼した際、全員が一発で了解をしてくれたことも嬉しかったことです。13回のセッションは2021年の5-6月にZOOMで配信しましたが、どの回もとても人気であり、延べ6,000人以上の方に視聴・登録をいただきました。コロナ禍で非常に多忙な中、目の前の対策にあたりながら、対話に臨んでくださった13名に心から感謝いたします。

1）「平成29年度版　厚生労働白書—社会保障と経済成長—」
　　https://www.mhlw.go.jp/wp/hakusyo/kousei/17/index.html
2）ラリー・キング『伝え方の極意』ディスカバー・トゥエンティワン　2016

　2022年3月

吉村　健佑

増刷に寄せて：コロナ禍の去った今こそ

　　　　　　　　　　2023年11月10日　編集・執筆　吉村健佑

　本書は2021年5-6月に行われたシリーズ「次世代医療クロストーク！」を基に再構成し、2022年4月に出版しました。執筆当時はコロナ禍真っ只中であり、病床の逼迫や病院への搬送困難患者も出て、「医療資源の効率的な配分」をめぐりピリピリした緊張感が漂っていました。

　本書を推薦してくださった尾身茂先生は専門家の代表として政府に対して、100以上の提言書を作成して、根拠とともに提示し続けました[1]。その熱意や使命感には圧倒されます。本書を読み返してわかるのは、登場していただいた13名の論客、そして共同執筆の佐藤大介らもあの緊急事態に対して主体的に、率先して動き、課題解決に貢献したメンバーばかりです。証左として、複数名が当時よりもさらに責任あるポストに就いています。おそらく、次なる国難においてさらに力を発揮すると信じています。コロナ禍の去った今こそ、難局にあたり本当に行動する人、解決する人の言葉を聴いてみましょう。

　最後に本書が繰り返し増刷となり、多くの若手医療職や学生に読んでいただけたことは本当に幸いです。

1）尾身茂『1100日間の葛藤　新型コロナ・パンデミック、専門家たちの記録』日経BP　2023

医良戦略 2040

目次

第1章

医療を
より良くするための
問題提起

第1章 -1

医療の課題に対して できることは 何か

【執筆者紹介】

吉村 健佑（よしむら けんすけ）

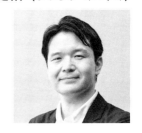

<プロフィール>

千葉大学医学部附属病院 次世代医療構想センター センター長・特任教授

1978 年生まれ、2007 年千葉大学医学部医学科卒業（医師）、東京大学大学院医学系研究科公共健康医学専攻修了（公衆衛生学修士）、千葉大学大学院医学研究院博士課程修了（医学博士）。

精神科医として千葉県内で勤務後、2015 年厚生労働省に入省、保険局・医政局にて、レセプト情報等データベース（NDB）の利活用や、オンライン診療など医療情報分野の政策立案と制度設計に関わる。2018 年より千葉大学病院 病院長企画室 特任講師・産業医に着任し、同時に千葉県医療整備課にて医師の確保と偏在対策に取り組む。2019 年より千葉大学病院次世代医療構想センター長・特任教授に就任し、現在に至る。2020 年より COVID-19対策として、千葉県 COVID-19 対策本部、成田空港検疫官、新型コロナワクチン啓発活動「こびナビ」幹事として活動している。専門は医療政策、公共健康、医療情報、精神保健。

■ 医師法第1条のすごさ

日本は 1874（明治7）年に「医制」が当時の文部省から達され、近代国家として医療が制度化されました。その後、国民医療法 1942（昭和17）年を経て、戦後に医師法 1948（昭和23）年が成立しています。その医師法は以下の記載から始まっています。

「第1条 【医師の任務】 医師は、医療及び保健指導を掌ることによって公衆衛生の向上及び増進に寄与し、もつて国民の健康な生活を確保するものとする。」

医療や保健指導を手段として、その最終目的は「国民の健康な生活を確保」であるという、とても高い理念が提示されています。健康な生活のためには、医療が持続可能でなくてはいけません。必要な医療がつぶれてはいけません。医師もなくなってはいけません。医療サービスに全くアクセスできない方を作ってもいけません。これらを簡単に言い換えると、医療の「無駄、無理、ムラ」をできるだけ作らず、持続可能性を高めることが「国民の健康な生活を確保」するために必要ということです。そのための政策立案・制度設計も医師の任務に含まれます。医師法第1条に沿って、自分の仕事を見直してみると、やるべきことが見えてくるように思います。

ちなみに医師法に限らず、保健師助産師看護師法（保助看法）にも、「医療及び公衆衛生の普及向上を図ることを目的」と明記されています。類似の文言はあらゆる医療専門職の任務として謳われています。

■ 医師が働く4つの場 「官・民・学・医」

では、医師の任務を達成するために具体的にどのような職場があるでしょうか。ここでも医師を例にとってみましょう。私は、医師の職場は大きく分けて、官＝行政組織、民＝企業、学＝大学、医＝医療現場の4つに分類できると考えています（**図表1**）。「医良（いりょう）」を実現するためには、臨床

図表1

医師の職場：官・民・学・医の強み弱み (吉村まとめ)		
	強み	**弱み**
官：行政組織・行政官	・法令による一斉適用 ・権威・信用あり	・財源不足、低賃金 ・単年度予算主義 ・議会に左右される
民：企業・ビジネス	・意思決定が迅速 ・展開早い ・優秀なら賃金良い	・実装あるのみ ・短期的な成果要す
学：大学・研究者	・真理の探究 ・学生＝若い人材がいる ・権威・信用あり	・1つの事を示すに時間要す ・実装に疎い ・財源不足、低賃金 ・構成員が画一的
医：医療現場・臨床医	・患者さんから直接の感謝 ・比較的賃金が良い	・仕事が単調になり得る

医としてだけではなく他の3つの世界も知る必要があります。

「官」の仕事は何だろう

　まずは、「官」です。厚生労働省医系技官、千葉県庁での経験を経て、ここのところは自分でも思い入れがあります。医系技官に限らず、行政官はどのような仕事をしているかというと、仕事は大きく3つです（**図表2**）。

　1つ目は、現在の現場の課題が何かを情報収集し、その解決方法を「政策」「制度」の形で設計し、資料にまとめることです。このプロセスでたくさんの方策が検討され、取捨選択されます。厚生労働省の職員と話しているとよく「頭の体操をする」という言葉が使われます。言い換えると「いろんな事態を想定して対策を考えておく」「思考実験をする」という意味だと思います。様々な状況に対して多くの「想定すべき対応策」が検討され、状況

図表2

行政官は日々何をしているか?

資料作成：
政策立案と制度設計

＋

・独自の情報収集
・厚労科学研究班
　の研究成果

レク：説明と交渉

会議：合意形成

の変化に応じて選択肢が絞り込まれます。そして最終的に実行される政策が決まっていきます。

　2つ目は、レク（レクチャーの意）といわれる資料説明です。レクはまず自分の上司から始まり、もちろんたくさん資料を直されます。直属の上司をクリアすると、さらに上級職へレクが行われます。私は厚生労働省では「室長補佐」というポストでしたので、直属の上司である室長からはじまり、課長、審議官、局長とレクを進めていきます。多くの場合、課長職以上は省の幹部とされ、経験豊富で優秀な方がそろっています。鋭い指摘が相次ぎ、論理矛盾は許されません。背中にたくさん冷や汗をかきながらレクを進めていきます。それが済むと、今度は省外の利害関係者（ステークホルダー）へのレクが必要となります。厚生労働省の開催する検討会や有識者会議の構成員たちを訪ねて歩き（コロナ禍の現在ではオンラインが主流）、レクを重ねていきます。ここでもまた多くの時間が費やされます。そのプロセスで、政策は練り込まれ、変更・加筆・修正が繰り返し行われます。

　そして3つ目は、会議による合意形成です。レクによって概ね議論の落と

しどころが見えたところで、検討会、審議会などの有識者会議が開催されます。1回の会議は概ね2時間で、前述の通り、会議の論点は事前のレクで整理され、大まかな利害調整がついていることが通例です。合意形成されて世の中に「政策」として確定し、発信される部分はごくごくわずかです。会議で合意形成に至らず、未達成の部分を再検証・再設計するために、1つ目の仕事である資料作成に戻ります。これを繰り返していくのが、厚生労働省での仕事になります。

　官の活動の強みとやりがいは、法令・政策を作ることで広い範囲で医療の在り方に影響を与えることが可能な点です。また、（国民全員ではないかもしれませんが）「国の言うことは（一応）聞いておこう」という信用がまだあります。弱点、課題としては、やるべきことに対して予算・財源が不足しがちで大胆な施策が打ちにくいこと、年度ごとの「単年度予算主義」が強く、数年にわたる事業がやりにくいこと（そして公的な課題、問題の多くは「単年度」ではとても解決しきれない）、そして当然のことながら、立法府である国や地方議会での議論が仕事に直接影響することです。議会の決定によって行政府が準備してきたことがひっくりかえることもあれば、準備不足のまま、急に検討が進むこともあります。そして、医療専門職に限ると、特に中央省庁の本省に採用された医系技官を含む国家公務員の金銭的報酬額は臨床医に比べると一般に大きく下がります（ただし地方公務員のうち医療職として雇用される場合、待遇は悪くないようです）。

　さて、医療は強烈な「規制産業」と言えます。免許制度により参入障壁があり、診療報酬という「公定価格」制度があります。その中で公的機関である政府が果たす役割はとても大きく、このロジックを知ることは必須と思っています。また、特に中央省庁には優秀な人材が多く集まっており、私は非常に刺激になりました。私とあまり年齢の違わないプロの官僚がバシバシと意思決定して世の中を動かしていく姿は圧巻でした。若い医師たちには、人生のうちで1度くらいは政策立案の場面に立ち会うことを勧めています。きっと医療への見方が変わります。

　今回の13名の登壇者のうち、官や政策に精通した方として、宮田裕章先生、小野崎耕平先生、國井修先生、鈴木康裕先生、高山義浩先生が挙げられ

ます。まずはそれぞれの先生の目から見た「官」を体感していただきたいです。

「民」の仕事は「速さ」が特徴

次に企業でビジネスとして医療に関わることを考えてみましょう。最近、医学部を卒業しても臨床医にならず、医療系ベンチャー企業を興したり、製薬会社や医療機器メーカーに就職する人が増えてきました。私自身は産業医などの仕事を通じて、また複数の民間企業との共同研究を通じて、企業の考え方や価値判断を実感しています。企業の規模や上場・未上場による差も大きいですが、特徴をまとめると以下のように感じます（**図表1**）。

「民＝企業」の強みは、意思決定の迅速さです。事業の展開も早く、半期（6か月ごと）や四半期（3か月ごと）に見直されるのが当たり前です。その分だけ、短期的な成果を出し続け、とにかく実装をすすめる必要があります。エビデンスや前例にとらわれることなく、基本的に自分の発想や着想でモノやサービスを開発して販売します。利益を出さなければ、企業は存続できません。

13名の登壇者のうち、民間や産業、企業に身を置く方は櫻井陽一さん、裴英洙先生、市川衛さんです。しかし、他の多くの登壇者も医療機器開発や株など金融商品に関する知見などをベースにしており、今や何らかのビジネス経験は必須と感じます。大学や行政が「予算・財源不足」にあえぐ中、民は大きな資本を保有しており、医療を動かす際の重要なステークホルダーになります。近年は厚労省医系技官を辞して民間企業に移る人が目立つようになりました。「4つの場」を行き来する医療職が増えてきたのはいい傾向であり、過去にとらわれずに個々の行動変容が求められる2025年以降を考えると必須の態度であると考えています。

「学」は人材育成できることが利点

現在私は、大学病院をメインに仕事をしています。「学」の限界として深

刻なのが予算不足です。例えば、国立大学は 2004 年に法人化され、国立大学法人となりました。基盤的財源である運営費交付金は 2004 年時点で10,871 億円（経常収益に占める割合 63.3％）でしたが、2016 年時点では 9,729億円（同 50.4％）まで低下しており、今なお削られ続けています。一方で、競争的資金は増加されており、2016 年時点で 4,293 億円に上っています[1]。確かに競争的資金が増えたので各大学は頑張ってそれを獲得すればいいのですが、文部科学省科学研究費助成事業（科研費）などで配分されても 3 年間程度の時限付きであったり、予算の使い方が当該の研究を遂行するため「だけ」に使用するなどの硬直的な運用となりがちで、要するに「使いにくい」のです。例えば PC を購入しようとしても、当該の研究に「のみ」使うということが前提となりますが、現実に即していないことは容易に理解ができると思います。そもそも国立大学法人全体に年間 2 兆円弱しか予算配分されていない点でかなり厳しいのです。財源不足の影響もあり、研究者は低賃金になりがちです。それはそのまま、大学病院勤務の医師や教員にも当てはまります。

　「学」の良い点は何と言っても、若く優秀な学生がたくさんいることです。意欲に満ちた彼らとの共同作業は刺激的です。私は若い医師向けの和文総説などを執筆したとき、内容について学生に感想を求めます。彼らの関心や出来事に対する感覚は重要であり、年代を越えた議論は互いの学びになります。また臨床研修医とレセプトデータを用いた研究にも取り組んでおり、彼らの頑張りに触れられるのはありがたいです。講義などで関心を深めた学生からの個別の質問、問い合わせにはできるだけ丁寧に応じ、たとえば、コロナ前は厚生労働省の見学を引率したりもしました。

　私たちの「次世代医療構想センター」のように大学を軸とし、国、県、企業との複数の研究・事業に取り組む現在のスタイルは新しい大学の在り方とも考えており、意欲的に実践しています。さらに加えると、当センターは外部資金「のみ」で運営しています。運営費交付金が減る中、長く研究活動を続けられる方法を模索しており、これもまた 1 つの挑戦だと思っています。

　13 名の登壇者のうち、大学を中心に活動してきたのは宮田裕章先生、志賀隆先生、三澤園子先生、津川友介先生、谷口俊文先生、武藤香織先生にな

ります。それぞれの専門領域を持ち、やはり人材育成の視点、中期から長期的な視点を感じます。

角度を変えて1点加えると、「学」に居場所を得るにはやはり博士号（Ph.D）は必須になります。若い医療職から博士号の必要性を聞かれたら、「絶対に取得した方がいい」と助言しています。前述の「4つの場」を行き来する医療職を目指す場合は避けて通れません。中には公衆衛生学修士（MPH）や経営学修士（MBA）などの専門職学位（修士号）で大学の高位ポストを得ている「猛者」もおりますが、圧倒的な実務経験などの特殊技能を備える必要があり、あまり真似できるものではないと思います。

それでも「臨床」に関わる医師が96%

最後に臨床医としての関わりがあります。臨床の良さは何といっても、患者さんから「ありがとう」と言ってもらえることです。これは他の3つの場ではとても少ないことです。また、大学病院を除くと賃金が比較的良いことも挙げられます。難点は、同一の施設に長く勤務し、診療のみに従事した場合、単調になりがちということです。もちろん、病院の管理・経営や院内の人材育成などのマネジメントに関わることで仕事の内容に幅を持たせることはできます。しかし、大学医学部を卒業して引退するまでの約45年間、診療のみの経験では少しもったいない気がしています。

13名の登壇者のうち、臨床経験に重きを置いてお話をされたのは、志賀隆先生、三澤園子先生、谷口俊文先生、高山義浩先生だと思います。それぞれの診療の一線に立ちながらも、その場の解決にとどまらず、大学での医学研究や行政での制度設計に昇華させる技術を持っておられます。

厚生労働省が2年に一度実施する医師調査によると、医師の96%は何らかの形で「臨床」に関与しています。「行政」「民間」「研究」のみを行っている医師は4%以下しかいないとされています。医師として自然なのは臨床医でいることなので、当然と言えば当然です。だからこそ、キャリアの脇道にそれても、意識的に「官」「民」「学」に飛び込んでみる必要があります。まずは近くでそちらに飛び込んだ人に会い、直接話を聞いてみると面白いと

思います。

　私は少し大回りをしまして28歳で医師になりましたが、30歳の頃に「40歳になるまでに①官、②民、③学、④医のすべてをローテートしたい」と考えました。①厚生労働省・千葉県庁で勤務、②産業医経験や企業との共同研究、③大学院で公衆衛生学修士と医学博士取得、④精神科専門医として診療、という形でなんとかローテートを実現しました。現在は43歳ですが、まだまだ先は長いと思います。これらの経験を統合（インテグレート）させて、医療の課題を解決したいと思っています。

1）小方直幸ら『新訂大学マネジメント論』放送大学教育振興会　2020

第**1**章 -2

様々な方法で COVID-19 対策に 取り組む

【執筆者紹介】
吉村 健佑（よしむら けんすけ）
佐藤 大介（さとう だいすけ）

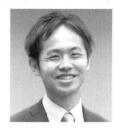

＜佐藤大介プロフィール＞
千葉大学医学部附属病院 次世代医療構想センター 副センター長・特任准教授
慶應義塾大学総合政策学部 卒業。東京医科歯科大学大学院 修士（医療管理
政策学）。同大学院 医療政策情報学 博士（医学）。University of York Health
economics for health care professional（postgraduate certificate）。
2012 年 10 月に東京大学医学部附属病院企画情報運営部／企画経営部の助教
として病院経営に従事。2017 年 1 月に厚生労働省 国立保健医療科学院 医療・
福祉サービス研究部 主任研究官、2018 年 4 月には厚生労働省 国立保健医療
科学院保健医療経済評価研究センター（併 医療・福祉サービス研究部）の主
任研究官として医薬品、医療機器の費用対効果評価制度に関する研究に寄与。
2019 年 12 月より千葉大学医学部附属病院 次世代医療構想センター 特任准
教授・副センター長・政策情報分析部門長として、地域医療構想、医師の働き
方改革、第 8 次医療計画に関する研究等、医療政策に関する研究に取り組んで
いる。

COVID-19 感染拡大で
浮き彫りになった
医療の課題

　これまで人口減少社会を見据え、次世代の医療の変化をテーマとして、医師の在り方やキャリアに焦点を当てて論じてきました。ここからは制度に焦点を当てたいと思います。

　2025年を目指して地域医療構想が掲げられていますが、2025年以降も少子高齢化の進展が見込まれる中、さらに2040年の医療提供体制の展望を見据えた対応が求められています。目前には医師・医療従事者の偏在対策、働き方改革の推進が待ったなしとなっており、いずれのテーマも大変重要かつ文字通り短期で解決できる課題ではありません。

　足元では新型コロナウイルス感染症（以下、COVID-19）の感染推移が不確実な状況で、人口減少・医師の働き方改革による医療需要と医療供給、これらの大きな環境変化に対応しなければなりません。医療制度のどこに課題があるかは、COVID-19の感染拡大によって、より一層浮き彫りになったと指摘されています。

　13名の登壇者の中でもCOVID-19に触れた方がたくさんおられます。特に宮田裕章先生、國井修先生、谷口俊文先生、鈴木康裕先生、市川衛さんとはこの課題について重点的に話せたと思います。

コロナ禍の自治体で
筆者らが行ってきたこと

　本章の筆者である吉村と佐藤に千葉県の新型コロナウイルス（COVID-19）感染症対策本部への参加要請が来たのは、2020年4月上旬でした。以来2022年2月の今日に至るまで、県の対策を実施する側の一員としても任に当たっています。また吉村は日本最大の国際空港である成田空港の非常勤検疫官も兼務し、さらには新型コロナワクチン啓発のための「こびナビ」の中

心メンバーとしての活動にも取り組んでいます。それぞれの活動から見えてきた、COVID-19 の様々な面について述べます。

2020 年 1-2 月にかけて、各自治体内でのコロナ対策が本格化しました。千葉県でも「新型コロナウイルス感染症対策本部事務局」の中に「医療調整本部」「感染症対策本部」「対策実施本部」などが立ち上がりましたが、活動初期は不慣れな運用であり、特に医療機関との連絡・連携がスムーズとは言えない状況でした。しかしその後、医療現場と県庁幹部との対話が繰り返され、次第に改善されていきます。主だった県内の医療機関の病院長・事務長レベルとのオンライン会議が 1-2 週に一度のペースと、頻回に開催されるようになったのが最大の理由です。この連絡体制により政府からの通知が県を経由して現場に届けられると、その内容や通知のねらいについて意識合わせができるようになりました。この頻度での連絡会議の開催は、議題の整理、資料作成、開催の通知など含めて大きな事務作業負担が発生しますが、県庁職員の努力で実現し、横で見ていて素晴らしいと思いました。

私たちは特に「医療調整本部」の業務を手伝うことになりましたが、特に患者の入院調整に苦慮したケースもありました。産婦人科との併診が必要な妊婦や、精神疾患などの他の疾患を合併した COVID-19 陽性患者が発生した際、それに備えて専門の病床が確保されてはいたものの、受け入れ先医療機関の選定に難渋することもありました。たとえば、精神科通院中の患者さんが COVID-19 陽性と判明した場合、精神科医からすると精神症状は落ち着いており、必ずしも精神病床への入院は要さないと思われる患者さんも、医療機関側の「心配」から念のために精神病床に入院となる場合もありました。一方で、精神科患者への対応が可能かつ、感染症法の定める「第 2 種感染症指定医療機関」である医療機関は限られているのも実状です。今後の新興感染症対策を考えるには、精神保健福祉法と感染症法という 2 つの法の狭間で、患者さんや医療現場が困ることのない、制度の具体的な整理も必要になると考えています。今回の COVID-19 感染拡大の経験を踏まえ、今後、厚生労働省は感染症法の大幅な改正に踏み切ると宣言しています。上記のような現場の課題が広く共有され、より実情に即した法的整理がなされることを期待したいと思います。

今回のような緊急時においては、行政である都道府県と市区町村との連携・連絡体制、つまり信頼関係が試されました。普段から十分な連携、信頼関係が作れていないと、平時は表面上問題なく過ごせていても、緊急事態では不十分さが露呈します。国と都道府県との関係も同様です。その中で、インフォーマルな意見交換、人間関係がとても重要であることを実感しました。緊急時に本当に重要な情報は個別の医療機関名や医師個人（キーパーソン）の固有名詞であり、そのような情報であればあるほど公式・公開の会議の場では上りにくいのです。

　各医療機関の対応においても、診療への姿勢、覚悟が試されます。例えば、「A病院は全診療科一丸となってCOVID-19患者をとっているが、隣のB病院は院長が慎重な態度で診療体制が作れておらず、COVID-19患者の受け入れができていない」こともあります。普段はB病院の立場に遠慮してこのような情報を公的な会議に出すことはなくても、緊急事態ではそうも言ってはいられません。実際にその地域で必要な医療機関、頼れる医療機関が見える化され、皆の評価により自ずから明らかになります。重要な保健医療行政機関である地域の保健所も、深刻な人員不足と解決策不足により危機的状況となっている場合がありました。

　COVID-19感染拡大の状況で、関係機関がどのように決定・行動し、役割を果たしてきたのかを見定める必要があります。もちろん想定以上の活躍を示した機関も多くありますが、そうでないところもあります。先が見えない中、きちんと評価しながら地域住民、医療現場、行政機関が「一連托生」の認識で乗り切る方法を考える必要があります。その姿勢は、平時の保健医療にも生きてくると実感します。

　では、地域の中で入院医療がCOVID-19患者への対応力を持つためにはどういったことが必要でしょうか。まず少数の病院に中核病院として高度な医療を担っていただき、その高度な医療機関を中心に、それをサポートしていくような病院を地域の中につくることが重要となります。前者を高度な医療を支える医療機関、後者を地域の医療を支える医療機関と仮に呼ぶと、その2つをきちんと色分け・役割分担して、地域の中に医療機関全体を「チーム」として整備していく必要があります。実際にそういったチームの連携が

とれている都道府県、地域ではCOVID-19への対応ができているということがわかっています。重要なことは、これは従来の「地域医療構想」という政策と一致した考え方であり、地域医療構想とCOVID-19への対応は一直線上に並んでると理解して、後述の通り地域医療構想を進めていくことが必要です。

　千葉県でも同様に、中核病院として役割を発揮できる病院と、小・中規模でなかなかマンパワーを捻出できないところに大きく分かれました。今後、次のパンデミックに備え、地域の医療提供体制を計画的に作るということが必要です。例えば　ECMO　や人工呼吸器など、そこでしかできない高度で集中的な治療を一時的に行う医療機関は必要です。そして、サポートする病院というのがその周辺に必要であり、そこがCOVID-19以外の一般的な診療を支える役割を担います。

　地域全体の医療提供体制と合わせ、感染症対策に通じた人材の育成と配置を計画的に進めていかないと、今回のように緊急事態が起こってから慌てることになります。今後の新興感染症対策を考える上で、専門的な人材育成と地域の中で連携する体制づくりが重要と感じています。

成田空港検疫所での水際対策

　千葉県には日本最大の国際空港、成田空港があります。2020年の秋、吉村に厚生労働省のかつての同僚から「検疫所の医師が足りない」という連絡がきました。「まずは自分で行ってみてから周囲に声掛けしよう」と考えたのが、空港検疫の仕事を始めたきっかけです。以来、月に数回のペースで非常勤の検疫官として成田空港の現場に詰めています。主な業務は、日本への帰国者や入国者にCOVID-19の検査を行い、陽性が出た場合対面で診察を行い、重症度の評価を行った上で、検疫法など関連法令に従って入院や宿泊施設（ホテル）などへの処遇を決め、本人に告知することです。空港検疫は「デルタ」「オミクロン」などの変異ウイルスの発生時以外はあまりニュースになりませんが、パンデミック対策として重要な業務であると実感しました。

まず、空港の検疫がどういう仕組みになっているか簡単に説明します。外国から日本へ入ってくる方は、2022年2月現在、全国で5,000人程度です。そのうち成田空港に入ってくるのが2,200〜3,500人程度です。入国者は原則、出国72時間以内に発行した陰性証明書を持った上で日本にやってきて、さらに原則全件で唾液の抗原定量検査でCOVID-19検査を行います。陽性が出た場合は検疫所の準備したホテルに約10〜11日間入所します。陽性となった検体は、国立感染症研究所などの国の機関に送付され、ゲノム解析に回されて変異ウイルスか否か判断され、モニタリングされます。

　陰性であった場合も、リスクの高い変異ウイルスの蔓延地域などから来られた方については、国や地域によって3泊・6泊などに分類され、ホテルに入所して健康観察を行います。例えば「アルゼンチン、フランス、スペイン、チリなどから来た方は3泊、イスラエル、イタリア、英国などの方は6泊、ザンビア、南アフリカ、コンゴなら10泊（2021年12月20日現在）」と、定期的に更新されながら定められ、検査で陰性であっても検疫所の管理の下、ホテルで健康観察を行う仕組みになっています。さらに入国後14日間はホテル滞在期間プラス自宅などでの自主隔離を行うこととされています。

　こういった仕組みを少しずつ理解しながら、検疫官の業務をこなし、周囲の各科医師らも巻き込む形で検疫官の確保に協力しています。私自身のSNSで呼びかけたところ、ありがたいことに「水際対策の現場に力を貸したい」という医師12名以上が集まり、それぞれ本務を持ちながら、可能な範囲で現場を支援してくれています。感染リスクの高い仕事でも、自ら希望して診療にあたる医師らが多く出てくれたことはありがたく、COVID-19対策をしていて嬉しかったことの1つです。

　検疫現場では、私のような精神科医も役に立つようです。時折国外で精神科治療を受けていた方が、ホテルに数日間入所となります。中には「閉所恐怖」や「パニック症」の既往を訴え、症状緩和を求めて医師との相談を希望する方もおり、場合により筆者が対応しています。COVID-19陽性といっても、多くの場合が無症状か軽症であり入院適応にはなりません。精神科的にも外来治療可能なレベルであり、入院は不要と判断されます。そこで多くの場合は本人の不安を傾聴し、常用薬の使用継続や簡単なストレスコーピン

グ法を指導して入所期間を乗り切ることになるため、精神症状の評価においては役に立てることがありました。

　さて、検疫にはどんな意義があるのでしょうか。2022年2月現在、英国はじめ世界ではオミクロンと呼ばれる変異ウイルスのまん延が深刻です。「デルタ」「オミクロン」に限らず、変異ウイルスは次から次へと検出されており、重要なことはそのほぼ全例が全国の検疫所によって発見されている点です。やはり水際対策の意義は大きいと感じます。2021年9月に閣議決定された「改正厚生労働省組織令」によると、これまで検疫は「医薬・生活衛生局」の中の「検疫業務管理室」が担当していましたが、それが「検疫業務課」に格上げされました。わずかながら現場を担う1人としても、きちんとした水際対策を行う意味で「課」に格上げする意義は大きく、今後は十分な人員や予算の配分がなされ、関係省庁との連携強化などが図られることを期待しています。

新型コロナワクチン啓発事業「こびナビ」の活動

　県の対策本部や水際対策を経験する中で、COVID-19の感染拡大を抑えるには、手洗いやマスク・3密を避けるといったいわゆる「感染予防」、検疫による「水際対策」、そしてもう1つ大事なのは「新型コロナワクチンの接種」の3つが鍵となると思い至りました。　感染予防を呼びかけるだけでは完全に感染拡大は防げません。そして、感染の直後では検査でCOVID-19を検出できない期間があり、検疫での水際対策にも限界があると感じました。やはり、もう1つの手段であるワクチンが重要です。2020年・2021年に国際誌に次々と大規模臨床試験などに基づいてmRNAワクチンの高い有効性・安全性が公表されて[1] [2] [3] その質の高さに驚くとともに、これでCOVID-19が収束に向かう可能性が見えたと喜びました。

　しかし、2021年1月の時点では周囲の医療従事者の中にも、同ワクチンの安全性・有効性が十分には知られておらず、ネガティブなメディアの報道などに影響されてか明らかな誤解もありましたし、さらに言うと「承認され

たスピードが速くて不安」「副反応が怖いから様子をみたい」といったワクチンに対する慎重な意見が多くみられました。このままでは新型コロナワクチンの正確な知識が伝わらず、結果的にワクチン忌避感が高まってしまうのではないか、という危機感を抱きました。

　当初から WHO（世界保健機関）や CDC（米国疾病予防管理センター）は分かりやすいホームページを作って啓発活動をしていましたが、日本国内での情報発信はまだまだ工夫の余地がありそうでした。そこで、2021 年 1 月に日米で働く知人の医師、保健師、看護師ら 10 人ほどでオンラインミーティングを開き、「自分たちでワクチン啓発をしよう」と結論し、代表は吉村が引き受けることになりました。プロジェクトの名称は新型コロナウイルス（CoV ＝こび）とワクチンに関する情報がたくさんある中で、正確な情報へたどり着けるようにナビゲート（ナビ）したい、との意味で「こびナビ」としました。2021 年 2 月にホームページを開設し[4] 活動資金はクラウドファンディングで集めました。

　周囲の医療専門職からの反応も上々であり、「『ワクチンの情報はこびナビを見てね』の一言で済むようになった」「実家の親に『こびナビ』を案内したら、接種に賛成してくれるようになった」といった応援コメントにも励まされています。

　国内でのワクチン接種は非常に順調に進み、世界でもトップレベルの接種割合に達しました。これは日本が誇るべきことの 1 つだと思います。今後は 3 回目接種が本格化し、さらには 11 歳以下の小児への接種対象の適応拡大を見越して情報発信を準備する必要性を感じており、啓発活動にもまだまだ終わりは見えていません。

▌COVID-19 感染拡大と経緯
　：第 1 波から第 5 波まで

　さて、上記のような実体験諸活動を踏まえて改めて感染拡大の状況をみていきます。COVID-19 の新規感染者数は、2020 年 3 月下旬から増加し始め、4 月中旬にピークを迎えた後、首都圏で新規陽性者数が 1 日当たり 0 人～ 1

桁台まで減少しました（第1波）。その後、緊急事態宣言の解除に伴い、再度、6月下旬から新規感染者数の増加がみられ、結果的に7〜8月にかけて、第1波よりも多くの患者数が発生しました（第2波）。続けて10月下旬から再び全国的に感染者が増加し、幅広い地域、幅広い年代層に感染が広がり、医療体制のひっ迫が報道されるほどのまん延状況となりました（第3波）。この時、諸外国でも緊急事態宣言が再発令されるなど、全世界でパンデミックが発生していました。なお米国トランプ大統領（2020年10月2日報道）、仏マクロン大統領（2020年12月17日報道）が新型コロナウイルスに感染したのもこの時期に重なります。新型コロナワクチンは2020年12月にイギリスやアメリカで接種が開始されましたが、日本においてはワクチン接種の開始時期は未定でした。同時期には地域限定で継続していた Go to キャンペーンを全国で一時停止する等の政府決定が行われた時期となりました。

その後2度目の緊急事態宣言が解除された2021年3月21日以降、感染者数が3度増加し4月12日のまん延防止重点措置、4月25日の緊急事態宣言（5月28日付で6月17日まで延長）がとられました（第4波）。しかしながら、その後の東京オリンピック／パラリンピックの開催時期に感染拡大が起こり、これまでの感染拡大のピーク時を大きく超える感染状況となり、医療体制のひっ迫が続きました（第5波）。特に第4波以降は「デルタ」という感染性への強い変異ウイルスの感染拡大、そして「オミクロン」の出現と、ワクチン接種や治療薬の普及による予防や治療手段の出現により状況が複雑になる中、経済活動と医療をどのように両立していくかの試行錯誤が続いている状況と言えます。

COVID-19 の 医療機関への影響

医療機関において、まず大きな影響を受けたのは第1回目の緊急事態宣言が発令された時期に行われた手術制限です。いわゆる不要不急の手術の中止・延期に加え、医療機関への受診抑制や患者行動の変化による医療需要の減少等もあり、多くの医療機関の稼働が減少しました。第1回目の緊急事態

宣言解除以降、手術については地域の医療需要に応えることができていましたが、一般診療における医療需要はいわゆる受診控えや外出制限やマスク着用等の行動変容・感染予防によって、医療需要予測以上に減少したと言えます。

　COVID-19を受け入れた重点医療機関等は、空床確保料や病床確保に対する補助金や診療報酬の臨時改定による措置が取られたものの、COVID-19に対応する職員の確保やその健康管理を行う必要がありました。加えて高度急性期機能や一般診療に制限が課せられ、補助金の支払い遅延等や制度設計そのものの課題もあり、病院経営は苦しい状況が続いています。

　医療機関の課題はCOVID-19だけではありません。医療機関の経営における喫緊の課題は、医師の働き方改革への対応および医師の確保と言えます。医師の働き方改革によって全国一斉にこれらの取り組みが強化されることを想定すると、研修の充実、労働環境の改善等、医師および医師以外の医療専門職に「選んでもらえる医療機関の体制づくり」は既に競争が始まっています。クロストーク登壇者の中でも、特に裴先生がこの点を強調しています。

　もう1つ重要な課題は医療需要の変化への対応です。今後、人口構造の変化に伴う入院医療ニーズは75歳以上の後期高齢者が中心となると予想されます。地域によって人口減少の時期やスピードは異なりますが、全国的に2030年まで後期高齢者の入院患者数は増加傾向にあります。後期高齢者に多い肺炎や骨折が増加するのに対して、全身麻酔を伴い専門的な手術を要するがんなど高度医療のように、増加速度が緩やかもしくは減少傾向の疾患領域も出てきます。

　つまり、短期的には医師の働き方改革によって医療従事者の確保が難しくなる反面、医療需要は増加予測が見込まれることが想定されます。これはなかなか大変な状況です。新興感染症等への対応に備えながら、それぞれの疾患の将来需要予測と対応する医師確保を組み合わせた診療体制の構築は、複雑な連立方程式を解くようなもので、定量的な評価は容易ではありません。そして地域によっては同規模程度の医療機関が分散していることで、いずれの医療機関も必要な医療を提供できなくなる恐れもあります。そのためもしかしたら特段に意図しなくても、必然的に症例の集約化、医療資源の集中的配置が起こることも考えられます。

COVID-19 への対応を踏まえた 今後の医療体制について

　新興感染症（COVID-19 など）の感染拡大時における医療については、一般の医療提供体制にも広く大きな影響が及ぶことが考えられます。必要な対策が機動的に講じられるよう、地方自治体・医療関係者による連携体制をあらかじめ構築しておくことの重要性は言うまでもありません。医療機関の経営からみた課題は、今後、新興感染症等の感染拡大に備えた第 8 次医療計画が 2023 年 4 月から予定されていることです。ここでは、それを見据えて、今までの新興感染症等の感染拡大時における医療の提供に関する経緯を整理するとともに、今後の医療提供体制において求められる事項について、公表資料等を基に整理しました。

　日本の感染症等に係る医療体制は、平時から有事の切り替えについて「感染症の予防及び感染症の患者に対する医療に関する法律」（平成 10 年法律第 114 号。以下「感染症法」という。）および「感染症の予防の総合的な推進を図るための基本的な指針」に定められています。新型インフルエンザ等が全国的かつ急速にまん延した際など感染症有事の措置については、「新型インフルエンザ等対策特別措置法」（平成 24 年法律第 31 号。以下「特措法」という。）で定められており、平成 25 年に特措法に基づく行動指針として「新型インフルエンザ等対策政府行動計画」（以下「政府行動計画」という。）が作成されました。

　これらの法律および計画に則って国や自治体が一部支援しつつ、関係機関において地域の実情に応じた体制が整備されてきました。例えば、有事対応の病床として、特定感染症指定医療機関（全国 4 医療機関（10 床））、第一種感染症指定医療機関（全国 55 医療機関（103 床））、第二種感染症指定医療機関（全国 535 医療機関（5,260 床））が定められています。しかしながら、今回のような規模のパンデミックはそもそも想定されておらず、感染拡大時において新興感染症等の患者の診療に対応する医療機関と平時の医療の維持の役割を担う医療機関の整理が必要になります（**図表 1・2**）。

図表1

今後の感染拡大に備えた新型コロナウイルス感染症の医療提供体制整備について（概要）

医療提供体制整備（Ⅰ章・Ⅲ章）

① 緊急事態宣言の解除後においても、病床・宿泊療養施設の確保に万全を期すとともに、感染拡大が短期間で急速に生じる場合もあり得ることから、感染者数の大幅増（例えば今冬の1日当たり最大感染者数の2倍程度）を想定した緊急的な患者対応を行う方針・体制を早急に検討し、2の中間報告と併せて、4月中に報告。

※ なお、上記体制は一般医療を相当程度制限せざるを得ないものであり、時限の緊急避難的な対応であることに留意する必要がある。

<検討事項> ※例えば1日当たり最大新規感染者数が2倍程度になったときの最大療養者（入院、宿泊療養、自宅療養の患者）を、国が示した方法に基づき算出した上で検討。
1. 患者の療養先の確保
   ・予定入院・手術の延期等緊急的な病床確保方策の策定
   ・健康管理を強化した宿泊療養施設の稼働
   ・自宅等で療養とならざるを得ない方への健康観察体制の確保（パルスオキシメーターの活用、往診・オンライン診療・訪問看護等による地域の医療機関での健康観察・健康管理）等
2. 患者の入院・療養調整の体制確保
   ・保健所・都道府県調整本部における入院・療養調整業務に係る応援体制の整備等
   ・入院・療養調整の業務フローの見直し（入院・療養先調整を調整本部で一括実施、調整本部の体制強化等）

② これまでの取組に加え、地域で一般医療との両立も含めたコロナ医療について改めて具体的に協議・合意し、患者受入が実際に可能な病床を最大限確保。その際、昨夏の療養者数の推計を基本としつつ、現在の確保病床以上で見直すこととし、医療機関間の役割分担の徹底、医療従事者確保、後方支援病院確保などにより、実効性のある病床を最大限積み上げ、5月中に病床・宿泊療養施設計画を見直し。

医療提供体制整備後の運用（Ⅱ章）

○ 一連の患者対応の状況や一般医療への影響度合いに関する確認項目を国が示し、これに基づき、各都道府県が、状況を確認し改善できる体制を構築。（療養先調整中人数、後方支援医療機関への待機件数等により患者フローの目詰まりの状況、救急搬送困難事案件数やICUの使用率等により一般医療への影響度合いを確認。）

○ 新規感染者数の増加傾向が2週間継続した場合のモニタリングを行い、感染防止対策に反映。

　②で最大限積み上げた病床を超える場合や、短期間で急激な感染拡大が生じた場合には①の緊急的な患者対応を行う体制に切り替え。（強力な感染防止対策が必要）

図表2

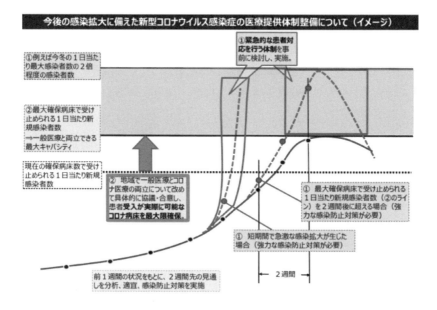

特に新興感染症等の患者の診療に対応する医療機関に求められる医療機能は多岐にわたります。以下に列挙しますが、項目の多さに驚きます。

- ○ 受け入れに必要な施設・設備整備、医療従事者を確保
- ○ ICU、HCU、陰圧室、簡易陰圧設備等の院内感染対策の設備確保
- ○ ECMO、人工呼吸器等の医療資機材の確保
- ○ がん患者、妊産婦、小児が新興感染症等に感染した場合の受入体制の整備
- ○ 検査等病原体検査の体制整備
- ○ 感染管理の専門性を有する医師（ICD）・看護師（ICN）の確保・育成
- ○ ECMOや人工呼吸器管理が必要な重症患者等に対応可能な人材の確保・育成

これで何が言えるかというと、これからの医療機関は今までのままではいけないということです。COVID-19を経験した今、医療専門職個人も、医療機関そのものも、新しいことに取り組んでいかないと魅力が維持されない、市場価値が保てない、つまり医療機関として持続可能でなくなるということです。

話を戻すと、新興感染症等の感染拡大時の状況を想定した訓練等、今後、急性期機能を担う医療機関に対する要件等は未定の部分が多いのですが、継続して制度の変更や変化に注目する必要があります。COVID-19に対する「まん延防止重点措置」も「緊急事態宣言」も、重症者用病床の使用割合が注目され、それは措置や宣言が発令される重要な指標とされています。今ほど、医療提供体制のあり方に関心が集まっていることはないと言えます。

文献：

1）N Engl J Med. 383: 2603-2615. 2020.

2）N Engl J Med. 384: 403-416. 2021.

3）Lancet. 397: 1819-1829. 2021.

4）「こびナビ」ホームページ（https://covnavi.jp）

第1章 -3

これからの
医療制度改革

【執筆者紹介】

吉村 健佑 （よしむら けんすけ）

佐藤 大介 （さとう だいすけ）

ここから先は、クロストークに進む前の背景知識として、「医師の偏在対策」「医師の働き方改革」「地域医療構想」の観点からそれぞれを関連付けて課題と対応策を整理します。

医師の偏在対策は、
医療アクセスの確保が目的

　三位一体改革とは「医師偏在対策」、「働き方改革の推進」「地域医療構想の実現」の３つを同時に進めて医療提供のあり方を変えていこうというものです（**図表1**）。既に国により予算や制度が作られており、都道府県・医療機関は対応せざるを得ないという状況です。これで医療現場がどう変わるかという基本知識を整理してから、クロストークに進んでいきたいと思います。
　まずは医師の偏在対策から紹介しましょう。そもそも、医師には原則とし

図表1

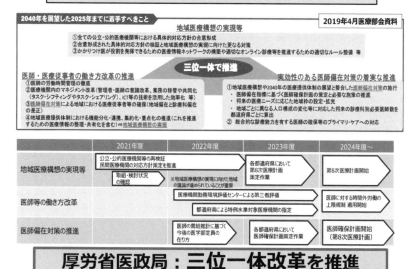

て「開業・標榜の自由」があります。しかし、その結果としてここ20年間で医師の地域偏在（**図表2**）や診療科の偏在（**図表3**）は解消されることなく、むしろ進んでしまったと指摘されています。これ対し、国もこれまでいくつかの施策を打ってきました。たとえば、2004年4月に開始された臨床研修制度には、地域別・病院別に臨床研修医の定員を設け、医師を計画配置するという側面もあります。さらに臨床研修を修了していない医師は開業ができず、病院管理者になれない、などの医師法の改正もされました。また、2018年4月に開始されたいわゆる「新専門医制度」も同様に診療科別・地域別に専攻医の定員を定めて計画配置を行う制度と解釈でき、専門医機構の定める診療科別、都道府県別の「シーリング」により、医師過剰地域にさらに医師が配置されすぎないようにする調整を行っています。

　これらの医師偏在対策に加えて、近年では都道府県地域枠も存在感と注目度を増してきました。現状として、地域枠定員は順調に増えてきており（図

図表2

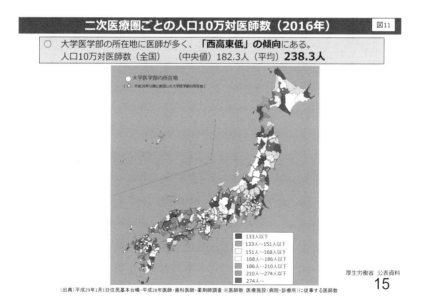

（出典）平成29年1月1日住民基本台帳・平成28年医師・歯科医師・薬剤師調査 ※医師数:医療施設(病院・診療所)に従事する医師数

厚生労働省 公表資料
15

図表3

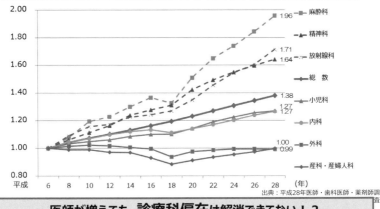

診療科別医師数の推移（平成6年を1.0とした場合）
○　多くの診療科で医師は増加傾向にある。
○　減少傾向にあった産婦人科・外科においても、増加傾向に転じている。

麻酔科　1.96
精神科
放射線科　1.71
1.64
総　数
小児科　1.38
1.27
内科　1.27
外科　1.00
0.99
産科・産婦人科

平成　6　8　10　12　14　16　18　20　22　24　26　28　(年)
出典：平成28年医師・歯科医師・薬剤師調査

医師が増えても、診療科偏在は解消できてない！？

表4）、2020年時点では全国で1,679名（文部科学省医学教育課調べ。2020
（令和2）年度地域枠等募集人数）の医学生が各都道府県の地域枠学生として
入学しています。その多くが卒業後に9年間の義務年限を各都道府県内で勤
務することで修学資金の返済が免除される仕組みになっています。たとえば、
千葉県では2009年度から制度の運用を開始し、2021年3月時点で450名を
超える修学資金受給者が存在します。そのうち現在約80名が臨床研修を終
えて千葉県内の病院で勤務していますが、年々その数は増加しています。千
葉県の場合、受給者の半数が千葉大学医学部の学生・卒業生となっています。
地域枠による教育を経た多数の学生が千葉県内で働く時代がすでに始まって
いるのです。ちなみに、全国医学部長病院長会議の複数の調査により、地域
枠入学による医学生は一般の学生より成績が良く、国家試験合格率も高いこ
とが報告されています。全国の大学医学部に対しては、各地域の医療を充実
する役割が明確化されつつあり、大学医学部の担う役割も多様になりつつあ

図表4

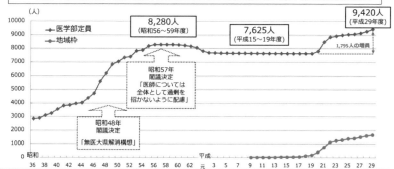

医学部入学定員と地域枠の年次推移

○ 平成20年度以降、医学部の入学定員を過去最大規模まで増員。
○ 医学部定員に占める地域枠*の数・割合も、増加してきている。
　（平成19年度183人（2.4%）→平成29年1674人（17.8%)）
　地域枠*：地域医療に従事する医師を養成することを主たる目的とした学生を選抜する枠であり、奨学金の有無を問わない。

	H17	H18	H19	H20	H21	H22	H23	H24	H25	H26	H27	H28	H29
医学部定員	7625	7625	7625	7793	8486	8846	8923	8991	9041	9069	9134	9262	9420
地域枠	64	129	183	403	749	1141	1257	1309	1400	1427	1525	1617	1674
地域枠の割合	0.8%	1.7%	2.4%	5.2%	8.8%	12.9%	14.1%	14.6%	15.5%	15.7%	16.7%	17.5%	17.8%

地域枠の人数については、文部科学省医学教育課調べ

　ります。さらに考えてみると、病院・診療所の偏在もあります。病院に勤め、急性期の重症患者を中心に診ている医師も、いつでも開業する自由があります。開業するとプライマリーケア、つまりどちらかというと軽症・慢性期の患者さんの診療を担うことになるわけですが、今後、給与面や待遇面で、病院に勤めている医師のメリットが少なくなってきた場合、開業を希望する医師が増える可能性もあります。これにより病院勤務医が減って開業医が増える（もしくは逆もあり得る）可能性があり、そのバランスを取ることも必要と議論されています。その背景には医師の働き方改革も関連してくると思います。

　医療提供体制全体のバランスが崩れないように、医師の開業制限も必要となるという立場のもと、厚生労働省は開業医師の多い地域に対する新規開業手続きの追加など、既にいくつかの施策を打ち出しています。

思うように進んでこなかった
地域医療構想と
その加速

　三位一体改革の2点目、「地域医療構想」はこれまで以上に推進を加速する必要があります。地域医療構想はよく言われる財政的理由による病床数の見直しが本質ではなく、新型コロナウイルス感染症への対応と医師の働き方改革への対応の観点からも「医療機関の役割分担を促進する」ために重要な役割を果たします。

　地域医療構想の目的は、2025年に向けて、地域ごとに効率的で過不足のない医療提供体制を構築するために、限られた医療資源をそれぞれの地域で真に活用し、次の時代に対応した医療を構築することです（**図表5**）。主な

図表5

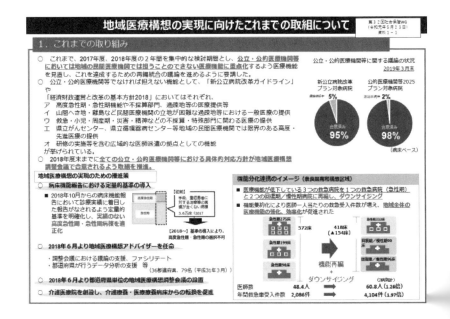

経緯としては、2017年3月に全ての都道府県において地域医療構想（2025年の4機能ごとの必要病床量等）を策定後、2019年1月に厚生労働省医政局「地域医療構想に関するワーキンググループ」において、公立・公的医療機関等の具体的対応方針について議論（再検証に係るものを含む）を開始しました。これは同年6月の「骨太の方針2019」にも記載され、9月26日付で再検証に係る具体的な対応・手法についてとりまとめ、公立・公的医療機関等の個別の診療実績データ（暫定版）が公表されました。その後2020年1月17日付「公立・公的医療機関等の具体的対応方針の再検証等について」（厚生労働省医政局長通知）が発出され、各都道府県へ「公立・公的医療機関等リスト（いわゆる424リスト）」および民間医療機関の診療実績データが提供されました。このリストは必ずしも医療機関そのものの統廃合や、役割、方向性を機械的に決めるものではないのですが、直後の新型コロナウイルス感染症の感染拡大の影響も重なり、地域医療構想そのものの停止や見直しを含めた様々な意見が出ることになりました。

　2021年度においてもCOVID-19の感染が収束しない状況が続いており、医療機関は感染拡大防止対策、感染症患者の受け入れ、COVID-19患者以外の医療提供等、全力を尽くして対応中です。この中で、第8次医療計画に新興感染症等への対応が追加され、2023年度を1つの目安として、こうした議論が本格化することが予想されます。これによりCOVID-19を踏まえた今後の地域医療構想は更に加速していくことでしょう。そもそも地域医療構想は2025年に向け、病床の機能分化・連携を進めるために、医療機能ごとに2025年の医療需要と病床の必要量を推計し定めるものです。COVID-19に対応できる医療機能を踏まえた病床の必要量を考えると、「2025年を見据えた自医療機関の役割」「領域ごとの医療機能の方向性」「医療機能別病床数」に関する議論は避けて通れません。また、医師の働き方改革への対応の影響を考えると、公立・公的医療機関、民間医療機関等の設置主体を問わず、医療機関の経営課題に直結することは明確です。

　地域によっては医療圏ごとに「高度な手術」や「救急」に確実に対応する病院に医師等の資源を集中させ、それ以外の病院は医療ニーズが増加する疾患等を中心に対応する等、役割を見直すことも求められるのです。これまで、

地域医療構想に関してはややのんびりとした議論が全国でなされており、厚生労働省もしびれを切らしていたところですが、今後は「働き方改革」が目前に迫る中、議論が加速していくことは必然です。

　新型コロナウイルス感染症を踏まえた有事にも対応できる体制の構築、質の向上と効率化を図るためのICTの活用、医療機関組織のガバナンス、そして実践力のある人材の育成といった、これからの時代の医療機関の経営課題において、いち早く対応するべき事項はとても多くなっています。

■ 医師の働き方改革への対応は 「義務」

　三位一体改革の3点目、「医師の働き方改革（医師の時間外労働の上限規制）」とは、医師の長時間労働を抜本的に解消するため、2024年度以降、時間外労働の上限を原則：年間960時間（週の労働時間：60時間）以内と法律で定めた制度制定です（**図表6**）。それぞれの水準は医療機関の特性等によりA水準、B水準・連携B水準、C-1水準、C-2水準に分類されています（**図表7**）。地域医療確保暫定特例水準は、地域医療提供体制の確保の観点からやむを得ず、医療機関で診療に従事する勤務医の時間外労働の上限水準（A水準）を超えざるを得ない場合の水準であるため、その観点から必須とされる機能を有する医療機関に対して指定を行うものです（**図表8**）。

　前述の「選んでもらえる医療機関の体制づくり」を見据えると、例外的に年間1,860時間以内まで認められる場合はありますが、原則、年間960時間の労働時間で地域の医療需要に応えるサービスを提供できる体制を堅持することが必要です。たとえば、医師が4人以上いない診療科では、2024年度以降、休日・夜間（時間外）の診療体制を確保することができなくなります。4人の医師配置であっても各医師が年間1,860時間（月155時間）程度の時間外勤務に従事することが前提となります。このような労働環境は若い医師から選んでもらえる医療機関になり得るでしょうか。そうは思えません。若手医師にとっての研修・勤務先としての魅力が地域全体で低下すると、医師の確保が難しくなり結果として医療の質の低下を招く恐れがあります。医師

図表６

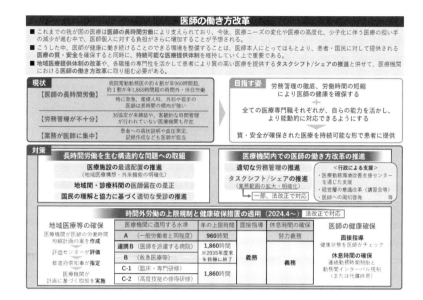

図表７

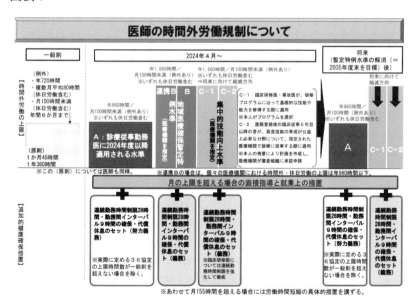

図表8

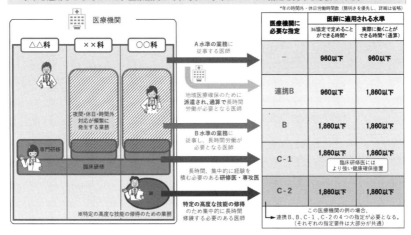

各水準の指定と適用を受ける医師について

A水準以外の各水準は、指定を受けた医療機関に所属する全ての医師に適用されるのではなく、指定される事由となった業務やプログラム等に従事する医師にのみ適用される。所属する医師に異なる水準を適用させるためには、医療機関はそれぞれの水準についての指定を受ける必要がある。

医療機関

△△科　　××科　　○○科

A水準の業務に従事する医師

夜間・休日・時間外対応が頻繁に発生する業務

専門研修

臨床研修

地域医療確保のために派遣され、通算で長時間労働が必要となる医師

B水準の業務に従事し、長時間労働が必要となる医師

長時間、集中的に経験を積む必要のある研修医・専攻医

特定の高度な技能の修得のため集中的に長時間修練する必要のある医師

※特定の高度な技能の修得のための業務

*年の時間外・休日労働時間数（簡明さを優先し、詳細は省略）

医療機関に必要な指定	医療機関に適用される水準	
	36協定で定めることができる時間*	実際に働くことができる時間*（通算）
―	960以下	960以下
連携B	960以下	1,860以下
B	1,860以下	1,860以下
C-1	1,860以下	1,860以下 臨床研修医にはより強い健康確保措置
C-2	1,860以下	1,860以下

この医療機関の例の場合、
→ 連携B、B、C-1、C-2の4つの指定が必要となる。
（それぞれの指定要件は大部分が共通）

図表9

「三位一体改革」　医療現場と個人への影響（吉村まとめ）

	①医師の偏在対策	②医師の働き方改革	③地域医療構想
総合病院	・専門医研修病院・医師少ない地域 ⇒医師数増加 ・研修病院でない・医師多い地域 ⇒医師数横ばい・減少	・常勤医師の増員 ・人件費の高騰 ・バイト医師が確保困難 ・労働時間の管理 ・タスクシフト	・病院のデータ開示 ・病院役割の見直し ・救急医療の重視 ・診療科連携の重視
クリニック	・新規開業の制約	・バイト医師が確保困難	・連携先の病院の役割変更？
勤務医 （個人）	・専門医資格が重視 ・新規開業に制約	・労働時間の短縮で収入減or無給医がなくなり収入増	・「割の良い」勤務先の減少 ・業務の密度上がる

医師・医療の在り方が変化する

の働き方改革は労働法制であり、病院管理者（理事長・病院長）の遵守が義務付けられます。さらに違反した場合は刑事罰による罰則も適用されます。2024 年 4 月が刻々と迫る中、医師の働き方改革は重要な枠組みの変更を意味しています。

　COVID-19 感染・拡大への対応からはじまり、三位一体改革と呼ばれる医師の偏在対策、地域医療構想、医師の働き方改革を体系的に整理することを試みました。これらにより、総合病院、クリニック、勤務医個人は多くの影響を受けることが予想されています（**図表9**）。このように医療が激動の時代に突入していることを念頭に、13 名の登壇者によるクロストークにお進みください。

第2章

現状を切り拓くための戦略

第2章 -1

医療を社会問題として捉え直し、如何に取り組むか

【登壇者紹介】

宮田 裕章（みやた ひろあき）

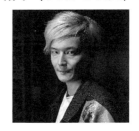

＜プロフィール＞

慶應義塾大学 医学部 医療政策・管理学教室 教授
1978年生まれ。
専門はデータサイエンス、科学方法論。2003年、東京大学大学院医学系研究科健康科学・看護学専攻修士課程修了。同分野保健学博士（論文）。2015年より現職。専門医制度と連携したNCD、LINE×厚生労働省「新型コロナ対策のための全国調査」など、科学を駆使し社会変革を目指す研究を行う。2025年日本国際博覧会（大阪・関西万博）テーマ事業プロデューサーも務める。

この内容は、2021年5月24日に開催された「次世代医療クロストーク！」の内容を基に作成されています。

デジタル化の遅れと現行の医療体制の維持がもたらす影響

吉村　2021年現在から2040年頃までの20年間の、近未来における「医療の課題」は何か、という話題から始めたいと思います。

宮田　新型コロナウイルス感染症（以下、COVID-19）が日本の医療、日本の社会に突き付けた問いは、非常に多岐にわたります。まず1つは、「デジタル化の遅れ」です。日本では保健所や医療現場が、FAX でやりとりしていることが海外でニュースになりました。これは保健医療分野だけではなく、全分野における課題です。海外では、日本は（以前は）GDP が高い国だったので、デジタルもしっかりしているはずだと思われています。しかし、スイスの国際経営開発研究所（IMD）[1] が2020年9月26日に発表した「世界デジタル競争力ランキング2020」によると、日本は世界で27位です。教育の中で日常的に IT が使えているという指標についても、OECD の調査で31か国中で最下位の31位であり、トップの北欧諸国が90%である一方で、日本は15%でした。特別定額給付金や、全国民に配布したマスクの在庫もうまく管理できていません。これらは氷山の一角で、様々な課題があります。このデジタルの遅れを徹底的に考えなくてはいけません。

　もう1つは、COVID-19 が来なくても、従来から大きな課題となっている、医療そのもののサステナビリティ（持続可能性）です。少子高齢化や人口減少で社会保障費の負担がどんどん大きくなる中で、サステナビリティだけを考えれば、医療費を抑えるために治療を「諦める医療」にシフトすればいいという話になりがちです。しかし、質を担保したまま持続可能な医療にするにはどうすればいいのかが、本来解決すべき課題です。日本ではほぼ全ての

病院での診療が公的な保険制度でカバーされている一方、医療を提供している8割は民間病院です。この民間病院を直接コントロールする術がありません。運営母体である法人の再構築や地域の中での機能連携が必要なのだと思います。これは病院をつぶすという話ではなくて、高度な機能を集めながらも、地域全体の医療の質の向上のために何ができるのかという問題です。これまでは、この連携がなかなかできていませんでした。この連携ができていないという一端が、COVID-19におけるコロナ病床を増やしにくい状況にもつながっているわけです。行政機関がたった2割の公的医療機関をコントロールしてやりくりするだけでは、うまくいかないのです。

吉村　1つ目の議論は、COVID-19が今回示した課題として、特別定額給付金の配布やマスクの計画配布で、デジタル化の遅れが非常に目立ったという話です。私から見ても、台湾や韓国などに比べると非常に心もとない状況だったと思います。自治体が今でも電話・FAXでやりとりしているのを、私も県の対策本部で実際に目にして歯がゆい思いをしました。

　もう1つの議論が、サステナビリティです。コロナ病床が足りないという話が出ましたが、背景に構造的な問題があります。そもそも、日本には病床は非常に多く160万床、人口当たりでみれば欧米の4～5倍あります。それに対し医師数、看護師数がOECD（経済協力開発機構）平均と同じ程度なので、割り算すると当然薄く配置されて、流動性も保てません。少ない人数でどうにか回しているというのが日常診療の現実で、そこにCOVID-19が来て余力が無くなってしまいました。

　緊急事態宣言を発令しておきながら、平時と同じ法令の遵守を求めている。宣言下において、規制を強化する部分がある一方で、緩和する部分がない。従来通りこれはやりなさい、緊急に追加でこれもやりなさいという状況です。それでは現場がうまく回らないのは当然です。あと、病院の経営権は理事長・病院長に委ねられており、意思決定が行政府の長にはないという状況ですから、全体の意思決定が遅れるないし、事が進まないこともある。

宮田　さらに「選択と集中」がうまく機能していないという課題もあります。これは単純に病院を少なくすればいいという話ではなくて、機能を集中させる必要があるということです。多くの国では、いわゆる高度な手術・機能は医療機関を絞って提供しています。たとえば、心臓血管外科の高難度手術は、韓国は7つ程度の施設のみでやっていますが、日本は550もの施設でやっています。人口は3倍しか違わないにもかかわらず、施設数は何十倍も多いという分散された状況です。日本で心臓に関する最大の医療施設である榊原記念病院[2]でも、年間症例数1,500症例です。中国ではFuWai Hospital[3]が、確か2万ほどの症例です。

　COVID-19に関しても、海外は大きな病院に機能を集中させて対応をしました。しかし日本の大規模といわれる医療機関は、実は海外と比べたら大きな規模ではないですし、いろいろなことをやっている総合デパートのようなものなので、シフトチェンジがなかなかできない。そのため、機能集中・連携が、そもそも実現しづらいのです。かつ、医師が自由な診療科を標榜でき、自分がやりたい医療を提供しているので、調整ができないという問題点もあります。そのため、COVID-19が来なくても、平時からの課題としてずっと指摘されていたこれらの点を解決しないと、人口減少時代で医療の需給バランスが変わっていく中で、サステナブルな医療になり得ないだろうと思います。

吉村　海外では心臓血管外科の1施設当たりの手術件数が多く、日本は少ないということは、NCD（ナショナルクリニカルデータベース）[4]の研究で提示されていたと思います。また、手術件数の多い病院の方が、手術の成績が良いことも示されていたと認識しています。「選択と集中」が必要だといわれていながら進んでいません。これまで、医療は外来が中心で、中規模、小規模の病院が自宅の近くにあるという医療提供体制を作ってきましたが、そのことが医療の高度化、質の向上を阻んできたという指摘もあります。

　COVID-19が収束した後に、病床の再編ないしは「選択と集中」を加速させ、パンデミックにも対応できるような体制を作っていくべきだと考えています。

医療を社会問題として、他業種とともに切り拓く

宮田 そもそもサステナビリティを考えていったときに、今まで我々が見ていた医療というカテゴリーで十分なのかというと、それは否だろうと思います。つまり、病気になってから診療報酬が付いて、そこにインセンティブを感じて医療者が働くという仕組み自体が、予防を効果的に進めていく上ではかなり阻害要因になっている可能性があります。海外では生きること全てをターゲットにした医療提供がもう到来しています。Amazon、Apple、Google や、中国の騰訊（テンセント）[5] とアリババ[6] も参入し始めています。Amazon Care が目下、一番インパクトがありそうです。iPhone では歩行速度が可視化され、今やヘルスケアは、病院内だけでなく、スマートフォン、IoT などによって、生きること全てを支える産業になっています。そこに生まれる市場は中・短期にみても 400 兆円市場であると言われており、医療はとても注目されている分野です。

　今までは、病気になってから受診するため、医療は病院から始まっていると思い込んでいたのですが、そうではないのです。「生きること全て」を支えることが、医療、ヘルスケアになっていくのです。医療というカテゴリーで、医師だけがこの問題と向き合うのでは不十分で、それで解決できることは限られてきます。問題の立て方そのものを変えないといけません。

　COVID-19 によって、生きること・生命というものが全てつながってきています。医療の周りにはスマートシティやモビリティ、暮らし、美容などがありますが、そのような医療以外の分野・産業を無視できなくなってきているのです。従来、スマートシティは産業ありきのプロジェクトで、一方で医療は自身の分野を守ればいいという話でした。しかし今後は、医療そのものを何とかする上でも医療側から守備範囲を広げないといけない。2021 年はウェルビーイング[7] が日本の大きなテーマになっていくのですが、生きる豊かさを支えるということが全産業の基盤になりつつあります。つまり、医療だけを考える人は恐らく、問題を正確にとらえ切れなくなります。した

がって、医療の課題が既に社会の課題であり、あるいはサステナビリティ、ダイバーシティ、インクルージョン、これら全てに関係してくるということです。

吉村　先程触れられた、予防医療やそれにかかわる他分野について、もう少し詳しく、課題対策を含めて話してくださいませんか。

宮田　たとえば、COVID-19 の渦中、行政改革の一環で河野行政改革担当大臣（当時）と一緒に行っているものに、日本のシングルマザーの貧困率が、先進国だけでなく発展途上国も含めてワースト分類に入るという問題があります。シングルマザーの貧困は、広義では、厚生労働省が管轄なのですが、狭義では、いろいろな分野にまたがります。

　この問題は、日本の最大多数最大幸福的な施策の闇の側面だと言えるでしょう。中間層という言葉を政治家は好みますが、平均的と言われる暮らしにはとても手厚い補助があります。ところが、そこからこぼれ落ちた瞬間、制度はとても冷たくなります。

　女性の場合、たとえば離婚そのものは致命的なリスクでは本来ないはずです。しかし多くの場合でお子さんの扶養義務が女性側に入り、その女性たちの6割は非正規雇用です。ここで子育て、扶養によって費やされる時間が労働時間を制限するため、収入減に直結し、一気に生活が苦しくなります。さらに、持病など他の要素が加わるとさらに苦しくなります。この苦しさは、足し算ではなく、掛け算になります。

　日本では、福祉や医療、雇用は縦割りで、それぞれ別々に支援が行われます。しかし貧困の中に入ってしまうと、縦割りの弊害から支援はなかなか効果を発揮しづらいのです。「日本には生活保護制度があるじゃないか」と言う人もいます。この制度自体は優れた仕組みだと思うのですが、基本的に支援は、貯金が尽きてから、立ち上がる力がもう残ってない状況で始まります。本来、貧困の状態に入る手前から支援をして、再起不能にならないように支えていくことの方が重要です。

　これは医療制度・データヘルス改革で吉村先生と一緒にやってきたことの

1つですが、たとえば、健康診断の情報をマイナンバーで共有し、それが時系列でつながると、出生時の体重で補正した子どもたちの成長曲線などを、1人1人描けるようになります。体重データの伸びが緩くなったら、何か起こっているかもしれない、これは貧困や虐待かもしれないと、変化を察知・検出できるようになります。貧困のトリガーになるようなデータを時系列でつなげて把握し、深刻な状況に陥る手前から支援をしていくということです。

今までは、このような手前からの支援を行政サービスとして実現することは不可能に近かった。仮に地域に優れた民生委員がいれば気付けたかもしれないですが、そのような方は、全ての自治体にはいるわけではありません。困っている人々に寄り添って、これを実現するのが、データの本来の役割なのです。

これまで、1人1人に合わせて誰も取り残さないというのは、コストがかかる絵空事だと思われていました。しかし既に、ビジネス、エンターテインメント、ファイナンスなどの分野で先行して実現しており、1人1人に合わせたとしても大きなコストはかかりません。データ×AIというのは、ダイバーシティ＆インクルージョン（以下、D＆I）を実現する1つのアプローチになってきています。

日本の医療の仕組みは、アクセスという点では公平で素晴らしいものを実現しているので、次は人々に寄り添う形でD＆Iを実現することを目標にする時期に来ていると思います。デジタル化を単なる手段ではなく、どういう社会を実現するかというビジョンを持って、医療だけではなく社会の仕組みやビジネスなどを再構成する非常に重要なタイミングなのではないかと思います。どういう社会を描くのがいいのかを考えて、デジタル化・分野運用を進めていくときに、医療はとても大事な役割を担うと考えています。

吉村　シングルマザーの問題を具体例として、福祉や医療、教育、雇用など複数の分野に問題に広がってしまった場合、従来のサポートでは、行政機関が縦割りで、それぞれの法律で支援をしているため、本当に必要な支援が届かず、生命や健康が危機的な状態に陥る可能性もあるという警鐘だと思います。そこに横串を刺すのがデータの役割であり、例えとしてマイナンバー

を挙げていただきました。

　それを使って、別々の窓口に申請してもらう方法から、もっと先回りして、本人の情報をデータから浮き彫りにし「こういう支援が必要ではないですか」と、先に支援を届けるようなサービスのあり方をイメージしました。

宮田　その通りだと思います。ピラミッド型で上から支援を降下する型ではなく、いろいろなものを横でつなげていくフェーズです。マイナンバーもその1つとして、人々を支えていくための大事なプラットフォームになり得ると思います。

　デジタル化の遅れが全部悪いわけではなく、高度経済成長で成功し過ぎたことも要因です。FAX、テレビが広く行き渡った社会システムでその後も器用にやりくりし過ぎて、その結果、平成の30年間を失ってしまったのです。今、まさに転換しなければいけない時期です。

　1つ前の世代の社会にフィットしたのは、シリコンバレーと中国で、特に中国は、日本の後ろから一気にジャンプアップしてその先に行ったわけです。彼らはスマートフォン時代の新しいデジタル社会・経済を実現させましたが、トップダウンで運用するやり方なので、ダイバーシティやインクルージョンを実現できていません。

　未来にあるべき社会は、ダイバーシティ、インクルージョン、サステナビリティです。シリコンバレーとか中国の後を追って同じ社会を目指すのではなく、昭和からジャンプアップして令和をつくるということです。これが多分、新しい社会であり、医療をどう再構築していくかということにもつながる気がします。

吉村　ジャンプアップとは、地続きで直接少しずつではなく、一気に変えていくことだと思います。これまでのシリコンバレーや中国を追随するのではないということですね。

　「ダイバーシティ」と「インクルージョン」という言葉が先生の発言によく出てきますが、「多様性」は各所で議論される関心事項だと思います。日本のこれまでの社会保障や公的サービスは、両親＋子ども2人といった画一

的な家庭のあり方を前提としていましたが、もはや意味をなさなくなってきています。個別の事情に沿ったサービスに転換することが求められていても行政が切り替えられていない。年金の仕組みも同様ではないでしょうか。今後、制度そのものを個別の実情に沿うように、再構築することが必要ということでしょうか。

宮田　その通りです。これからは間違いなく、人を軸にした行政・サービスになります。

　一番象徴的なのは、特別定額給付金です。最初出ていた案は30万円を勾配付けして給付するというものでしたが、それができないことになった。一律10万円を配るのに数か月かかって、1,500億円余計にかかったと、平井卓也デジタル大臣（当時）が怒っていました。海外は数日でできたわけです。インドのように日本よりもはるかに人口が多い国でも、国民ID（「アダール（Aadhaar）」を基盤としたデジタル公共財「インディア・スタック」）を用いて1週間で配ったのです。イギリスでは収入の痛みをリアルタイムで把握しています。先ほどのシングルマザーの問題に関連しますが、1人1人の痛みを把握した上で必要な「モノ」だけではなくて、サービスも含めた支援をその人に必要なタイミングで届けるということが行われています。個人ベースにシフトしている行政だからこそ、このD＆Iができるのです。

　デジタル化は、技術や操作方法についてこられない誰かを置いていくことだと誤解され、さらには言い訳、方便として使われています。デジタル化が既にスタンダードになりつつある今、進めないことはむしろ個別対応やインクルージョンができないということです。デジタルかアナログかという議論ではなく、デジタルを前提として、次にどういう医療を、システムを目指すのかを議論をする必要があります。

吉村　「デジタル化するとついてこられない」という議論が必ず出てしまいます。

宮田　特に日本はそうです。シニア層が多いからできないという意見は結構あります。しかし、日本と同程度か、日本よりも高齢化率が高い中国のスマートフォン普及率は目下 95％です。中国はどうやったかというと、日本と同じくお年玉を配る慣習があり、孫に配るお年玉を、スマートフォンを用いて電子マネーで孫に配ると 2 倍ポイントが付く施策を実施しました。そうすると、孫たちが電子マネーでくれなきゃ嫌だと言って、1 か月で数億人ユーザーが増えたのです。

　これは少し強烈な事例ですが、デジタルを目的化して業者にお金を配るよりは、どういう価値を実現するのかということから、体験価値を一緒につくっていくことが必要だと思います。それが良いと皆が思えば広まります。本来、デジタルはそんなにハードルの高いものではなのです。

　これは Apple によっても実現されています。昔、パソコンはコードを書ける一部のオタクだけのものだったのに、今や 1 歳から 100 歳まで直感で使えるようなものになっています。まだ全ての人が完全に使えるわけではありませんが、インクルージョンとデジタルというのは対義語ではなく、むしろすごく相性のいいのです。

吉村　宮田先生の著書『データ立国論』[1) を読みました。健康や命は貨幣に置き換えられない価値だという話が印象的でした。すごく大胆な、先生からの世界に対する提案だと思うのですが、長く考えられているテーマなのでしょうか。

宮田　これは経済学者や法学者が議論にしていることなのですが、私がなぜ医療分野に来たのかというと、20 年前の出来事につながります。私自身は貨幣だけではなく、共有価値 [8] が社会を動かす時代が来ると思っていました。20 年前の当時は、「お金以外信じられるか！たわけ！」と言われていました。しかし医療はその当時から、QOL やリスク調整した手術死亡率、命をがちがちに定義した上で、そこを学問にしていたわけです。さらに言うと、お金のための医療は全て失敗してきました。どういう医療を目指すべきかとビジョンが最初にがあって、それを実現するための手段がお金という考

え方です。つまり、ビジョン・ドリブンの世界が既に来ていたのが医療分野です。私は医療におけるテクノロジーやサイエンスの評価は世界全体を動かすことにつながるだろうと、医療から始めたのです。

　実際、COVID-19 によって大きなパラダイムシフトが起きています。経済的合理性、すなわち、お金が全てだという状況は、COVID-19 によって大きな脅威にさらされています。世界にはいろいろな軸があります。ビジョンの可視化が既にできている医療のみならず、環境や教育、あるいはブラック・ライブズ・マター[9]の人権の自由などです。今後はそのバランスをデータで共有しながら、どういうコミュニティ、社会を目指すのかを考えなければなりません。医療は、その超巨大な軸の1つなのですが、環境をはじめ他の産業も、共有価値として世界を駆動していくものになると思います。たとえば、テックジャイアント[10]などは既にそういうビジョンの社会をつくり始めています。信用スコアも、見方を変えると貨幣を超えた新しい経済圏といえます。これらをいかにデザインして社会システムにつなげるかが大事だと思います。

吉村　とても本質的で、面白い提案だと感じました。新たな価値観を、貨幣ではなく何で考え、換算されるのか。これからは、各々が主体的に価値を提案していくあり方を目指していると確認しました。

宮田　大阪・関西万博[11]でも、プロデューサーたちとがちがちに議論しています。もちろん、全ての人間が自分の足で立って、全てをコントロールして社会を動かしていく、そんなマッチョな思想、コンセプトは実現できません。社会契約論[12]は元来そういうものですが、実際は、1人というよりは、我々を包むコミュニティ全体で世界と対峙するという考えだと思います。それが家族であったり、あるいは会社、地域、趣味の集団、時に国家、好きな製品、企業とのつながりだったり、多層的なコミュニティレイヤーになります。これらとつながりながら、自分が何が好きで、どういうものを目指して、どうやっていくのかを考えることが、自ずと世界や社会とのつながりになっていくような気がします。今は SDGs【Sustainable Development Goals

（持続可能な開発目標）】[13] の先を考えなくてはいけない時代です。ディベロップメント・ゴールズという、灯が消えないというミニマムなゴールから、もう少し多元的な豊かさをどのようにつくっていくかを考えていくフェーズだと思っています。

▌シナリオは
▌複数持つべし

吉村 私自身の話になりますが、COVID-19 ではワクチンと検疫の両方に関わっています。特にワクチンについては、「こびナビ」[2) という啓発プロジェクトを、40 人のボランティアと一緒にやっています。手応えを感じる一方で、ウイルスの度重なる変異は心配です。幸いにも従来株向けに開発された mRNA ワクチンは変異ウイルスにも効果があり、7 〜 8 割程度の効果は期待できます。今後はインフルエンザワクチンが毎年打たれているように、新型コロナワクチンも定期的な接種になっていくと思います。

　あと、新型コロナワクチンが全く効かないという株は、今のところは出てきてないし、メカニズムやウイルスの構造を考えても、そこまでの変異ウイルスの発生は考えにくいのではないかと思います。

宮田 全く効かない株の発生は、おっしゃる通りだと思います。効きの悪さがどれくらいの変異株が発生するかが問題だと考えています。現在のような変異株の発生は、全く予測されていませんでした。発生するとしてもワクチンがある程度行き渡った頃から出てくるはずだと高を括っていたと思います。ゆえにこの COVID-19 における予測を楽観論だけで構成するのは、私はよくないと思います。悲観的・楽観的双方のシナリオを混ぜた上で、常にデータに基づいて戦略を変えられるようにした方がいいと思います。ですから、単一シナリオに乗っかるのはすごく危険です。

　実際、COVID-19 に対する戦略も、この 1 年で 3 回変化しています。ちょうど 1 年前は、ドイツの経済研究所と医療研究所が出した実行再生産数は 0.75 で、この辺りでコントロールするのが最善だと考えられていました。

ウィズコロナ戦略として、医療さえ守れば何とかなると、日本もそれに乗っかりました。これがアルファ株の発生によって破綻したわけです。全然コントロールできず、イギリス、ヨーロッパはロックダウンで何とか抑え込んでワクチン待ちに入りました。日本は一応、飲食を軸にした対策で、ある程度抑えて、今の状態です。台湾、ニュージーランド、シンガポールでは、検疫で100%抑え込むというのが一番だとアルファ株のときまでは思われていましたが、これも、デルタ株登場によって破綻しました。まだ正確な情報は出てないですけど（当時）、潜伏期間が変わってきたわけです。台湾は隔離期間2週間を6日間にし、さらに3日間に短縮したところ、COVID-19はくぐり抜けて市中感染に至りました。ウイルスの種類によって、最善の戦略は変わってきます。新型コロナワクチンに対してどういう反応をするかに関しても、いろいろなシナリオが必要な気はします。

吉村　単一シナリオは危険だというのは、おっしゃる通りです。今後、より幅を広く持って対応策を考えないといけないと思います。検疫についても、千葉県には成田空港があります。平時の体制ではそこまで人手がありませんから、COVID-19で検疫の需要が一気に高まったため、全く対応し切れなくなりました。常勤のスタッフがフルで動いても、全く届かないため、2020年12月から私自身も検疫官として月に2、3回、成田空港で勤めています。そうしたら医師の仲間たち12名ほど集まってくれたので、成田空港検疫の医師不足は少し解消できたと思っています。COVID-19対策の前線に立ちたいという医師が結構いて、非常に心強いと思いました。

　COVID-19は感染初期から発症までの時間が長いということで、検出ができない時期があります。そのため、今の体制では一部が入国してしまうことはやむを得ません。それを避けるためには、入国者全員を14日間留め置く形を取らなければいけませんが、そのために必要な措置を国は準備していません。また厚生労働省が完全に入国をコントロールできず、ビザを発行する外務省、入国審査する法務省、そして外国人のエッセンシャルワーカーによって維持されている産業界から強い要請を受けており、入国をある一定数認めなければいけない状況もあります。厚生労働省がそれを引き受ける形で

検疫をやっている状況なので、政治的なパワーバランスの中で、止め切れないというのが現状です。

宮田　省庁間のパワーバランスといっても、国民から見ると政府は1つなので、それは政府でやるしかありません。たとえば、病床数・ベッドが足りない問題も、政府が財源を持ってきて厳しい観光業のホテルなどを借り上げつつ、うまく検疫所から輸送してくるなど、いろいろなやり方がある気はします。他国の例を見ても、隔離期間を前提にした上で、一定額は本人負担です。シンガポールは本人負担込みで入国させていますし、方法はあります。次の変異株がどう発生するかまだわからないので、杞憂になれば、それはもちろんいいのです。

　また今後、想定に幅を持たせ、異なるシナリオに備えた上で、使わないに越したことはないにしても、検疫自体の急時モードを備えておくということは必要でしょう。選択肢がない状態でウイルスの侵入を許したら、経済損失も含めて相当なものになってしまいます。悲観シナリオと楽観シナリオを並べた上で優先順位を定め、対策を設計していくことが現実的な政策論だと思います。確かにワクチンは一度行き渡ればかなりの壁になるので、人々に対してワクチンは効くと伝えることは、それはそれでいいと思います。しかし政策は、人々に何かを伝えるというだけではなくて、悲観論も含めた上で用意をしておくことだと私は考えています。

　ワクチンを毎年1回打つべきかの議論については、もう少し細胞性免疫が効いていれば、実は抗体そのものがなくなっていても感染しない可能性はあります。ただ、既にワクチンの効きが鈍いCOVID-19が出てきており、ワクチンによっては、ベータ株の感染予防効果が10%になってしまいました。

吉村　「こびナビ」でも常にそこは議論しており、内部で入念な議論をした上で発信しています。変異ウイルスそのものは10万種類を超えて世界中にあり、コロナも、既にいろいろな部位の変異は起きている状況です。わかっている範囲について、きちんと整理して出そうとピアレビュー[14]をしているところです。

宮田　ワクチン接種を推奨することは国家戦略として大事です。もちろん、自由意志で打つものなので強制すべきものではありません。今のところ、打ってもいいという人が50％を超えており、かつ、わからないけど打つという人がもう20％います。もっと接種が進むと、普及曲線が裏返ってきます。集団免疫の1つの目安である70％を超えるというのは不可能ではないわけです。

次世代を担う
皆さんへ

吉村　ここまで、課題を4つ挙げていただきながら議論を進めていきました。1点目は、デジタルトランスフォーメーション。2点目は、サステナブルな病床体制。3点目は、医療のみのカテゴリーでよいのか、生きること全体を支えるのが医療ヘルスケアになるのではないかと提言されました。現在のような、患者さんは疾病にかかった後に病院にいって、医師は診療報酬を得るというような、後手に回るような医療ではなく、予防をキーワードとして挙げいただきました。これをより前面に出して、中心に据えていくということです。また4点目として、別分野から、暮らし全体から医療の位置付けを再度定義し、リデザインすることを提案されています。

　今後このような、次世代の保健医療にも寄与したいと考える若い世代に向けて、宮田先生からメッセージをいただけますでしょうか。

宮田　先ほども指摘しましたが、医療だけではなく、ビジネス、公共政策など、全世界、全分野において、サステナビリティ、ダイバーシティ＆インクルージョンが求められています。ここに、あなたが1人の人間として、企業活動として、国として、どう貢献していくかが必須の問いになります。いずれ、考えなくても勝手にサステナブルでダイバーシティ、インクルージョンが実現するような仕組みになっているのかもしれませんが、今はそこへの転換が起きています。医療はこの点からも間違いなく1丁目1番地になると思います。

もう１つは、皆さんより上の世代というのは、つながり合う仲間たちでできることをしていく世代なのですが、ミレニアル世代[15]といわれる皆さんの世代は、まさに世界中とつながりながらネットワークをつくることができるという強みを持っています。このミレニアル世代・Ｚ世代の人たちの正義感は正しいと思います。限られた自分さえよければとなりがちな上の世代に比べ、まぶしい正義感、世界感を持っています。それはすごく強みだと思います。

　大きな変化の渦中、医学生として医療に関わる中で取り組むこともこのような活動に貢献する１つの方法です。まさに吉村先生が「こびナビ」を立ち上げて社会にインパクトをもたらしたように、ネットワーク、デジタルネイティブとしての感性を使いながらアクションを起こしていくことが、大きな力につながる時期といえます。吉村先生とも、一緒にアクションできることがあったら、ご一緒したいと思います。よろしくお願いいたします。

吉村　私も宮田先生とは、また語り合ったり、お仕事をご一緒したいです。

宮田　吉村先生に呼んでいただければ、いつでも駆け付けます。
　私からも吉村先生にお願いがありまして、もし私のチャレンジによって事故を起こしそうになったら、こっそりと優しく教えてください。

佐藤　宮田先生の影響で、医療以外の人が医療分野・データヘルスの領域に興味を持つようになりました。ポジティブなインパクトを残されていると思います。

吉村　素晴らしい功績だと思います。

宮田　いえいえ、よろしくお願いいたします。

──クロストークを終えて──

挑戦的に、非常識的に考察する

　宮田先生は、私が厚生労働省にいた 2015 年頃からの仕事仲間です。当時、私はレセプトデータベース（NDB）の担当官をしており、宮田先生は NCD の作成者として、それぞれのデータベースにできることや連携の可能性などを議論していました。同い年ということもあってか話に花が咲き、ついつい省内の会議室を 2 時間近く占拠して周囲を閉口させたこともありました。当時の宮田先生は髪も黒く、フォーマルスーツでありましたが、ここ 3 年くらいでご存じのビジュアルに様変わりし、NHK の番組では「日本の頭脳」と紹介されるまでになられていて、驚きました。

　医学部の教授としては破天荒な外見に映りますが、宮田先生と話しているとその関心事項の広さと正確さに度肝を抜かれます。ご自身の専門を「科学方法論」としており、理系の研究者というより、哲学などの人文科学に近い感覚もお持ちです。このため、「そもそも○○とはなんなのか」という問いから考察を始めているようです。○○は、時に「COVID-19」や「サステナビリティ」であり、そして「データ」なのです。いわゆる本格的な教養（リベラル・アーツ）を身に付けている、珍しい医学部教授かもしれません。今回のクロストークでも、スライド「なし」で言葉だけの議論を行いました。

　教養とは非常に広い内容、つまり世界のあり方そのものを考察する行為です。ですので、模範的で道徳的とは限りません。むしろ、本質に迫る態度は時に挑戦的であり、異端であり、非常識的であることも含みます。今や時代の寵児とも思われる宮田先生ですが、その根幹には骨太の学問的姿勢があると尊敬しています。

　先日、宮田先生が岐阜県を中心に新たな大学を構想されていると知りました。宮田先生らしい、新しい大学を構築されると思います。これからも応援し続け、時に議論を重ねることを心待ちにしたいと思います。

（吉村　健佑）

文献：
1）宮田裕章『データ立国論』PHP 研究所　2021

2）こびナビホームページ
　　https://covnavi.jp/（参照 2021-11-30)

第2章 -2

日本の医療技術を武器に次世代の医療を切り拓く
～産学連携の経験から～

【登壇者紹介】

志賀　隆（しが　たかし）

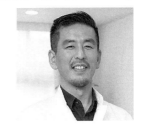

＜プロフィール＞

国際医療福祉大学　医学部　救急医学　主任教授

1975 年、埼玉県生まれ。2001 年　千葉大学医学部医学科卒業。東京医療センター初期研修医、沖米国海軍病院、浦添総合病院救急部を経て、2006 年　米国ミネソタ州メイヨー・クリニック研修、2009 年　ハーバード大学マサチューセッツ総合病院指導医。2011 年より東京ベイ・浦安市川医療センター救急科部長などを経て 2020年 6 月より現職。

安全な救急医療体制の構築、国際競争力を生み出す人材育成、ヘルスリテラシーの向上を重視し、日々活動している。『考える ER』（シービーアール、共著）など、救急や医学教育関連の著書・論文多数。

専門分野：救急医学、気道管理、医療安全

この内容は、2021 年 5 月 11 日に開催された「次世代医療クロストーク！」の内容
を基に作成されています。

大学の授業で教えてくれない、臨床医が本当に意識するべきこと

志賀　私は救急の医師です。千葉大学を卒業してから、目黒にある東京医療センターに勤務し、その後 3 年間ほど、沖縄の米軍病院などにも勤めました。その後、アメリカに 5 年間、メイヨー・クリニック[1] とハーバード大学のマサチューセッツ総合病院（MGH）[2] に勤務し、ハーバード大学の公衆衛生大学院にも通っていました。日本に帰国後 6 年間、東京ベイという浦安の病院を立ち上げて、新しい刺激を求めて、新しい職場に移りました。

　次世代クロストークでは、今の社会課題について話したいと思います。「42.6 兆円」という大きな数字、これはなんでしょうか？　これは 2018 年の医療費です。42 兆円を超えたということです。医療は、最も大きな日本の産業の 1 つです。市場規模も拡大しています。

　私が強調したいことは、医療費はどんどん増え、公費の割合は国家予算の 38.9％と、40％に及ぼうとしているということです（**図表 1**）。この公費は国庫や地方自治体の税金です。このことは医学部や看護学部、医療系の学部で学ぶと思いますが、いざ日常、本当に意識しているかというと疑問です。健康保険によって 7 割は保険者が負担してくれると、つい思いがちですが、結局 40％を国庫や地方自治体が出しているのです。

　このような流れがある中、いつもと違う視点を問いかけてみたいと思います。

　TAVI（カテーテル治療）[3] は、高齢者の患者で開心術を受けられない方に対する、画期的な治療法です。どの病院の心臓外科、循環器内科でもTAVI 症例をいかに集めるか、TAVI の認定施設にいかにしてなるかが重要な戦略です。おそらく千葉大学も、TAVI の患者のリクルートを循環器内科や心臓外科医は一生懸命やっていると思います。私の言いたいことは、TAVI はどの国が作っているかです。日本ではなく外国です。TAVI は 1 つ

図表1　医療費と税金

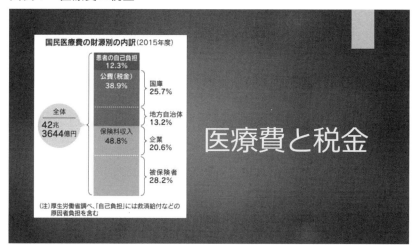

(出所：日本経済新聞2018年6月23日朝刊)

の例ですが、今、消化器外科の腹部の手術はほとんど外国製です。内視鏡の手術や整形外科のデバイスも、ほとんどが外国製です。

　今、日本の病院で、どのように保険診療の誘導がされているかというと、「入院を取りなさい」「救急を取りなさい」「手術をしなさい」と言われています。重症患者を取り、ICUに患者を入れ、手術をし、どんどん手技をやろうとしているのです。ただ、その手技にコストがかかるのですが、外国の製品を使いますので、日本の最大産業である医療産業の40％を外国にお金を渡していることになります。このようなことを医学部の授業で扱いますか？

吉村　医療機器がどこの国で作られているかは、医学部の講義で触れることはあまりないと思います。

志賀　喜んで手術や手技をしている方は、医療費について意識されているでしょうか。今でこそ見直されていますが一時期、製薬業界のMRが、盛んに医師に弁当などを配りながら便宜を図っていました。しかし、医療材

料・医療機器は、まだそれほど厳格な制限はされてないと思います。

　販売が仕事でもありますし、悪意があるわけではありません。医師も患者のためになると思って外国製品を使っています。しかし結局、ヨーロッパやアメリカにお金が流れることは知っておくべきだと思います。

　今後、中国や韓国を筆頭に、医療デバイスの市場が急成長していきます。このままでは、日本国民が納めた税金を一生懸命医療に投入しても、欧米、中国に税金を医療費という形で支払っていくことになると、私は心配しているのです。

なぜ 医療費は上がるのか？

吉村　救急医である志賀先生が国民医療費を最初に示されたことが、非常に興味深いです。「医療費はなぜ高騰しているか？」と学生さんに聞くと、多くは「高齢化」と答えます。しかし、実際は医療費を上げているのは、高齢化よりも医療の高度化による部分が大きいことがわかっています。医療が高度になり、高価な医療機器や薬剤が続々と市販され、それを日々使っているので医療費が上がるのです。それをご存じの上と思いますが、医療機器に多くの資金・資源が用いられる中、その投下する先が国内の企業などよりも国外の部分が大きいというご指摘ですね。

志賀　その通りです。

吉村　私は厚生労働省に3年間所属していました。そこでは医療情報分野について、民間企業の研究開発の方策を助言する機会もありました。そのときに見聞きしたことを思い出しますと、日本の医療機器開発は手続きがかなり大変でした。機器の安全性を強く求めることは、世界的にも共通なのですが、日本の場合は高い安全性を求めています。実は近年、PMDA（独立行政法人 医薬品医療機器総合機構）[4] での医薬品や医療機器の審査は迅速化さ

れていますが、現場の医師が取り組んでいくには、まだハードルが高いと感じます。それをまさに志賀先生は製品開発を通して切り拓こうとされているのだと思います。

志賀　昔に比べたら、PMDA の対応は思いのほか速くなってきています。

吉村　審査の迅速化が顕著で、現在は諸外国よりも速いくらいです。審査の迅速化は、PMDA と、開発主体である研究開発者の両方の力が必要であり、その点でも志賀先生の取り組みは素晴らしいと思います。佐藤大介先生は医療機器や薬剤の費用対効果分析に詳しいですが、どうですか？

佐藤　医療費の増加は、医療技術の進歩による要因が大きいのはその通りです。ただし、高齢化に伴う医療費の増加が「悪」とされ、医療に生産性がないと思われがちですが、私は医療は生産性のある分野として認識されるべきと思います。

志賀　日本は先進国の中でも、どんどん高度な医療機器を使っています。そこで、日本企業が製品開発を行い、特許を取得し、製品の輸出までできるようになれば、医療費が増えて駄目だという話もなくなる可能性があると思います。

成功は
チャレンジと失敗の
先にしかない

吉村　日本での医療機器開発は、非常に苦戦していると思います。それ故に、諸外国からの輸入に頼るという状況にあります。そこを何とかしたいという思いでしょうか。

志賀 この数年間、私はある企業と医療機器の開発に取り組んでいます。結果は芳しくはないのですが、やること自体に意味があると思っています。チャレンジして失敗しない限りは、成功はやって来ません。今うまくいっていないことは成功への道筋でしかないので、着実に前進しているという手ごたえを得ています。

　具体的には、守秘義務契約に抵触しない範囲で言うと、安全に中心静脈の挿入[5]ができるような機器を開発しています。この開発に至る経緯も大事です。ある中心静脈への挿入を行うにあたって、機器にある機能があった方がいいのではないかと、私が思ったことを提案書にまとめ、企業の方に提案しました。その企業は、私が信頼している先輩と医療機器開発をしたことのある企業で、信頼できました。その企業に赴き、守秘義務契約を交わして開発を始めたわけです。企業との共同研究という枠組みで毎年、研究費をいただいて、研究開発をしています。

　ここで大事なことは、データを示していくことだと思っています。機器を使って、データの蓄積を行っています。データがたまってきたのですが、結果が予想と違ったので困ったなという状況なのです。この他、中心静脈以外の手技、救急に関わる手技の機器開発など、いくつかプロジェクトを考えています。

　なぜこのような提案に至ったかというと、私が、中心静脈の挿入のプロトコールなどの教育に携わっていることがあります。ハーバード大学に在籍しているときに、私も一緒にプロジェクトを運営して論文も書き引用もしていただいた一方で、限界も感じました。人が教えられることには限界がありますが、医療機器を開発して、使う道具を変えていくことによって、より成績や効率がよくなれば、全世界に「もの」を通じてよりよい教育ができると思っています。それが患者の安全につながると思ったのが、私がこのプロジェクトを始めたきっかけなのです。苦闘はしていますが。

　私は社会正義や社会改革などを実現できる人間になりたいと思っているので、そういったことにつながる機器開発をしたいと思っています。また、先ほど申し上げたように、日本が生き残るために機器開発やらないといけないと思っているので、日本企業と共同研究をしたいと思っています。

アメリカから帰ってきて、アメリカの製品が良いからと、アメリカの医療用医薬品や医療機器を使うと注目を集めることがよくあります。実はそういった人たちが、日本の機器開発や医薬品の開発を阻害している可能性を否定できないと、自分自身も自戒を込めて思っています。やはり日本製の製品を作り、上市しないといけないと使命感を持っています。

吉村　厚生労働省 医政局経済課という、医薬品や医療機器の開発を進める上で重要な部署があります。経済課には医系技官がおり、その方の話によると医療機器を開発する企業や研究者がもっと国内に育ってほしいし、開発のアイデアを厚生労働省にも共有してほしいとのことでした。医政局経済課では医療機器のベンチャー企業の支援も行っており、この分野の今後の発展を期待したいです。

志賀　そういう所があると頼もしいです。同じ方向に向かって努力をしているので、我々としては、おじさん、おばさん世代もそうですし、若い学生や研修医に、日本で起業をして、製品開発をすることの意義を諦めずに地道に伝えていけば、10年、20年経つと、ベンチャー企業などが増える可能性があると思います。

視聴者の質問　日本の医療産業で、世界に通用する製品の例として何かありますか。

志賀　最近、エビデンスとしては否定的な側面がありますが、「大動脈バルーンパンピング」[6]は日本製です。世界的に取り入れられた製品ではないかと思います。

視聴者の質問　新型コロナワクチン開発では日本国内の企業は、後れを取っていますが、医療機器の開発の状況と関連はありますか。

志賀　既存の技術で新型コロナワクチンを作るというところにはある程度予算は出ていたのですが、新型コロナワクチンの新たな技術開発には資源を投下してこなかったと思います。

吉村　新型コロナワクチンについては、私自身も「こびナビ」という啓発活動[1]をやっており、思うところがあります。国内では新型コロナワクチン開発に必要な人材、企業、大学を十分育ててこられなかった背景があると思います。新型コロナワクチンそのものは保険診療の適応外で自費診療という扱いです。開発に要した資金を回収できるか、なかなか予測は難しく、担保しきれません。開発に要した費用を、国民がきちんと自費で支払う価値を見いだすかどうかが重要なポイントです。残念ながら、新型コロナワクチンに対しては諸外国に比べると、日本では報道各社、国民世論とも慎重なスタンスを取ってきたと思います。

　そういう環境にありますと、企業や大学が資本投下して開発し、本当に需要があるのか、売れるかというところに疑問符が付くわけです。ワクチン自体の市場が育ってこなかったことは大きな要因です。現在、COVID-19 に関連してまさに新型コロナワクチンが注目されていますが、これを機に議論していくべきだと思います。

志賀　新型コロナワクチンについて流れを変えるべきです。「こびナビ」[7]、「みんパピ！」[2]などは意義深い活動です。本来、国がやるべきことを草の根で始め、クラウドファンディングをし、国の流れを変えています。全国から技術を持った企業がこぞって集まってきて、コラボしやすい環境を千葉大学病院に作れるといいですね。

視聴者の質問　この状況で何がプラスされれば、実現に向けて加速するとお考えでしょうか。

志賀　千葉大学病院が医工学部と連携して、非常に頑張っていることは私も知っています。情報発信もし、ネットワーキングもされています。たとえ

ば、千葉県内のもう１つの医学部がある国際医療福祉大学は、そんな密な連携はないです。まずは混ざり合うというところが必要なのではないかと思います。そういう意味でも、この次世代クロストークという場をいただいて、お互いのことを話せることは意義があると思います。

吉村　千葉大学病院もメドテック・リンクセンターなどの部門をつくり、積極的な産学連携の医療機器開発を進めています。私自身も次世代医療構想センター[8]として、NTTコミュニケーションズと共同研究を進めています（第２章-3参照）。研究内容に関して、多くの方から関心を持っていただいています。医療分野での機器開発について、企業は非常に関心を持たれるのですが、医療の特殊性があり、企業が医療現場の需要をきちんと把握できていない印象です。そこを探ることから連携をスタートする必要があります。そのような現場での具体的なやりとりが、増えるといいと思います。大学病院には可能性は十分あると思うので、頑張りたいと思います。

志賀　国際医療福祉大学でも、循環器内科などで機器開発ができている部分もあるのですが、まだまだ弱いもので、一生懸命、情報を交換してコラボレーションできたらと思います。

学び続ける人であれ

志賀　医療機器の開発では、日本は足踏みしている部分があると思います。私も大好きなドイツのメルケル首相（当時）は、科学的に効果があることが示された規格のマスクを自ら着用し、行動で示すことをしています。彼女自身はお年を召していらっしゃいますが、いわゆる「老害」とは逆の存在だと思います。私は、メルケル氏は学び続ける人だと思っており、学ぶことに年齢は関係ないとも思います。学び続けていれば、その方は立派な人だと思います。

　年を取ると既得権益が自分の中にたまってきますね。実はその人の実力が

低下しているにもかかわらず、おだてられ、手に入れた権益からお金が入ってきますから、学ばずしてどうにかしたいという気持ちが出てくるのです。私にも、そういう欲求があります。人として根源的な欲求であり、既得権益を守りたい気持ちはわかります。そのような人が高齢者やベテラン層に多いということです。

　年齢を問わず、学び続けて経験が加味されると、正しい判断ができる人材になり得ると思います。ただ、日本の場合はそれが難しく、この構造が典型的に現れているのは世襲の議員さんかもしれません。彼らは、三バンといわれる既得権益である「地盤」「看板」「かばん」をお持ちで、多くは男性です。そこを変えない限り、構造を変えることはなかなか難しい。このような構造があるにもかかわらず、諦めずに学び続ける人材を重用していくことが今後、医療業界でも大事だと思います。

　尊敬する人物として、オードリー・タン[9]さんがいます。トランスジェンダーであり、頭脳明晰な方です。台湾において、COVID-19対策において、日本よりもはるかに上手に対応されました。忘れてはならないのは、台湾は、人権保護の点で日本に比べて弱いです。公共の利益のために人権が制限されている中で、社会全体としての対策をしています。日本はどちらかというと、アメリカのような、個人の人権をかなり尊重するものですから、新型コロナワクチンの反対派も出てきますし、個人を特定できる情報は公表しない。どちらがいいかは、コロナ禍では台湾に軍配が上がっていますが、日本が台湾と同じことができるほど、一筋縄でいける話ではありません。

　オードリー・タンさんがすごいと思う点は、彼らはDX（デジタルトランスフォーメーション）[10]を積極的に進めていることです。今、台湾では会社を作ろうとしたときは、全部オンラインでペーパーレスです。当然、印鑑など不要だそうです。

　教育者で大事なのは、教育理論を十分に理解していることです。多くの方は、教育と聞くと、自分が受けた大学の教育の真似を、初めに想起します。先輩に教わったことを真似するにしても悪いところは取り入れず、良いところは取り入れるべきです。できれば自分が習って到達したスピードよりも倍速で到達できるように教えることにチャレンジしないといけません。そして

倍速になるにはどうしたらいいのか、最も効率の良い努力で、最も速く目標まで到達させることに悩むことが大事なのです。教育の経験や技術はあっても、日本では、個人の体験が優先されてしまい、科学的エビデンスが教育に取り入れられず、自分の受けた教育よりも良いものを提供することを忘れられがちです。

吉村　努力と効率化で、限られた時間でいかに課題解決まで導くかですね。その前提として、知識と技術を身に付け、共有することにこだわるべきというメッセージだと思います。社会正義と社会変革というキーワードを上げて、まさに向き合ってく姿勢を示していただきました。私も、大学の講義で「パブリックマインド」や「進取の気性」の重要性、リスクを取って行動することの重要性を話しますが、志賀先生と同じ気持ちです。

▌即断即決の
　すすめ

志賀　私もやりたいことがたくさんあるので、会社やNPO法人を作ったこともありますが、司法書士の方など、様々な領域の専門家の方々に手伝っていただきました。社会には様々なルールがありますので、詳しい人とタッグを組むことで、コミュニケーションにかかる時間というコストが下がることを実感しています。

　この課題を突破したのが台湾の事例です。台湾ではCOVID-19が感染拡大する前から、DXをオードリー・タンさんたちが中心に取り組んでいました。台湾の面白いところですが、オードリー・タンさんは、今の首相の若手メンターとして何年か貢献し、その後IT大臣になりました。日本で、このようなメンター制度が受け入れられるでしょうか。日本は年功序列が根底にあり経験を積んできています。それはそれですごいことかもしれませんが、年齢にかかわらず能力が上回っている人はたくさんいると思います。

　台湾は制度として、閣僚に若手メンターを付けることで能力を補っています。DXなどの領域で、このような取り組みをしている人々に日本が勝てる

はずもないと思います。

　問いかけ、振り返って悩む、そういうことに伴走する、そういう学びの機会を我々が提供できるのかというのが、今後の医療人材の育成に大事なことなのではないかと思います。

　「私たちは子どもに何ができるのか――非認知能力を育み、格差に挑む」[3]（**図表２**）では、参考になる事例が紹介されています。シカゴ大学の経済学者ルドヴィグは Becoming a man（BAM）と呼ばれるカウンセリングプログラムの研究をしています。このカウンセリングプログラムはグループ討論やロールプレイを用いて、生徒が怒りを制御する方法を身に付けることを目指し、シカゴの 49 の主に低所得地域の高等学校で実施されています。参加者は、特に中退の可能性が高いか、刑事事件に巻き込まれる可能性が高い 10 代の少年です。ルドヴィグは、何回かランダム化比較試験で、このカウンセリングプログラムを評価した結果、このカウンセリングプログラムによって参加者が暴力的な犯罪に巻き込まれる確率が 44％減少しました。また、参加者の成績や出席率、卒業の予測値が改善されました。この成果はストレスに満ちた生活を送る子どもに欠けている重要な精神機能（衝動のコントロールや攻撃的な感情を上手に管理する能力）に影響を与えることに起因してい

図表２

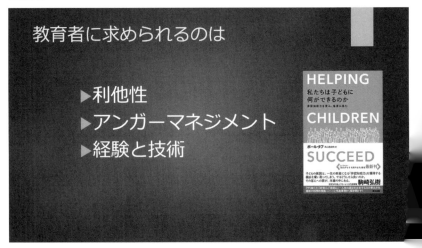

るようです。

佐藤 この本の翻訳をした駒崎弘樹[11]さんは、大学の私の先輩です。私自身もNPO法人フローレンスの立ち上げの際に一緒のメンバーでした。まさに彼自身が大学生のときから、「伴走する」ということを実践していました。アメリカの教育について勉強し、視察を行って20年が経って、やっと日本でも認知されつつあると感じます。

吉村 多くの方々から、志賀先生ご自身が次々考え方を学び、実践されていることが印象的です。紹介された3名の共通点は医師ではないということ、医療を語るのに、学ぶべき人物は医療の専門家だけではないと感じました。

志賀 気が付いたらそうなっていました。学生の頃に、教授と話をしていて、「今は円高で大変ですよね」と話したら、「何それ、医療にあまり関係ないね」などと言われ、驚愕しました。アメリカなど海外に行ってみると、公衆衛生大学院[12]では、社会と医療がどう溶け合うかをずっと議論しています。医療がイノベーティブになるためには、内向きでは駄目で、外向きでないといけないと思います。

佐藤 医師サイドの志賀先生のご経験として、企業とお話を始められたきっかけや、たとえば、こういう大学院がある、こういう活躍のフィールドがあるといった、道しるべになるようなことをコメントいただけますか。

志賀 中心静脈挿入においては、様々な患者さんが亡くなり合併症も生じます。中心静脈挿入は、残念ながら良いことばかりではないのです。これは世界的に必ず起きていることですので、この問題を教育で解決したかったのです。それは今もやっていますが、やはり世界的にインパクトを持って安全を推進するために、医療安全の原則に基づき機器を変えることにチャレンジしたいと思っています。それで世界を変えることができるなら、挑戦してみたいと思ったのが動機です。

企業側との付き合い方は、私もまだ経験不足です。アドバイザーのような相談できる先輩とか友人がいない状態で企業に飛び込むと、アイデアを企業に提供するだけで終わる可能性もあると思います。私の場合は、知り合いの先輩が企業と機器開発をやっていたことを知っていたので、その先輩との関係から、単純にアイデアを提供して終わることはないと思って取り組んでいます。

　この1回目は失敗してもいいから、捨て駒的なアイデアと思えるものがあれば、いきなり企業に持ち込んでもいいと思いますが、守秘義務契約を意識しないと、企業側のペースに乗せられますので注意が必要です。

吉村　私も医療機器開発や企業との共同研究を実践して感じたのですが、自ら臨床現場で得たアイデアや課題自体は、多くの医師や医療従事者が気付いています。本人は、それが世界で初めてだと思うかもしれないのですが、実は多くの前例や、同じようなコンセプトでの機器開発が進んでいることがあります。そのため、多くの企業がどんな機器開発をしているかをレビューすることが非常に大事です。論文を書くときも同様で、まず先行研究で何がやられて、何がやられていないかを明確にしてから研究を計画します。開発に入る前の作業は入念にやっていくのが重要です。

志賀　仕込みとして、きちんと調査するのは、非常に大事です。

吉村　たとえば医療機器の展示会でもよいですし、開発をやっている方から直接話を聞き、どこで誰が何をやっているかを把握してから、自分の強みを生かして開発に進む手順が大事だと思います。

志賀　ある程度、やりたい領域に常にアンテナを張って、人に会ったりしていないと、とても太刀打ちできません。

吉村　医療機器開発に助言をしている加藤浩晃 [13] 先生（千葉大学病院客員准教授）とディスカッションしていると、その話がよく出てきます。

■ アンガーマネジメント

志賀 次のキーワードですが、アンガーマネジメント[14]は重要だと思います。私もよく怒ってしまいます。ですが、学生や子どもに怒ってはいけません。怒ったら謝ります。

先日、医学部で授業したのですが、COVID-19対策のため、医学部のクラスは2つに分かれています。私の授業ではクラスの半分未満しか出席していません。私の授業は、学生を当てて質問するので、学生はみんな嫌がって、別のクラスに移動してします。学生たちはおしゃべりしながら油断していました。そこで、私は「おーい」と言いながら、そのクラスに入っていって、「どう？心臓が止まった患者さんで、胸骨圧迫って何回ぐらいするのかな？」、「え？100回」、「当たってるね。すごい。答えてくれただけでもうれしいよ。ありがとう。でも、あまりぺちゃくちゃ話しては駄目だよ。せっかく勉強しているのだから」といった感じで、感情的に怒ることなく対話しました。

学生との関係が築くにはアンガーマネジメントが大事で、怒りをコントロールできる人たちが経験と技術を伝えていくべきではないかと思います。

人同士の関係構築はコミュニティづくりに必須のスキルだと言えます。医療技術開発も、政策を変えることも、コミュニティづくりから始まります。かつて、HPV（ヒューマンパピローマウイルス）ワクチン[15]について、否定的な報道がされ、その影響で、HPVワクチン忌避の動きが大きくなってしまいました。この数年間、「みんパピ！」の方々がクラウドファンディングをして、NPO法人を作り、少なくない犠牲を払いながら、勇猛果敢に日本の公衆衛生のために挑戦されています。

日本のHPVワクチンの接種率が2倍、3倍と上がってきています。コミュニティをつくり、諦めずに、社会正義や大義をもって人々に寄り添うことは、非常に大事です。同様に、「こびナビ」も吉村先生を中心に、諦めないで皆で取り組んでいらっしゃいます。社会正義のために、日本という国家をつぶさないように、若者も大人も諦めないでコミュニティづくりをしていくことが大事なのではないかと思います。

佐藤 仲間同士、友人同士の延長線で、私たちの世代、先輩、後輩たちも世の中を良くしていこうと取り組んでいます。また世代を超えてつながることはすごく大事だと思います。世の中、動きやすくなったと改めて思いましたが、それを邪魔しないような行動をとるように私自身も気を付けたいと思いました。

吉村 プロジェクト型で動くことが非常に有効だと思っています。プロジェクトが済んだら、そのチームは解散するように、解散と集合を繰り返しながら柔軟に社会の課題を解決していくというスタイルが面白いと思います。

志賀 千葉県のCOVID-19対策のアイデア出しなども、まさしくプロジェクト型で、メールではなく、ショートメッセージツールでどんどんやりとりしています。誰が偉いなどの要素が入ると進みが鈍くなるところがありますので、所属にとらわれず、課題解決にあたっています。しかし年長者には、そこを理解できない人がいますので、そこは課題です。少なくとも、プロジェクト型が大事だと思っている我々は、進行を止める人にならないことが大事だと思います。

┃ コミュニケーションコストを
┃ 極小にする

　5年ほど前に石井洋介[16]先生、鈴木裕介[17]先生から学んだことは、コミュニケーションコストが高いと若者は寄ってこず、社会変革も進まないということです。私より年上の人たちのコミュニケーションコストの高いことに心底苦しんでいます。これは社会構造になってしまっているのです。

　私自身が最近心掛けているのですが、返事は短くなるべく迅速に、短くしています。電話では5分は少し長いので、なるべく3分で切るようにしています。あと、質問を受けたら核心を理解して短く返しています。ミーティングも30分や15分で終わった方が相手の要求がわかりやすいです。先日、30分を予定していたミーティングを10分で終えましたが、相手の方の要求を

全て果たすことができ、効率が上がったことを実感しました。コミュニケーションコストの極小化を図って結論を出すことを心掛け、繰り返し実践しています。逆に若い方が私に相談してきたときは時間を取ってあげるしかないと思っています。

　コミュニケーションコストを極小にするように心掛ける人が上に行けば行くほど、社会が回りやすくなると思います。ただし、ブレインストーミング[18]などは、時間を取る必要があります。時間を長く取るべきか、短くあるべきか、その瞬間的な判断を繰り返して、短くできるものは短くすることは、上に立つ者としてすべきと思います。

　アフリカのことわざで、「早く行きたければ1人で行け、遠くへ行きたければ仲間と行け」という」があるそうです。友人である高山義浩[19]先生、西浦博[20]先生、谷口俊文[21]先生、吉村健佑先生が、日本のためにCOVID-19の感染拡大防止対策をやってくれています。仲間をつくって、コミュニティをつくってやっていくことで、大人が実際に国を動かして、国を良い方向に進めています。それは無理だと言われたり、悔しい想いをすることもたくさんありますが諦めません。諦めたらそれでおしまいです。コミュニティをつくって、社会正義のためにみんなでやっていきます。

——クロストークを終えて——

クロストークの心地よさと痛快さ

　この「次世代医療クロストーク」企画では特に台本や事前打ち合わせがあるわけではありません。それでも、あたかも空手の「組手」のように相手の言葉にこちらが応じ、こちらが言葉を返すと、それにまた相手が切れ味よい「技」で応じていくプロセスはとても心地いいものでした。

　志賀先生の座右の銘は「鶏口牛後」と教えてもらいました。クロストーク前の志賀先生のイメージは、新しいことや環境の変化を好み、1番目であろうとする野心的、意欲的な先輩でした。しかし実際に話を聞いてみると、思っていたほど単純ではありません。志賀先生は常に入念に準備された挑戦

をしていました。そして、準備の中で多くの試行錯誤と失敗もしています。まだまだトライアル中の新たな医療機器開発の話は印象的でした。

　救急医療の現場で多くの若手を集め、育てながらもその中での活動「のみ」に没頭することはないようです。チームビルディングやアンガーマネジメントに関するキーワードからは、体制作りを丁寧に準備する姿が思い浮かびます。体制を作る中での行動原理として「利他性」がなければ、良いチームは作れないと思います。事を成すに、豪快さや大胆さのみでは、長くは続かず立ち行かなくなります。そこには、細やかさ繊細さも同時に要求されるのだと教えられました。

　これから志賀先生が指揮する新しい大学病院の救急部門が、どのような姿をみせるのか後輩ながら楽しみでならなりません。同じ県内で働き、近い世代として見せていただけるのは、少し贅沢なのかもしれません。もしかしたら、プロジェクト型を好むという志賀先生は予想もしない、大胆な行動に出るのかとも感じます。

　今回のクロストークを通じて「鶏口牛後」の意味する、多要素で複雑なところが少しわかった気がします。そして、先入観を排して対峙することの心地よさと、ほどよく裏切られたときの痛快さが、癖になることを次第に知ることになります。クロストークは面白い！と。

（吉村　健佑）

文献：

1）こびナビホームページ
　　https://covnavi.jp/（参照 2021-11-30）

2）みんパピ！ホームページ
　　https://minpapi.jp/（参照 2021-11-30）

3）ポール・タフ／駒崎弘樹（その他）、高山真由美（翻訳）『私たちは子どもに何ができるのか──非認知能力を育み、格差に挑む』英治出版　2017

第2章 -3

次世代の医療に「産」ができること

【登壇者紹介】

櫻井 陽一（さくらい よういち）

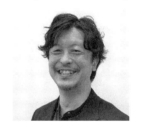

<プロフィール>
NTT コミュニケーションズ株式会社 スマートヘルスケア推進室 担当課長
1997 年 3 月、名古屋工業大学工学部生産システム工学専攻（機械）修了、同年 4 月、日本電信電話株式会社入社。1999 年 7 月、NTT コミュニケーションズへ雇用継承。総務省等各種実証事業、マイポータルシステム構築、内閣府戦略的イノベーション創造プログラム（SIP）「AI（人工知能）ホスピタルによる高度診断・治療システム」等に従事。

この内容は、2021年6月29日に開催された「次世代医療クロストーク！」の内容を基に作成されています。

未来の研究開発は
社会経済に大きく貢献をする

櫻井　NTTコミュニケーションズの櫻井と申します。NTT[1]というと情報通信業でおなじみだと思います。医療とNTTと言ってもピンとこない方もいると思いますが、NTTグループは現状でもドコモやグループ会社含めて病院のシステムやヘルスケアのサービス、さらに未来の技術研究開発などもやっています。NTTはIOWN構想1)[2]を打ち出しており、その中で医療について医療健康ビジョン2)というものを掲げています（**図表1**）。バイオデジタルツインとは、デジタルツインコンピューティング[3]を人間に当てはめてサイバー空間に人それぞれの身体および心理の精巧な写像を作り出し、それを通じて心身の状態の未来を予測し、自身が健康で将来に希望を持ち続けられるようにするものです。IOWNは主に、ネットワークだけでな

図表1　医療健康ビジョン

NTTの医療健康ビジョン~IOWN構想~

バイオデジタルツインの実現により、医療の未来に貢献

医療健康ビジョン

医療健康ビジョン：　バイオデジタルツインの実現
～　心身の状態の未来を予測し、人間が健康で将来に希望を持つことのできる輝く"医療の未来"へ　～

バイオデジタルツイン (Biodigital Twin BDT)：
サイバー空間における人それぞれの身体及び心理
の写像（デジタルツイン）のこと

IOWN構想に基づく限界打破のイノベーション

革新的な心身の未来予測技術の創出
➤人それぞれをデジタルツイン化する技術
➤五感を超え、個性を捉える心身のリアルタイム
　非侵襲センシング技術
➤心身の状態の未来予測技術、思考や行動の分析
　技術

体内の超ミクロ領域での診断・治療技術の創出
➤インプランタブルデバイス・バイオミクロロボット
➤生体内における情報伝達・制御技術

※グローバルな共同研究の推進や、データの収集・活用、倫理面への配慮などの社会実装を検討する場
　としてコンソーシアム等の設立を予定

図表2　バイオデジタルツインの実現に向け各種研究開発を実施

NTTの医療健康ビジョン～IOWN構想～

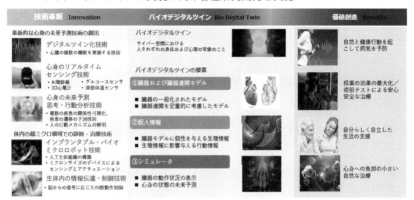

バイオデジタルツインの実現に向け各種研究開発を実施

く端末処理までを光化する「オールフォトニクス・ネットワーク[4]」、サイバー空間上でモノやヒト同士の高度かつリアルタイムなインタラクションを可能とする「デジタルツインコンピューティング」、それらを含む様々なICTリソースを効率的に配備する「コグニティブ・ファウンデーション[5]」で構成されます。

　その中で、バイオデジタルツインは自分のツインの要素、たとえば臓器のモデルや臓器を仮想空間に作り、自分の生体情報を加え、体だけではなく心の未来の予測もやっていきます。**図表2**に書いてあるようなデジタルツイン化をする技術やインプランタブル[6]なセンサーやロボット、あるいは生体内の情報の伝達を行うまるでSFのような技術など、まさに2040年頃に実現を目指している研究開発も行っています。

　NTTコミュニケーションズは2021年7月に、スマートワールドビジネス部を発足しました。実は2020年頃からスマートワールドの実現に向けて、ヘルスケアも含む7領域で推進室を立ち上げています。そこでは、安心安全なデータの利活用ができるようなプラットフォームの提供や、それを実現させるため産官学、様々なパートナーと共創してヘルスケア分野におけるデジタルトランスフォーメーション[7]（以下、DX）を推進していくことをビ

ジョンとしています。

　DX については、経済産業省の DX に向けた研究会[3)]のレポートで『2025年の崖』[8]というものがあります。これは、民間企業の基幹系のシステムに関する言及なのですが、今のブラックボックスの基本システムが残り続けると、DX ができないだけではなく、年間約 12 兆円の経済損失が起こるというものです。そのため DX の推進は重要なのです。日本でも DX の推進というのは重要な課題になっています。我々のスマートヘルスケア推進室はヘルスケア分野を対象としたプラットフォーム、サービス開発を行っており、私はセキュリティを専門としているため、NTT の研究開発によって生み出された医療情報[9]を安心安全に扱うためのプラットフォームサービスの開発提供を行っています。

　最近の私の取り組みとしては、内閣府の戦略イノベーション創造プログラム（SIP）「AI ホスピタルによる高度診断・治療システム」事業[4)]に携わっています。その中で私は、医療分野、現場の課題を解決するために医療情報を安全に扱っていく秘密分散技術[10]と秘密計算技術[11]の適合に取り組んでいます。また、補正予算の事業として国立研究開発法人医薬基盤・健康・栄養研究所[12]の「新型コロナウイルス感染症（COVID-19）の治療薬・ワクチンの研究開発に資するデータ連携基盤の構築」[5)]についてもクラウド型データベースシステムの開発に従事しています。当該データベースでは、COVID-19 の症例データのような基本情報や診療情報の他、ウイルスゲノムや免疫レパトア[13]、サイトカイン[14]、CT、ポストゲノム[15]などの情報を安全に保存して研究目的で使っていただくものです。そのための安全管理対策として、秘密分散技術を導入しています。

IT 企業は
ステークホルダーに
向き合ってこそ

　私は、IC カードを活用したサービス開発にも携わっていましたので、事例で比較をしたいと思います。IC 公衆電話が 1999 ～ 2006 年の短い間だけ

存在していました。通常、公衆電話であれば磁気テレホンカードを挿入口に挿入しますが、IC公衆電話はICテレホンカードを、ICカードリーダに置いて使用するものです。当時は、多くの偽造テレホンカードが出回っていて、NTTとしても解決すべき問題であったこともあり、対策として偽造が難しいICカード化を行いました。IC公衆電話は、普通の緑の公衆電話に比べると小型で薄型でした。

　既に多く方が携帯電話を持っている時代でした。私は、ある日、新橋駅で降りたときに公衆電話の前にビジネスマンが立っているのを見かけ様子を見ていました。IC公衆電話を使ってくれるかと思ったら、IC公衆電話の設置によって設置台のスペースがテーブルのように空いていたため、そのスペースにかばんを置いて携帯電話で電話をしていました。なるほど、そういう使い方もあるのかと。いやいや、感心している場合ではない、IC公衆電話を使ってくださいと、さびしい気持ちになったことがありました。結局、IC公衆電話は、2006年に廃止されました。

　一方で、多くの方がお持ちのSuicaもICカードですが、8,000万枚以上が発行されています（2020年3月時点）。しかも、Suicaは2001年にサービス開始して1か月で200万枚、3年で1,000万枚が発行されました。驚異的なスピードで普及したわけですが、その理由を考えるとJR東日本のすごさが詰まっています。そもそも自動改札機は今では当たり前ですが、日本で初めて導入されたのは1967年の大阪でした。東京は相互乗入れが複雑で、なかなか導入に踏み切れなかったようで1990年に導入されました。自動改札機の更改が2010年ごろに計画されていたため、その時期を目指してSuicaを導入していこうというプロジェクトが立ち上がりました。鉄道システムは安全性が重要視されますので、その信頼性を担保するために、実証実験も3回実施され、トラブルが起こらないシステムにした上で、導入されました。

　IC乗車券の開発は、1987年からJRの研究所で取り組まれていたそうです。磁気カードであるイオカードは0.7秒で処理されますが、歩いている間にかざして終わらせるため、それを上回る0.2秒の処理速度を目指したのです。また、磁気カードのようにケースから出して改札に通すことなく、パスケースから出さず、かざすだけで済み、面倒な精算がなく、定期区間も加味した

一番安い運賃で引き落とされます。しかも定期券はなくしたら再発行してくれます。このようなユーザーに非常にメリットがあるものを出したので、これだけの多くの枚数が急速に普及したのだと思います。

　導入の時期から考えられていたのは、電子マネーとしての機能です。当初は混雑緩和、機械部分を減らすために改札機のメンテナンスコスト削減に徹底して取り組むという「割り切り」、つまり「選択と集中」を行ったのはさすがだと思っています。さらに1,000万枚が発行され、満を持して電子マネー事業に進出です。しかもいきなり世の中全体にではなく、まず駅ナカからでした（**図表3**）。お金をチャージして使うモチベーションを作り出し、圧倒的な利便性や信頼性を提供したため、普及し使われたのだと思います。

　次に駅ナカ、まずはキオスクでの利用範囲の拡大です。ここですごいのが、Viewカードというハウスカードで培った加盟店開拓や管理のノウハウを使って、電子マネーの決済を無理なく自分のグループ内で導入したことです。かつ駅ナカのスペースで店舗を呼び込み経済圏を作り上げ、ユーザーの行動圏を考えながら利用拡大をしていきました。

　こうなればユーザーがいるので、あとは自動的に拡大しました。さらにタイミングを見ながら適宜、施策を打ち、自社の強み、ノウハウを生かしてカ

図表3　Suica [6] のすごさ

Suicaのすごさ

3年で1000万枚発行し、電子マネー事業へ進出（まずは駅ナカ）

駅ナカ展開に際しては、ハウスカード事業であるViewカードのノウハウを活用

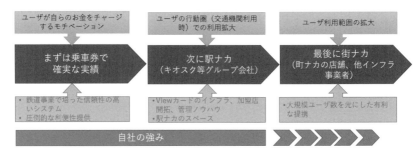

自社ノウハウ、強みを生かしたこと、カスタマージャーニーを意識した戦略ができていた
（cf.発行枚数ではSuicaをしのぐEdyだが、サービス開始から9期連続赤字で楽天に第三者割当増資により楽天Edyへ）

スタマージャーニー[16]を意識した戦略ができていたのだと思います。このためSuicaは、NTTのICテレホンカードやIC公衆電話のような悲しい結末とは異なり、素晴らしい形になっていったのです。発行枚数ではSuicaをしのぐEdyはサービス開始から9年連続赤字で、楽天に第三者割当増資をされて楽天Edyになったことを考えると、Suicaのすごさがわかると思います。ユーザーを見て、利便性を訴求し、自分のノウハウのアセットを使ってサービスを作り出していくことが、いかに尊く、すごいことなのかをお話したかったのです。IC公衆電話も含め、もちろん開発に携わった人々の努力があるのですが、やはり顧客に価値を提供できるものが無理なく使われていくのです。私たちITに携わるものとしても、ユーザーやステークホルダーに向き合わない仕組みでは駄目だろうということを、私は実感しています。

次世代の医療と
インダストリー4.0に向けて

　次世代医療とは何かについては、私なりに考えてみました。私は大学で機械工学[17]を専攻しており、機械工学の分野においては世界三大失敗という有名な話があります。タコマナローズ橋の崩壊、コメット機の墜落、リバティ船の沈没です。悲惨な事故の話で、1940年代、50年代に起きました。当時は未知の物理現象による大規模な事故でした。しかし、失敗を分析しそれを生かすことで、現在の工学の発展に大きく貢献したのです。

　1つ目の事例、タコマナローズ橋の崩壊です。タコマ峡という場所に架かっている2車線と歩道のつり橋で、長い割には細い形状をしていました。1940年7月1日に開通しましたが、わずか4か月後に崩落しました。映像で見たことがある人もいると思いますが、ゆっくり、布をはためかすように揺れて、最後崩落しました。できた当時から揺れがひどいと言われており、崩落時もゆっくり揺れていたため、全員避難ができたので死者は0人でしたが、車の中に取り残されてしまったアメリカン・コッカー・スパニエルという犬種のタビ―は犠牲になってしまいました。

　崩落のきっかけは秒速19メートルの横風です。自励振動といわれていて、

風が吹いて、電線がヒューヒューと鳴るのを見たことがあると思いますが、それと同じです。崩落した理由は、つり橋の長さに比べて幅が狭かったことによる剛性不足です。橋はH型の形状をしており風が吹いた反対側に渦ができ、渦によって上下に揺らされるため自励振動を起こして崩落してしまいました。事故発生後、徹底的な分析研究がされて、ねじれ防止の構造強化や自励振動対策などが行われました。

　2つ目の事例はコメット機の墜落です。墜落したのは、世界初のジェット旅客機で、イギリスのデ・ハビランドという会社が造ったものです。1952年に就航した後、1954年に墜落事故が起こりました。大きい飛行機ではないため、現在のような多数の旅客は乗っていませんでしたが、尊い命が犠牲になりました。当初は爆発して墜落したためテロではないかと言われていましたが、回収した遺体を検死した結果、爆発物が原因であれば刺さっているはずの金属片等がなく、肺気腫[18]や肺血栓塞栓症[19]があり、頭蓋骨に損傷がなく、鼓膜が破裂しているということから急減圧に見舞われたときの症状であり、爆発物テロではなく事故だったと結論付けられました。

　航空機は、上空と地上で気圧と、機内の内圧の変化が起こることにより、機体の伸縮が繰り返されます。その結果、脆弱部に金属疲労で亀裂が発生し、そこに圧力が加わったときに爆発してしまいます。針金を何回も曲げ伸ばしをやっていると、最後には折れてしまうのと同じです。開発時に疲労試験をやり、1万8,000回の飛行回数に耐えられる強度のはずでしたが、10分の1程度の飛行回数で実際には破裂してしまいました。試験方法が実質の状況と一致していなかったため、試験結果を見誤ったことが原因でした。また、コメット機は窓も四角に近い形で、応力がかかると亀裂が発生しやすい形状であったことも問題点でした。疲労試験、疲労寿命試験を行うときに、試験の順序や応力集中を検討し、形状としても角を作らず丸くするなどの工夫をすることにより、事故が防げるようになっていきました。

　最後の事例は、リバティ船の沈没です。リバティ船はアメリカが造った大型船舶で昔の船は、船底の金属板をリベット留めしていました。リバティ船は全溶接を行っています。リバティ船は、港に係留していただけで急に船が真っ2つに折れて沈んだり、航行中に真2つに折れて沈み、合計7隻が折損

事故を起こしました。当時は戦時中だったので、敵の潜水艦の仕業ではないかと言われました。

戦時中で、製造におけるスピードを重視したこともあり、溶接がしっかりできていない所があると強度的に弱い部分ができます。そして、ブロック工法というパーツごとに組み立て、最後に結合する方法を採用していました。また、人が足りないことから、専門の溶接工ではなく、レストランのウェイトレスが借り出されて溶接に従事していたという記録が残っており、品質的な問題もはらんでいました。他にも鋼は低温では脆性が高くなり折れやすいという性質があり、船舶は鋼を丸めて造ることによる残留応力があるため、最終的に溶接の弱いところから折損し沈没してしまったのです。今日に至るまでの工学の発展において、破壊力学という学問ができました。今の船は、低温に強く溶接がしやすい材料を採用することで、低温の所を航走しても大丈夫ということです。

そういった未知なる現象、解明できない現象・事故が起こり、その反省を生かして安全性を実現してきたのが工学の歩みです。**図表4**にある通り、現在は、第4次産業革命、Industry4.0 [7]といわれており、ビッグデータ[20]、IoT[21]、AI[22]、ロボティクス[23]などの技術をキーテクノロジーとして医療分野においても活用が進むと言われています。医療の高度化を図るため

図表4　各産業革命とその技術的特徴

未知の現象、事象、事故、失敗の反省を生かす
⇒更なる進化、安全性実現

3大失敗はこのあたり

第1次産業革命 18世紀半ば ～19世紀	第2次産業革命 19世紀後半 ～20世紀初頭	第3次産業革命 20世紀後半 (1970年代) ～	第4次産業革命 2010年代～
「機械化」 ・蒸気機関発明 ・軽工業の機械化	「大量生産」 ・内燃機関、電力 ・重工業の大量生産	「自動化」 ・コンピュータ、ICTによる自動化 ・インターネットの普及	「個別最適化、自律化」 ・ビッグデータ ・IoT ・AI ・ロボティクス

医療分野においても「Industry 4.0」のキーテクノロジーを活用
⇒**データ収集・解析で最適化 ≒ 次世代医療への入り口**

データ収集や解析により、個人に最適な医療がされていくのが、2040年に向けた次世代医療の入り口となるのではないかと思います。次世代医療の入り口としてIndustry4.0におけるキーテクノロジーを意識した医療がどうなっていくのかという観点で話をしたいと思います。

個別化医療や医師の働き方改革、COVID-19によって、医療の環境条件は大きく変わっていくでしょう。一方でAIというのは、随分昔から存在していました。コンピュータの進化により、昔では実装が難しかった処理ができるようになってきました。

また、IoTにより様々なデータが取得可能となり、それらのデータを活用し、今まで分析や可視化、予測が難しかったことも実現可能となっていき、様々な現場に導入されていくというのがこれからです。

医療情報は、プライバシーに関わる機微性が高いデータです。様々な観点への考慮が必要ですが今回、AIの安全性や倫理、匿名加工医療情報をテーマとします。

Google Photos[24]が黒人をゴリラと誤認別し謝罪したことがあります。マイクロソフトのTay[25]がナチスドイツを肯定するような差別的な発言をし提供を取りやめたことや、AmazonのAIによる採用システムで男性に有利な採用の傾向が出てしまったということもありました。AIによる不公平感、不利益、誹謗中傷につながるインシデントが起こっています。

これらの原因は一概には言えないのですが、AIに学習させるデータにおいて教師データやアノテーション[26]のラベルにバイアスがついてしまうことがあります。そもそも集めるデータに思想的な偏りがあり、バイアスがかかるのが原因ではないかという話もあります。AIではそのバイアスは、データを集めるときやアノテーションをつけるとき、学習をさせ評価をするときなど、全てのフェーズで起こり得るリスクがあります。バイアスがかからないようなデータの集め方をどうするのか、各フェーズでバイアスがかからないように最適なものになっているのかという評価には、アカデミア、専門家の力が必須です。いろいろなAIの先行事例、チェスや碁で人間に勝ったなどの技術進化を感じることもよいですが、今後、AIは更にいろいろな現場に導入されます。医療分野も同じですが、AIの適切な取扱いについて

は、よく考えていく必要があります。

産は強みを生かし、課題解決のために官・学とwin-winの役割分担で貢献する

　各国でも 2019 年頃から、AI に関する倫理が規定され始めました。日本やアメリカ、欧州、中国、OECD なども原則やガイドラインを出しています。基本的には、人権の尊重、プライバシーの保護、多様性、公平性、説明責任などを担保するものです。最近では、ブラックボックスな AI ではなく、説明可能な AI も求められています。

　透明性もさることながら、プライバシーのセキュリティ確保など、AI を使う側のリテラシーも考えていこうという動きがあります。NTT グループもそうですが、AI 倫理に対するガイドラインは、各企業でも整備が進んでいるため、様々な組織においても整備を進めていく必要が出てきます。私たち企業は自社の話だけではなく、顧客に対しても AI 倫理についてご理解いただくことを支援し、理解の上で AI を使っていただくことが必要になってきます。

　匿名加工情報は、個人情報の保護に関する法律[8]の第 19 条に書かれています（**図表5**）。氏名等の特定の個人を識別する情報は削除し、顔映像や顔画像、ゲノム情報、免許証番号、保険証番号などの個人識別符号になるものも削除あるいは仮 ID に変換し、他の情報と連結が可能となる連結符号は削除あるいは置換しましょうというものです。その他、あるグループ内、たとえば、ある小学校の生徒で身長 170cm もある人は特定されてしまうので、"160cm 以上" と変換するなどの加工を実施するものです。医療分野でも、臨床研究、技術開発等でデータを活用するための匿名加工情報の作成が行われます。一般的な匿名性を担保するようなデータの加工の仕方、たとえば、削除、置換、一般化、ミクロアグリゲーション[27]、トップ・ボトムコーディング[28]といった処理を実施し、k- 匿名性[29]（データの母集団においてデータの組合せにより、k 人以下に特定されないこと）を担保します。

図表5　匿名加工情報って？

匿名加工情報って？

匿名加工情報とは、特定の個人を識別することができないように
個人情報を加工し、当該個人情報を復元できないようにした情報

個人情報の保護に関する法律についてのガイドライン（匿名加工情報編）

適切な加工は、規定（法第36条１項、規則第19条）がある。
1. 個人を識別できる記述の削除、置換
2. 個人識別符号（顔画像、ゲノム、免許証番号etc）の削除、置換
3. 他の情報との連結符号の削除、置換
4. （一般的に）特異な記述（年齢120歳等）の削除、置換
5. データベース内での差異、性質に応じた措置（移動履歴、小学生の身長）

　実際に私は会社の人事を行う部署が健康リスクモデル作成やデータ分析を
実施するための匿名加工情報作成を支援したことがあります。6,000人弱の
過去５年間の勤怠状況や健診のデータを基に、匿名加工情報の作成を実施し
ました。k-匿名性の、「k」は幾つが適切であるかについては、決まったも
のはなく、ケース・バイ・ケースです。私たちは弁護士とも相談して、デー
タの特徴を丸め過ぎず、データの欠損も少なくて、匿名性も担保できる範囲
を算出し、値を決定しました。弊社では、男女比において女性比率が低いた

図表6　医療分野では

医療分野では

「医療分野の研究開発に資するための匿名加工医療情報に関する法律についての
ガイドライン」で、医療情報の分類、分類に基づく匿名加工方法が定義

分類	定義	例	匿名加工方法の例
識別子	個人に直接紐づく情報	氏名、被保険者番号等	削除又は仮ID等への非可逆な置き換え
準識別子	複数を組み合わせることで個人の特定が可能な情報	生年月日、住所、所属組織等	k-匿名性を満たすよう一般化（住所⇒都道府県）又はミクロアグリゲーション、データ項目削除 医療機関コード等は属性（地理、規模等）を付加して特定できない形にコード変換
静的属性	不変性が高い情報	成人の身長、血液型、アレルギー、外見的な特徴等	匿名加工の要否を検討し、必要な場合は、トップ・ボトムコーディング、一般化又はミクロアグリゲーション等
半静的属性	一定期間、普遍性がある情報	体重、疾病、処置、投薬等	
動的属性	常に変化する情報	検査値、食事、その他診療に関する情報等	基本的に匿名加工不要、必要な場合はトップコーディング等

K-匿名性を満たすデータ加工（削除、置き換え、一般化、ミクロアグリゲーション、
トップ/ボトムコーディング等）を行う必要がある。

め、年齢区分等のやり方によっては一部の年齢区分の女性の人数が少ないため、その年齢区分の女性の全データを削除したり、時系列データについては昇格や体重の急な増加などの状況が変わったことが第三者からみてわかってしまうリスクがあるため、これも削除しなければなりません。5,800人の時系列のデータは、加工手法によっては2,000人分近く削ることにもなりかねません。そのため男性と女性の年齢区分は、男性は10歳刻みとし、女性はたとえば40歳以上に丸め1年毎に分割して最終的なラベルと比較をしてモデルをつくるなど工夫をし、なるべくデータの特徴量が丸まり過ぎないよう、分析に意味が出るように意識してやりました。

　医療情報も同様に、匿名加工を行う際には、分析手法やモデルで工夫が必要です。匿名性を担保し、特徴も丸まり過ぎないように試行錯誤と分析側との歩み寄りが必要です。次世代の医療ではデータが膨大になってくる一方で、個人に合わせた医療の実現や希少疾患への対応など、施すべき匿名加工処理も多岐にわたり、有益な分析を行うためのデータ加工方法について検討すべき課題があるかと思います。

　NTTはデータプライバシーのセキュリティ関連技術として、匿名加工情報作成技術以外にも秘密計算技術について研究開発をしています。それらの技術を活用し、医療情報を安全に扱うことを考えています。秘密計算とは、データの所有者がデータを登録する際に、データを意味のない形に断片化（暗号化）して保存します。この技術を秘密分散といいます。暗号化したデータを統計解析する場合、普通は復号化して解析を行います。一方、秘密計算では、秘密分散で暗号化されたデータを復号化せずに統計解析、統計解析を行い、分析者は解析結果しか見ることができないという技術です。これは基本的な統計解析や、線形重回帰、ロジスティック回帰などの解析が可能です。

　最近のAIのトレンドとして、ディープラーニング[30]が求められるため、秘密計算に関してもNTT研究所と連携しながらディープラーニングへの対応の研究開発を進めています。これは、統計解析に比べるとまだまだ駆けだしですが、このような技術を使うことでデータの暗号化に加えて、学習も暗号化された状態で実施可能であり、学習結果のモデルも秘匿化できるようになります。ただし、秘密計算内で暗号化したデータも、個人情報保護法にお

いては個人情報の扱いになりますので、当然、倫理審査[31]やインフォームドコンセント[32]による同意を取るなどの特定のプロセスは必要になります。データを安全に守りながら医療現場に適用することを考え、ディープラーニングを複数年かけてブラッシュアップし課題に向き合っていきます。

　次世代の医療は、先ほど申し上げたように働き方改革、個別化医療、あるいはCOVID-19もあって大きく環境が変わりつつある中で、それに則した打ち手が必要だと思います。その打ち手としてAIを導入するにあたっても、安全性への十分な配慮が必要です。

　最後に、次世代の医療に対して「産」ができることとは何か、についてお話をします。もちろん我々民間企業は投資をして、様々な製品、サービスを提供していきます。製薬企業や医療機器メーカーは、医療機関や現場の課題を教えていただき、それを解決するための技術やノウハウを開発して提供しています。一方で、医療者の方々と我々も、医療や技術に対して相互理解を深めていく必要があります。知識を得ていくだけでなく、患者の痛みを知り、ココロを育てなければいけないと思います。

　世の中には、AIに任せれば何でもできると考える人もいますが、そうではなく患者に向き合い苦しんでいる人のことを考えて、医療現場の課題を考えるココロまで育成していくことが、医療の産官学連携では必要なのではないかと思います。患者に向き合う専門家の方々の見解、見識を取り入れながら、我々企業の強みを生かしていくことが、次世代の医療において必要です。

　当然、レギュレーションを決める「官」ともタイアップする必要もありますが、医療の専門家である「学」と共創して、次世代に向けた課題解決をしていきたいと思っています。

　私の尊敬するチェ・ゲバラ[33]は、医師出身の革命家です。彼がこのような言葉を残しています。

革命は熟せば自然と落ちる林檎ではない。あなた自身が落とすのだ。

　医療に携わる方、次世代の医療に携わるステークホルダーである皆さんが

様々な課題に真剣に向き合って、よりよく変えていこうという意思があれば、前に進むと思います。1人1人が行動して、皆で次世代の医療を目指しましょう。

吉村　経済産業省、総務省、厚生労働省のそれぞれが、社会実装を目指して取り組む国家プロジェクトが、二桁億円単位で続々と投下されていきます。その結果何が実装できているかを真剣に考える必要があり、3年程度のプロジェクト期間では形をつくるのが難しいこともあります。小さくて良いので、現場に定着するものを1つ1つつくってリリースしていくことが大事です。派手なものはつくらず、ヘルスケアの現場に本当に必要なものを、対話しながらつくる姿勢を共同研究では大事にしています。

櫻井　忙しい臨床の医師とNTTコミュニケーションズのメンバーは、主にリモート会議で検討を進めています。確かに秘密計算という技術で安全を担保するという土台はありながらも、幾つかのプロジェクトを進める中で、現場の今の困りごとを、ゼロからどのような形にしてDXを進めるかを検討することもあり、とても貴重な経験となっています。我々は自分たちのサービスありきで導入したいものを導入するのではなく、課題を見ながら課題に対してどのようにフィットさせて有益な形をつくるかが仕事でもあるため、今回は共同研究でご一緒させていただいて、非常に有益だと思っています。

吉村　共同研究員の方には千葉大学病院の医療現場に身を置き、許可を得て診療状況を見てもらっています。技術職の視点から医療現場はどう映りますか？たとえば紙媒体のマニュアルが多い、手作業が多いなど、どういうふうに見えるのでしょうか。

櫻井　確かに手作業も多いですが、最終的に、どのような状況でも患者さんに向き合って、患者さんを治療しないといけないということがベースにあり、最後は人のパワー、力業になっていると感じます。様々なITの技術を私も見てきましたが、医療現場ではIT化がまだあまり進んでいません。IT

化を進めることで、もう少し手間を減らせるのではないかと、可能性や改善の余地があると思います。

吉村 「産学連携」は言うほど簡単ではないですが、「産」と「学」がお互い持っているものが違うので、違うものを出し合って何かをつくることだと思います。

恐らく「産」が持っているのは、技術力集団や専門家、そして資本があるのだと思います。「学」が持っているのは、カッコよく言うと「可能性」かもしれない。「学」には、何か新しいことをやりたい20代の若い学生や医師がたくさんいます。他にも損得勘定なしに困っている人を助けたい、何か発見したいと純粋に思っている人たちがいます。「産」と「学」をうまく連携させていくためには、どういう工夫が必要だと思いますか。

櫻井 まさに、その役割分担のように整理していただいた通りだと思います。決して対岸にいるとは思っていませんが、どうしても対岸にいる部分がありますので、その間に橋を架けてお互いに行き来できるような仕組み、その1つが共同研究だと思います。民間から大学に入り直すのもそうですし、逆に医療から企業に人事交流なりで来るのもそうだと思います。そうすることで相互理解を深める方法を考え、それぞれの出すべき成果をお互いに意識できます。当然、「産」は投資をした分を回収して収益につなぎ、「学」は有益な研究を行い、実績を積み、後進の育成が求められます。これらを相互に理解して、お互いがWin-Winになるような関係を目指すべきです。

吉村 ここまでの議論をひっくり返しますが（笑）、「産」「学」「官」と自分のポジションを定めて仕事をやるのは、もう古いスタイルではないかと思います。産官学の所属は関係なく、あなた個人はどうか、何を実現したいのか、そういう方向になっていると感じています。

櫻井 副業も認められ自身のキャリアパスを意識して生きていく時代になってくるので、終身雇用もどんどんなくなっていくでしょう。それは「産」

だけではなくて「学」もいろいろなキャリアを考え、医学部に行って医師になって、ITのスタートアップをする方もいるので、昔よりはやりやすい社会風潮になったと思います。医師がITを学んで自ら技術をやりながら、たとえばGoogleのアカウントさえあれば、Google Colaboratory [34] を使ってAIの学習を簡単にできる時代です。社会の風潮も含めて環境は変わり、そういう垣根がどんどん取り払われるのだと思います。

　サッカーの本田圭佑 [35] 氏も「個が」とよく言っていましたが、組織に所属し、組織のレギュレーションを守った上で、やはり「個」を意識しながらやっていくのは、私も大事だと思っています。

吉村　こうした産学連携を機に、他分野との共同作業は重要だと気付きました。実際に、プロとして成果も出さなければいけない。櫻井さんのチームと引き続きプロジェクトをやることが楽しみです。

櫻井　今まで登壇されたゲストと毛色が違う私を仲間に加えていただいて、非常にいい経験をさせていただきました。皆さんの中にも目的意識を持ち、こうしたいという想いを持ちながら、いろいろな悩みや課題を抱えている方も少なくないと思います。皆で諦めずに努力して、医療が盛り上がるといいなと心から思っています。ありがとうございました。

——クロストークを終えて——

「腹を割った共同作業」で社会の発展に寄与できるか

　私たち、千葉大学病院 次世代医療構想センターと櫻井さんが現場で指揮するNTTコミュニケーションズ（以下、NTTCom）のチーム「櫻井組」と共同作業を開始して、1年2か月になりました。文字通り、毎週東京から千葉まで来ては、「櫻井組」は臨床現場の各科医師らと意見交換し、研究開発すべきものの検討を緻密に重ねています。たくさんの対話や検討を経て、そのうちの数個が実現可能なプロジェクトとして実際の研究開発に進みます。

「櫻井組」は見事な連携プレーで、まさに職人集団としてプロジェクトを進めていくのを間近で見ています。「産」にはたくさんの人材がおり、原則「フルタイム」で業務にあたっています。それを支える資本もある。意思決定は素早く、成果を出すことへのこだわり、言うなれば「プライド」には驚きます。

　大学の歴史を紐解くと「産学連携は戦前における大学の軍事技術への関与への反省もあり戦後しばらくは、タブー視ないし消極的な対応がなされてきた（小方直幸『大学マネジメント論』放送大学教育振興会　2020）[9]とされています。しかし一方で、大学の使命について、学校教育法は第83条で「大学は（中略）知的、道徳的及び応用的能力を展開させること」を目的とし、同第2項で「教育研究を行い、その成果を広く社会に提供することにより、社会の発展に寄与する」と明記されています。これまでの在り方にとらわれず、産学はより対等な立場で共同して目的を果たし、社会の発展に寄与する必要があります。

　大学と企業が表面的な付き合いに終わらず、腹を割って共同作業に取り組めば、これまで解決できなかった課題も解決できるかもしれない、そう考えて「櫻井組」とは2人3脚で取り組んでいます。徐々に出てきた成果とともに、価値のある産学連携が実現できるかどうかも、挑戦していきたいと思います。楽しみにしてください。

（吉村　健佑）

文献：

1 ）「IOWN 構想とは？」
　　https://www.rd.ntt/iown/0001.html

2 ）「医療健康ビジョン：バイオデジタルツインの実現—心身の状態の未来を予測し、人間が健康で将来に希望を持つことのできる輝く"医療の未来"へ—」
　　https://group.ntt/jp/newsrelease/2020/11/17/201117c.html

3 ）経済産業省　デジタルトランスフォーメーションに向けた研究会「DX レポート 〜 IT システム「2025 年の崖」の克服と DX の本格的な展開〜」
　　https://www.meti.go.jp/shingikai/mono_info_service/digital_

transformation/20180907_report.html（参照 2021-12-14）

4 ）国立研究開発法人 医薬基盤・健康・栄養研究所「戦略的イノベーション創造
　　プログラム（SIP）AI（人工知能）ホスピタルによる高度診断・治療システム」
　　https://www.nibiohn.go.jp/sip/（参照 2021-12-14）

5 ）国立研究開発法人 医薬基盤・健康・栄養研究所「新型コロナウイルス感染症
　　の治療薬・ワクチンの開発に資する データ連携基盤の構築プロジェクト」
　　https://www.nibiohn.go.jp/information/nibio/files/b7a35341f2d371ee90d976363
　　72e40ca57579109.pdf（参照 2021-12-14）

6 ）岩田昭男『電子マネー戦争 Suica 一人勝ちの秘密―魔法のカードの開発秘話
　　と成功の軌跡』中経出版　2005

7 ）総務省「平成 30 年度版 情報通信白書」
　　https://www.soumu.go.jp/johotsusintokei/whitepaper/ja/h30/html/nd135210.
　　html（参照 2021-12-14）

8 ）e-Gov 法令検索　個人情報の保護に関する法律
　　https://elaws.e-gov.go.jp/document?lawid=415AC0000000057（参照 2021-
　　12-14）

9 ）小方直幸『大学マネジメント論〔新訂〕』NHK 出版　2020

第3章

求められる人材として生き抜くための戦略

第3章 -1
多様性と可能性

【登壇者紹介】

三澤 園子（みさわ そのこ）

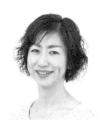

<プロフィール>
千葉大学医学部附属病院 脳神経内科 准教授
1999 年千葉大学医学部を卒業後、4 年間関連病院に
て研修を積む。2006 年に医学博士号取得。2017 年よ
り現職。2015 ～ 2018 年まで同教室の医局長も務める。
2021 年、慶應義塾大学大学院健康マネジメント研究科
公衆衛生学修士課程へ進学。
2013 年には千葉大学病院を中心とした女性医師向けの
ネットワーク「立葵の会」を設立、2019 年に院内の医
師キャリア支援センターへ展開。その他、若手～中堅医
師がリーダーシップやマネジメントを学べる勉強会であ
る「育星塾」を発起人として設立するなど、多方面で活
躍している。国内外学会で多数の受賞歴もあり学術面で
の評価も極めて高い。

この内容は、2021年6月28日に開催された「次世代医療クロストーク！」の内容を基に作成されています。

成長につながる多様性

三澤　私からは「多様性と可能性」と言うテーマでお話をします。なぜ「多様性」と「可能性」という言葉を結びつけたのか。時間の経過とともに、ヒトも組織も一般的には徐々に成長します（成長が止まっているヒト・組織も、もちろんあります（笑））。しかし時代の変化はどんどん加速しています。この激動の時代にキャッチアップする成長を遂げるにはどうすればよいか？その答えは、自分にもしくは組織に、多様性を取り入れることではないでしょうか。

「多様性」は個人と組織の指数関数的な成長の「可能性」を高めるのではないかと考えています。一方で、大学病院を初めとする医療機関のマネジメント層には、現時点では多様性が少ないように感じています。また、医師個人のキャリア形成も、これまでは比較的選択肢が少なかった一方で、今後は大きく多様化していくのではないかと考えています。このように考える背景となった自己紹介から始めたいと思います。

やりたいことよりやるべきこと？

私のこれまでのキャリアの大部分は、医師として非常にありがちなものです。医学部卒業後、脳神経内科に入局。関連病院での研修後に大学院に進学しました。私は末梢神経疾患を研究するグループに配属されました。

大学院入学当時の私は、急性疾患への興味が高かったので、ギラン・バレー症候群[1]という神経疾患の研究がしたいなぁと考えていました。しかし当時、グループリーダーである上司が注目していたのは糖尿病性神経障害[2]のイオンチャネル機能でした。本音を言うと、当時はあまり興味を

てないテーマでした（笑）。でもせっかくやるからには頑張ろうと。上司が
とてもよくご指導をしてくださったお陰で、大学院3年生のときに、4年に
1度の国際臨床神経生理学会で「Brazier award」という賞を、日本人で初
めていただくことができました。また研究を進める上で、糖尿病の患者さん
をたくさん拝見しました。これも、臨床医のスキル向上に大きく貢献しまし
た。

　初めはあまり興味を持てなかった糖尿病の神経障害ですが、自らに与えら
れた仕事を最大限の努力で取り組むことが、キャリアアップにつながるプロ
セスを、初めて明確に感じた経験でした。つまり、やりたいことはもちろん
大切ですが、目の前のやるべきことに、しっかり取り組むことの大切さを学
びました。

■ 何のための研究？

　大学院を修了した後、私に1つ転機が訪れました。2007年当時は、結婚
して3年ほど経った頃です。仕事ばかりしている私に怒った夫から言われま
した。「いつも仕事ばかりしているけど、君の研究は誰かの役に立っている
の？」と。「確かに…」と思いました（笑）。学会賞をいただき、なんだか立
派なことをしている気分になっていました。しかし、言われてみると、私が
取り組んできた糖尿病神経障害のイオンチャネルの研究が、目の前の患者さ
んの役に立つまでの道のりが、当時の私には想像できませんでした（今思え
ば、ここは自分の研究者としての未熟さでした）。

　夫には発言の真意を確認していないのですが、妻を思って、苦労の多い研
究者の道を諦めさせようとしたのかもしれません。しかし残念ながら私は、
「ここまで言われたら人の役に立つ研究ができるまで頑張るしかない！」と
決意を固めてしまいました。逆効果でしたね（笑）。

次の転機へ

　次の転機は2009年の医師主導治験への参画でした。医師主導治験も、最

近はだいぶ一般的になってきました。しかし当時は医学部の中では全く評価されませんでした。医学部で重視されているのは、昔も今も病態研究です。本格的な臨床研究や臨床試験に従事する方は非常に限られており、とても心細かったことを思い出します。

　お薬の承認をとるための臨床試験を治験と言います。通常は製薬企業主導で進められます。2003年に薬事法が改正され、医師も治験を主導することができるようになりました。私が参画した治験は、POEMS症候群[3]という希少疾患を対象に、サリドマイドというお薬の有用性を検証し、適応を取得することを目的としていました。

　実は2009年は、私にもう1つ別の転機が訪れた年でもありました。第1子である長男が生まれたのです。当時は周囲に育児中の女性医師がいませんでした。育児をしながらどうやって働くのかイメージができず（大学病院で本当に働けるのだろうか？）、のんびりやろうと職場復帰をしました。その途端、医師主導治験の開始と運営に向けた実務全般を任されることになりました。

■ 患者さんのための研究

　医師主導治験は開始時と終了時の業務量がとても多くなります。出産前からの計画とは反して、産休復帰早々から劇的に忙しくなってしまいました。治験の開始に向けて、PMDA（医薬品医療機器総合機構）[4]とタイムラインに沿って文書のやりとりを繰り返していかなくてはなりません。文書を翌日の朝までに作らなくてはいけないという状況を繰り返し、何週間もほとんど眠れなくなりました。真夜中にどうしても眠くなり休むときも、ベッドに入って朝まで眠ってしまったら大変なことになります。わざと固い床の上で仮眠をするなど、過酷な日々でした。そしてその合間に、生後間もない長男が泣くわけです。

　でもそんな大変な日々の支えになったのは、私の研究が漸く誰かの役に立てるときが来たという想いでした。お薬の開発が成功すれば、困っている患

者さんの役に立つことができます。夫に投げかけられた問いの答えを、やっと見つけることができたと思いました。誰かの役に立てるかもしれないというやりがいは、強烈なモチベーションとなり、過酷な状況を生き抜くための大きな力になりました。

お薬を世に出せた日

　この医師主導治験は結果を無事に出すことができ、『Lancet Neurology』誌に掲載されました。論文の情報解禁日は 2016 年 8 月 3 日でした。朝のランニングをしながら、周りに認めてもらえてなかった時期の記憶がよみがえり、ご協力してくださった患者さん方や製薬企業の方々のお顔が浮かんできて、涙がちょっとだけ出ました。その後、Lancet Neurology 誌には、インタビュー記事も載せていただきました。小さな子供たちとの日常をお話したり、欲しいものとしてドラえもんのどこでもドアを紹介したり、私にとっては良い思い出になりました。

　論文公表後も、PMDA との様々なやり取りが続きました。最終的にサリドマイドが承認されたのは、今年（2021 年）の 2 月でした。お薬を患者さんの元にようやくお届けすることができ、私の念願であった、研究で誰かの役に立つことが叶いました。

次の挑戦へ：2つ目の医師主導治験

　2015 年には次の医師主導治験[5]が、私の身に降りかかってきました。今度の治験はギラン・バレー症候群という疾患に対する、エクリズマブという治療薬の治験でした。ギラン・バレー症候群は免疫の異常に基づく病気で、先行感染の後に手足の麻痺が起きてしまう病気です。血漿交換療法[6]や免疫グロブリン療法[7]が標準治療として確立されているのですが、2 割ぐらいの方に後遺症が残ってしまいます。赤ちゃんから高齢者までがかかり得る

病気で、後遺症に長く困る方が多くいらっしゃいます。

　ギラン・バレー症候群の病態が少しずつ明らかになるとともに、いろいろなお薬の開発が行われました。しかしいずれもうまくいきませんでした。この医師主導治験により、エクリズマブがギラン・バレー症候群に有効な可能性を示すことができました。20年以上、治療については進歩がなかった領域で、『Lancet Neurology』に2本目の論文として、結果を載せることができました。その後、エクリズマブはギラン・バレー症候群における先駆け審査指定[8]を受け、第3相試験[9]に進んでいます。先駆け審査指定制度は、革新的な医薬品として優先審査を受けられる制度です。一日も早く実用化できるといいなと思っています。

▌キャリアの
▌行き詰まり

　2つ目の医師主導治験を始めた2015年は、第2子を出産した年でもあり、産休の復帰と同時に医局長にも就任しました。夢中で走り抜けてきたのですが、自分の成長が鈍ってきた感覚が年々強くなってきました。具体的には勉強が全然できないことへの、焦りといら立ちです。

　当時、時間管理アプリで分析してみました。1週間、168時間のうち、4分の1弱は寝ています。起きている時間を分解してみると、家事、育児に週に40時間も取られていました。仕事に約60時間、その他、生きていくためには食事、移動、お風呂などに20時間。そうすると、勉強する時間も一息つく時間も、自分の時間はほとんどありません。日々、目の前の仕事に忙殺され、インプットがほとんどないまま、ゆっくり考える暇もないまま、アウトプットだけを続けると、干からびたスルメになったような気持ちがしてきました。研究をするには、アイデアをどんどん出したり、全く新しい領域にチャレンジしたりしなくてはいけないのに、疲れ切ってエネルギーが出てこなくて、ままならない状況に陥っていました。

■ ライフシフトへの挑戦

　私は本を読むことが好きなのですが、本を読む時間もなかなか取れない状況でした。そこでランニング中に、本の朗読を聞くことにしました、2倍速で（笑）。『Life shift [10]』という本に出会ったことが、自分の状況を打開するきっかけになりました。『Life shift』には人生100年時代を生き抜くための戦略が書かれています。かつて、ライフステージは、教育、仕事、引退の3ステージでした。しかしこれまでのように、65歳で引退していては、その後の数十年をそれまでに貯めた貯蓄で生きていかなくてはいけません。長い人生を豊かに生き抜くためには、3ステージでは間に合わなくなり、マルチステージで考えなくてはならないと言うことを知りました。そして、マルチステージの中に、学びの機会を意識して作らないといけません。

　このままスルメのままで、あと40年を過ごしてはいけない、もう一度イカに戻って、海を泳ぎたいと思いました。イカに戻るには、水分つまりインプットを増やさなくてはなりません。そこで上司と同僚の許しを得て国内留学をさせていただくことにしました。

■ キャリア形成における
　計画的偶発性理論

　国内留学先は公衆衛生学教室を選びました。同時に、公衆衛生大学院への入学を決めました。これからの数十年を生き抜くために勉強するものとして、私が長年取り組んできた臨床研究をブラッシュアップしたいと考えたからです。病態研究至上主義の医学部において、臨床研究に従事している部分は、これまではアピールしにくいところでした。ですが今後は、自分の強みの1つとして育てて行こうと、発想を転換した瞬間になりました。

　変化の速い時代のキャリア形成のキーワードとして、クランボルツ [11] 先生が提唱した「計画的偶発性」という言葉があります。変化し続ける社会の中で、最初の計画通りにキャリアを作っていくことはなかなか難しいですよ

ね。予期せぬ出来事にキャリアは左右されます。たまたまめぐり会った機会に身を任せつつ、時には自分で意図的に行動することがスキルアップにつながります。私のキャリアも振り返ってみると、元々は特に意識していなかったのですが、この考え方に合っているように思います。

佐藤 スルメからイカに戻った三澤先生から見て、我々のような後進はイカであり続けたほうがいいのでしょうか。それとも、先生のキャリア論として、1回スルメになった方がいいのでしょうか。

三澤 私は1回もスルメになるべきではないと思います。日本人は、忙し過ぎてスルメになってしまうことが多いですね。そうすると、新しいことをしようというエネルギーがなくなってきて、目の前にあることをこなすことで手一杯になってしまうと思います。目の前のことだけにとらわれていたら、真の成長はできないと思います。

　私にとって、薬剤を開発する仕事はエキサイティングでとても楽しいものでした。臨床医として目の前の患者さんを助けるのも大事ですが、お薬を実用化できたら、世界中の患者さん、未来の患者さんも救うことができます。若い人たちにも是非、エキサイティングで楽しい仕事を経験してほしいと思っています。

　そのためには、私自身がイカになって、みんなが楽しく仕事できるように、いろいろなチャンスを持って来なければと思っています。指導者も若い人もイカであれと願っています。そのためには、頼まれた仕事を全部引き受けることを、本当はやめたほうが良いとも思っています。

吉村 ややもすると、スルメ度合いを「苦労自慢」をしがちですが、それは意味のない競争です。

　三澤先生は『Lancet Neurology』への掲載をゴールにするのではなく、その先の薬事承認を取るプロセスをコロナ禍でも実施し、ギラン・バレーについても現在第3相試験に挑戦中ですよね。実装して現場に届けるまでこだわって仕事をされていますが、三澤先生が意識していることはなんでしょう

か？

三澤　研究を行う以上、実用化しないと本当の意味で人の役に立てないですよね。研究は皆さんに協力していただいて成り立つので、社会に還元し貢献することがとても大切だと思います。実用化は社会貢献の1つの形だと思いますし、そこにはこだわりたいです。

多様性と
キャリア形成

　では本題である、個人や組織の多様性と可能性へ、お話を進めていきたいと思います。「個人」を評価するときの表現に、「あの人は引き出しが多い」とよく言います。個人としての多様性は、その人の中に引き出しが幾つあって、その引き出しの中にどんなものをしまっているかが重要だと思っています。

　厚生労働省事務次官であった村木厚子[12]さんのご講演で聞いたお話を紹介したいと思います。Aという仕事を、何年もひたすら続けるというキャリアアップの仕方があります。ある分野に熟達するための近道であると思われているように思います。一方、厚生労働省などの役人の方々は、2～3年で、A、B、C、Dと異動します。すると、浅く広いスキルしか身に付かないように見えるかもしれません。しかし実際は、経験した仕事の数とその年数の掛け算の面積分のスキルが身に付くのではないかと、村木さんはお話されていました（**図表1**）。

　医学部や大学病院の中には、能力も目標も似たような人がたくさんいます。その中にいると、どうしたら自分が周囲よりも成長できるか、必死になってしまうときがあります。しかし発想を変えて、他の人と違うスキルを自分に身に付けてはいかがでしょうか。1つのことで戦うよりも簡単に、周囲と差別化することができます。同じ土俵で必死に戦わなくても、組織に、社会に役に立つ人材になれるのではないでしょうか。

　マンガ家のスコット・アダムス[13]氏の言葉を紹介します。「自分に有利

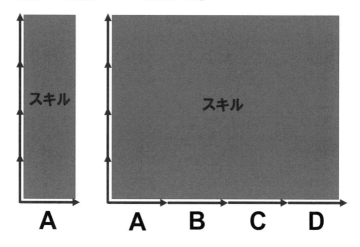

図表1 官僚のスキルの広がり方

なゲームが見つからなかったら作ればいい」です。彼によると、どんな人でも人口のトップ25％に入るようなスキルを1つは持っているそうです。トップ25％に入るスキルを2つ持っていれば、0.25×0.25で、トップ約6％に入れます。もし3つ得意なことの組合せを持っていたら、トップ1％の人材になれます。これは特に、変化の速い時代におけるキャリア形成において、とても大切な考え方ではないかと思います。

　いろいろなことを頑張っていると、目の前のことに必死になり、周りが見えなくなることがあります。育児中は特にその傾向が強くなるように思います。時にはその状況から、一歩引いて見てはいかがでしょうか。1つのことだけに囚われず、他の人と自分をどう差別化させるか、多様なスキルを幾つ自分のものにできるかと考えると、新しい気付きが得られるかもしれません。日常生活の中にも、自分を多様化させて成長させる芽はたくさんあります。

■ 組織の多様性

　次に「組織」の多様性について話をしたいと思います。日本の組織、特に管理者層はご存知のように、男性ばかりです。菅元総理が首相になった際の

4役は全員高齢男性でした。これと対比してTwitterで話題になっていたのが、フィンランドです。首相と4役は全員若手女性です。

　医学部でも女性の比率は職位が上がるとともにどんどん減ってしまいます。2010年でも教授は2.5%で、全然増えていません。医学部の管理者層はこのような状況です。同質な人材で構成されている組織は、戦国時代に天下を取るぞ！とか、高度経済成長時代の国民所得倍増計画[14]で国民の所得を増やすぞ！というときは、有利かと思います。一方、一番のリスクは変化に弱いことだと思います。何か大きな変化へは対応しきれず、みんなで共倒れする可能性があります。

▍時代の変化は
▍加速している

　時代の変化は加速しています。ホモサピエンスが生まれたのは20万年前です。その後、19万年ぐらい、狩猟・採集で生活をしていました。その後、7000～8000年ほどの農耕社会を経た後、歴史はものすごい勢いで変化していきました。例えば、ここ40年で起きたことを思い返してみてください。日本では、高度経済成長時代が終わり、経済は停滞、GDPは中国に抜かれました。そして人口ピラミッドの形は、もうピラミッドの形ではありません。さらに東日本大震災が起き、極めつけは今回のCOVID-19のパンデミックです。19万年間、狩猟・採集社会が続いたことを考えると、激動の時代と言って差し支えないと思います。

　最近、面白い症例報告を見つけました。チキン・スープの中止と肺炎の再発というタイトルの論文です。チキン・スープは感染症に非常によく効く薬であると、論文は始まります。チキン・スープがどうしても手に入らず、摂取を中止したら肺炎が再発、やむなくペニシリンで治療をしたと報告されています。この論文が報告されたのは、わずか45年程前です。しかも『Chest』という一流誌です。その後、わずか半世紀で医学は大きく進歩しました。その最たるものが、このパンデミック発生から約1年で世界中にいきわたったワクチンです。そしてこの変化の時代に、組織に求められるものは何かとい

うと、迅速かつ柔軟な対応ではないでしょうか。それを実現するものは多様性ではないかと考えます。

公衆衛生大学院での学び

　公衆衛生大学院には、非常に多様な人たちが集まっています。医師はそれほど多くなく、起業家、議員、製薬企業の社員、看護師、保健師など、ヘルスケアに興味があると言う点以外は様々なバックグラウンドの方々がいらっしゃいます。MBA クラスと交流することもあります。みんなでディスカッションをする際、自分に知識が全くない話題でも、必ず誰かが何かを知っています。自分が想像もつかない意見や経験を聞くことも多く、これは社会人大学院ならではの醍醐味だとも思います。意見を交わすことで化学反応が起きます。これが「多様性」の魅力と可能性であり、誰かが何かを知っている、何かに気づくことにより、課題への迅速な対応や解決にもつながります。

　多様性はリスクヘッジにも効果があります。たとえば今の時代、情報発信はものすごく大事です。一方で、炎上などのリスクがあります。発信内容を吟味する際に、多様な視点や立場の人が関わることで、避けた方が良い言い回しに気付いてくれる可能性が高まります。

　公衆衛生大学院でのディスカッションと比較すると、医局でのディスカッションは、なかなか化学反応が起きにくいことに気が付きました。それはもちろん、心理的安全性を確保できていないなど、私のファシリテーションがよくないこともあります。一方、興味や考え方が、比較的同質な集団であることも要因の1つではないかと考えました。今後の組織の成長にとって、個人の多様性は大きな力になると思います。

吉村　これからの医療は大きな変化を求められており、従来のやり方ではどうやら通用しそうもありません。違うやり方をしなければならないが、それには準備が不十分というのが、『次世代医療クロストーク！』を開催してきて感じたところです。三澤先生は、ここから20年で医療はどのように変

化すると思いますか？

三澤　これからの医療には大きな課題がたくさんあります。特に社会保障費の増大はクリティカルな課題です。支え続けられるのかという大きな課題があり、様々なソリューションを迅速に出していかなくてはなりません。しかし、日本の組織はいろいろな意味で硬直化しており、柔軟な対応がなかなか難しいように見えます。硬直化を変えるための1つの方法が、多様性だと思います。ただ、人材の多様化で組織が変わるには、時間が必要です。日本は間に合うのかという問題があります。

　ジョー・バイデン[15]氏が大統領になったときに、副大統領、財務長官、国防長官などに、女性や黒人など、多様な人材が次々と抜擢されました。それだけの人材をすぐに選出するには、相応しい人材を、長期にわたって育てていないとできません。一朝一夕にはなかなか難しく、日本もかなり問題意識を持って人材育成をしていく必要があります。しかし、既に間に合わないのではないかと心配になります。

多様な視点を 得るために

　キャリアを形成していく上で、自分自身の多様性を高めるために効果があるのが、立場を変えるということです。何かに一生懸命取り組んでいると、時に視野が狭くなり、「誰も助けてくれない、自分は損している」などと思ってしまうことがあります。しかし立場を変えると、たとえば管理職になってみると、見える景色が全然違ってきます。公衆衛生分野を学んでみて、今まで自分がいた場所は、脳神経内科というとても狭い領域であったことに気付きました。現在では医療全体を俯瞰的に見渡す視点を得られたと思います。俯瞰的な視点が得られたことで、今度は自分がどう働けば、脳神経内科領域の役にもっと立てるのかが少しわかってきたように感じます。

　大学院に行かなくても、日常生活の中でも自分の多様性をアップさせられることはたくさんあります。たとえば、ニュースを見たり、新聞を読んだり

することでもです。学びの機会はどこにでもあります。本や映画、ドラマでも勉強になることはたくさんあります。

　最近読んだ小説で面白かったのが、『終わった人』[1] という小説です。物語の始まりは主人公が定年退職の日に若い社員から送られるシーンです。そのときに、「散る桜、残る桜も散る桜」と、主人公はずっと心に唱えるんですね。現役への未練がにじみ出るシーンです。その後も、若い女の子に振られてプライドが折れるなど、いろいろな経験をします。この小説を読むことで、定年を迎える男性の感情と人生を、代理体験することができます。こんなことでも自分の多様性を増すことはできると思っています。

吉村　キャリアの話で良いたとえは「守破離」という言葉です。これは日本の伝統芸などで、技術を磨いていくスタイルを指します。まず「守」といって、型を「守り」、きちんと身に付ける段階があり、次にその型を少し「破り」、自分なりのスタイルをつくる。最後は型から「離れ」て、自分の新たなジャンルをつくっていきます。三澤先生は、基礎はある程度、自分でつくり、自分はできるものが前提となり、その後、少しそれを変えていき、自分なりにモディファイして、最後は自分独自の世界をつくられたのだと思います。

　社会保障費の増大への対策について、この国は間に合うのかという話がありましたが、佐藤先生のコメントありますか？

佐藤　COVID-19 によって医療業界がいろいろな人から注目をあびるようになり、これは医療業界が多様性を確保する大きなチャンスと思います。医療者側も様々なプレーヤーと協力して取り組み始めています。もっとオープンに取り組めるようになったら、もしかしたら持続可能な医療が維持される体制作りが間に合うのではないかと期待はしています。

吉村　確かに、COVID-19 のパンデミックによって、医療の提供体制やワクチンなどは注目を浴びました。これだけ多くの方が関心を持つのはすごいことです。まさにそれがいろいろな人が市場に参入し、三澤先生の言う化学

変化を起こすチャンスかもしれません。逆に、このチャンスを逃してしまったら、また硬直的な世界に戻ってしまうかもしれないという、その岐路と思いますがどうでしょう。

三澤　COVID-19 のパンデミックは非常に大変なことですが、みんなの健康に関係する、パブリックヘルス（公衆衛生）に多くの人の目が初めて向いたと思います。医師法第 1 条 [16] に、医師は公衆衛生に貢献しなければならないとあります。残念ながら以前は、私はこの条文を知りませんでした。そして私だけでなく、知らない医師、意識していない医師は少なくないと思います。一般の方も医師もせっかく公衆衛生に目が向いた、このきっかけを大切に、将来に貢献できる何らかの投資へつなげて行かなくてはと思います。

吉村　まさに先生自身が今、公衆衛生大学院 [17] で自分の時間を投資されていますけど、それはパンデミックの前から決めていたのでしょうか。

三澤　パンデミックの時期と重なりましたが、パンデミックとは直接関係はありません。教室の業務上、行けるタイミングが今年しかなく、わがままを言わせていただきました。

吉村　日本は、世界で一番寿命が長く、乳幼児死亡率 [18] が世界で一番低いなど、実は公衆衛生活動の指標は目を見張ります。医療に対するアクセスは世界で一番保障されていますし、自己負担割合は低い、その辺りの指標はとてもいいのですが、全体では、厳しい点が残りますね。
　隣の台湾や韓国を見ると、今回の COVID-19 の対応でも ICT を活用してうまくいっている部分があります。もちろんうまくいっていない部分もあるのですが、日本だとその辺の遅れが目立ちます。私は検疫業務も手伝っていますが、諸外国は水際対策などもかなり徹底して、かつ個人に自己負担を強いています。これらをすぐに整備して、適応するなどは検疫法でも想定されておらず、長期間大きな改正もありませんでした。非常に安全な国だったというのもありますが、その辺りの制度設計が遅れている点はありそうですね。

三澤　日本の将来が心配ですね。私は子どもを2人育てています。子どもたちには、できれば外国の大学で学び、戻ってきて日本に貢献しなさいと話をします。

吉村　日本で成功し、シンガポールやフランスなどに住む方もいますね。場所にこだわらないのも一手かと思います。日本でできないことは外国でやると割り切って、どこに住んでいようと構わないという、自信と余裕を持つのは大事かと思います。立場だけでなく、住む場所を変えることは多様性にもつながると思います。

三澤　実際に中国では、アメリカで学んできた人たちが戻ってきて、スタートアップを立ち上げ成功し、母国の経済を発展させています。留学を積極的に推進すべきですが、実際には日本からの留学生は減っています。しかも、日本は長期のデフレに苦しみ、賃金は上がらず、平均年収も諸外国と比較し下がっています。そうすると、留学も次第に難しくなると予測されます。このような悪循環に既に陥りつつあると思います。

　私はこれまで、経済のことを全然わかっていなかったのですが、一念発起して、最近積極的に勉強しています。以前は100均ショップに行くと、こんな物を100円で買えるの？と思って、喜んで買い物をしていました。今は100均に行くと、デフレから抜け出せない日本をリアルに感じ、危機感を覚えます。需要が全然喚起されていないので、価格が100円になってしまうのです。これでは賃金が上がるわけがありません。そうすると、景気も良くなりません。この状況には大きな不安を感じています。

吉村　いろいろな人の交流が起こる産官学での交流について、三澤先生のご意見を伺いたいです。

三澤　遅ればせながらですが、やはり外に出てよかったと思います。千葉大学は特定の色がない大学だということを外から見て初めて気付きました。慶應義塾大学での最初の講義は福沢諭吉[19]先生の教えでした。福沢先生の

教えが大学教育の様々なところに染みわたっていることが新鮮でした。

　あと、MBA[20]クラスと交流するのがとても面白かったです。視野や経験がMBAクラスの方々は私たちと異なります。医師の働き方をディスカッションしていたときに、「医師の方々はなぜ自分を安売りするのですか」と言われ新鮮でしたし、本質をついていると思いました。報酬を特段要求せずに、様々な雑務を引き受けていることを不思議がられました。そういう我々の文化は美徳でもありますが、過重労働を生み出してもいます。企業の方から見ると信じられなかったようです。私たちの世代が業務の交通整理をしてあげないと、若い人たちが将来ますます大変になってしまうと思います。

吉村　なるほど、別の視点から見るのは興味深いですね。病態研究[21]が医学研究の中心である中で、臨床研究[22]にかなり早い段階で着手して、その道に進まれましたが、それを自分の強みにしていこうと捉えてらっしゃるように見えます。人と違う分野に進むことに対して違和感や、引け目みたいなものはなかったのでしょうか。

三澤　最近では評価をいただけることも少しずつ増えてきましたが、最初は全然評価されませんでした。今も病態研究を続けなくてはいけないというプレッシャーを常に感じます。臨床研究に軸足を移していくことには、まだ恐怖があります。なかなか難しい選択であったと思います。

　女性は自分に自信を持ちにくい特性があります。それも手伝って、私も自信のなさに、長い間苦しみました。しかし地道に目の前の仕事を続け、実績を積み、年齢も上がるにつれ、徐々に自信を持てるようになりました。

　自信を持てるようになったことで気付けたことは、外界の多様性を受け入れるにも自信が必要ということです。自分に自信と余裕がないと多様な意見はなかなか受け入れられません。そういった意味でも、この多様性に対して不寛容な日本の社会は、自信と余裕のなさの表れかもしれません。

吉村　私も多様な相手を認めるには、それに影響されない、芯になるものが自分にあるという確信がないといけないと思います。余裕や自信を持つこ

とが多様な組織をつくっていくポイントになりますね。

三澤　余裕や自信がないと、反対の意見を言われたときに「でも」などの逆接で返してしまうことが多くなるように思います。多様性の無い場からは化学反応は絶対に生まれません。まずは「なるほど」と受け止めることが、多様性から化学反応を起こして成長するための第一歩ではないかと思っています。

　均質な組織は運営しやすいですが、「多様性のある組織」はこれからを生き抜くキーワードです。学生時代の東日本医科学生総合体育大会[23]での優勝！のような、1つのゴールだけを全員でひたすら目指す運営では、実社会では個人も組織も生き残れないということです。組織の目指すゴールは1つだけではありません。もちろん、非常にニッチな領域での圧倒的なシェアを目指すスタートアップのような戦い方もあります。しかし多くの方が、既に出来上がった組織にいらっしゃると思います。組織には幾つかの目標があります。その時々の状況に応じて、いずれの目標に重点をおくかを見極めるのは、生き残りの大事な戦略だと思います。

　そして個人の目標も、たとえば社長になることだけではないですよね。家族と一緒に幸せに生きたり、いろいろな趣味に時間を使ったり、そんな多様な目標や生き方、価値観が個人の幸せにつながります。いろいろな人が集まって、いろいろな意見を出して、クリエイティブな仕事をすること、それが今後の医療の発展につながると、私は思っています。

——クロストークを終えて——

「感性」と「理性」、そして「public Mind.」

　自らを「肉食系」と評する三澤先生ですが、やはり話には気合いが入っていました。研究業績は群を抜いています。大学院医学博士課程に在籍した4年間で執筆した筆頭論文はなんと10本に及びます。控え目にいって、超々優秀な研究者です。すでに脳神経分野でのオピニオンリーダーとなっている

方ですが、そんな彼女が口にするのが「多様性」とそれを取り巻く個人と組織の具体例なのが面白いです。

　それは、相手の足りない部分や業務を周囲が補う、弱者救済的な「支援論」では収まらず、たくましく貪欲な自己形成、人脈形成が垣間見える、実用的で前向きな姿勢を示してくれました。「医師」と「女医」という言葉がはらむ、いびつな分類をはるかに越え、「未来を生きる『人』として、どう生きるか」を突き付けられたような気がします。

　スルメになってしまった自分をもう一度イカに戻すために国内留学に打ってでる行動力。自分の子どもに海外への進学を勧めること、全てに「進取の気性」が見て取れる点が痛快です。同時に、患者さんへの気配りも抜かりない。ギラン・バレー症候群の患者さんに、1日でも早く治療法を届けようとされており、25年ぶりに新しい治療法の確立にいたる、その「Public Mind（公共心）」。

　イタリアの政治思想家、ニッコロ・マキャヴェリ（1469-1527）は有名な「君主論」の中で「君主は野獣（感性）と人間（論理、理性）を巧みに使いわけることが肝心」（『君主論　新版』中公文庫　2018）という趣旨の記載をしています。プレゼンで周囲を惹き込んでいく「感性」と、研究業績からも窺われる抜群の「理性」を兼ね備えており、もはや三澤先生が最強なのではなかろうか、とさえ感じる鼎談でした。すごいです。

（吉村　健佑）

文献：
1）内館牧子『終わった人』講談社　2015

第**3**章 -2

医師の
働き方改革から見る
医療界のこれから

【登壇者紹介】

裴 英洙（はい えいしゅ）

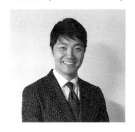

<プロフィール>
ハイズ株式会社 代表取締役
奈良県出身。1998 年医師免許取得後、金沢大学第一外
科（現：先進総合外科）に入局、金沢大学をはじめ北陸
3 県の病院にて外科医として勤務。その後、金沢大学大
学院にて外科病理学を専攻。病理専門医を取得し市中病
院にて臨床病理医として活躍。勤務医時代に病院におけ
るマネジメントの必要性を痛感し、10 年ほどの勤務医
経験を経て、慶應義塾大学院　経営管理研究科（慶應ビ
ジネススクール）に入学。首席で修了し MBA（経営学
修士）を取得。2009 年に医療経営コンサルティング会
社を立ち上げる。現在はハイズ株式会社代表として、各
地の病院経営の経営アドバイザー、ヘルスケアビジネス
のコンサルティングを行っている。

この内容は、2021年5月12日に開催された「次世代医療クロストーク！」の内容を基に作成されています。

白衣を脱いででも
解決したかった
過酷な病院の労働環境

裴　私は胸部外科を専門にしていました。今から何年も前ですが、一医療職として病院を走り回っていました。急性期病院で働いていましたが、ご多分に漏れず激務で、非常に厳しい労働環境でした。最後に働いたのは関西の公的病院でした。あまりにも労働環境が厳しくて、周りの同僚もばたばた倒れる。不平不満も多く聞きました。そのことを病院経営者に訴えたところ、「俺も経営は分からん」という応答で、自分ではどうしようもなく、困りました。

　当時は日本の医療界全体について深くは考えていませんでしたが、「私自身このままで大丈夫かな」とは思っていました。その後、病院経営やマネジメントという世界があることを知り、一旦、白衣を脱いで、ビジネススクールに通い MBA（経営学修士）[1] を取得するために勉強しました。そして病院経営の世界に入ったわけです。

　ビジネス雑誌で「病院を治療する男」という形で私の特集を組んでいただきました。今、厚生労働省や慶應義塾大学などで病院経営を通じ、医療職や事務職も含めて、病院、医療機関で働く方々の労働環境を良くしたいという想いで動いています。

COVID 時代の注目すべき
5P と 3P

　最前線で COVID-19 に対応されている方々には、心から敬意と感謝を表したいと思います。with COVID、また after COVID 時代の医療界の 5P を私なりにまとめました（**図表1**）。

- Patient（患者）
- Physician & Medical Staff（医療従事者）
- Provider（医療機関や医療に関わる薬やデバイスなどを開発する企業など）
- Payer（保険者、医療費の払い手）
- Policy Maker（厚生労働省をはじめとした政策を作る機関、政策立案者）

　こうような5つのPの方々が、医療界のステークホルダー、利害関係者です。

　これとは別の「P」があります。政策（Policy：ポリシー）です。医療界の2040年に向けて、今、三大ポリシーが出ています。「地域医療構想」[2]、「医師の働き方改革」[3]、そして「医師偏在対策」[4]です。私は以前、「医師の働き方改革」検討会、現在は「医師偏在対策」の医師需給分科会で委員をしていました。まさに三大医療政策、これから日本の医療界を大きく変えていく3Pです。

　そうすると、大きな3つの政策課題に対して、ステークホルダーであるP

図表1

$$3P \times 5P \times f(x)$$

1. 地域医療構想	1. Patient
2. 医師の働き方改革	2. Physician&Medical Staff
3. 医師偏在対策	3. Provider
	4. Payer
	5. Policy Maker

COVID-19

Copyright○ 2021 MinaX Inc. All Rights Reserved.

（出所：裴提供）

の数だけ、課題、視点、意見があります。これだけでも難解な連立方程式なのですが、さらに、新たな関数であるCOVID-19が加わったわけです。我々はこれから、この複雑怪奇な連立方程式を、力を合わせて解いていかなければならない、そんな時代なのです。

　今回は「医師の働き方改革」にフォーカスを当てたいと思います。

■ 知らないではすまされない！
医師の働き方改革！
その対策とは？

　ご存じの通り、医師だけでなく医療職の過重労働、過労死が増えています。ブラック化する医療現場などと言われています。1週間の労働時間が60時間を超える雇用者の割合は平均14％です。医師はその割合が40％以上を占めており、長時間労働の方がとても多いことがわかります（**図表2**[1]）。同じ

図表2

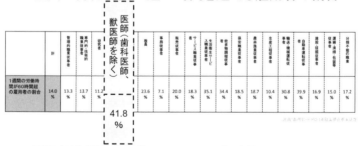

- 雇用者（年間就業日数200日以上・正規職員）について、1週間の労働時間が60時間を超える者が、雇用者全体の14％
- 医師（41.8％）が最も高い割合（次いで、自動車運転従事者（39.9％））
- 看護師（准看護師を含む）は5.4％

（出所：厚生労働省「第1回 医師の働き方改革に関する検討会資料」）

医療職の看護師は5.4%です。看護師は交代制が根付いており、週60時間超えの方は少ないことがわかります。今回、医師の働き方改革を通して、医師の長時間労働にメスを入れて、改善しようという話なのです。

医師の働き方改革の問題点は、労働時間の上限時間規制が始まり、時間外労働いわゆる残業時間に上限が設定されるということです。

図表3[2]の棒グラフは勤務医の方々の週の勤務時間の分布を示しています。右に行くほど、長時間働き、休日も働いていることを示します。年1,920時間を超えている人が大体10%ほど（**図表3**のグラフ：6.0% + 2.7% + 1.8%）いることがわかります。今、医師は日本全国で約32万人おり、その内、労働者として扱われる勤務医は約20万人ほどです。この20万人の10%、約2万人が年間2,000時間ほどの残業をしていることになります。これは由々しき状況です。

図表3

上限時間規制の基本的考え方

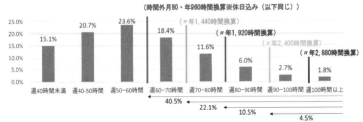

【病院勤務医の週勤務時間の区分別割合】

【年間就業日数の比較】

	総数	医師	専門技術的職業
200日未満	6.1%	3.5%	4.7%
200〜249日	42.7%	19.6%	47.2%
250〜299日	42.6%	41.4%	39.0%
300日以上	7.6%	35.0%	8.7%

※平成29年就業構造基本調査（総務省）。年間80日程度の休日（概ね4週6休に相当）の場合、年間就業日数は280日程度となる。

Copyright(C) 2017 High-Z Inc. All Rights Reserved.

（出所：厚生労働省「第14回 医師の働き方改革に関する検討会資料」）

働き方改革には、この尋常ではない長時間勤務している医師たちをこのまま放っておいては、近い将来、取り返しのつかないことになるという危機感から、手を差し伸べなければならないという考えが根本にあるのです。長時間働いている医師はたくさんいるのですが、優先順位として、1,920時間を越えている医師の労働時間を減らすことが重要です。

　図表4³⁾ を目にしたことがあると思います。医師の時間外労働規制は、2024年4月からスタートします。2021年現在から3年後にはスタートすることが法律で決まっています。具体的には、日本全国、約8,500ある病院を3種類、Aの箱、Bの箱、Cの箱に分けます。違いについてはわかりにくいので、Aは「B、C以外」と覚えてください。

　Bは「地域医療確保暫定特例水準」として扱われます。このBは、時間外労働規制により「夕方5時に病院閉めます」としてしまうと、その地域医療

図表4

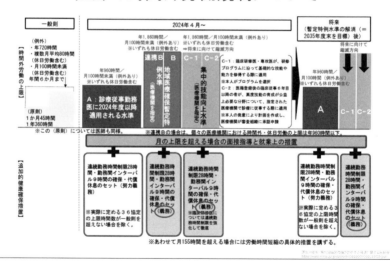

医師の時間外労働規制について

Copyright(C) 2021 High-Z Inc. All Rights Reserved.

（出所：第10回 医師の働き方改革の推進に関する検討会
https://www.mhlw.go.jp/content/10800000/000693029.pdf）

が持続できなくなるため、特例として時間外労働を長くすることが認められた水準です。これを「B水準」と呼んでいます。地域医療を確保するための暫定的かつ特例水準です。

　Cは「集中的技能向上水準」として扱われます。たとえば大学病院など、どうしても多くの症例の研鑽を積まなければならない、または研修医や高度な医療を学ばなければならない人には、どうしても時間がかかる手術や手技などがあります。そういった人がいる病院は「C水準」になります。「C水準」も特殊事例があるので、時間外労働が延びてもやむを得ない部分があります。

　これらB、C以外が全部Aです。つまり、ほとんどの病院は「A水準」です。

　A、B、Cの違いは、時間外労働上限時間です。「A水準」は年間の時間外労働は960時間までです。B、Cは1,860時間まで上限が認められています。1,860時間は、**図表4**の1,920時間とほぼ同じラインです。この1,920時間を超える残業をしている2万人の勤務医の方々が何とかこの上限1,860時間の水準に入っていただきたいというのが、医師の働き方改革を進める第一歩なのです。

　「B水準」「C水準」は、「A水準」に比べたら非常に長い時間働いていると言われます。ただ、上述の通り、致し方ない理由があるから上限時間を延ばしているという苦渋の選択の結果の上限時間なのです。ただし、そこで働く医師の方々を守るために、追加的健康確保措置としての義務を設けています。たとえば、連続勤務時間は28時間以内にする、9時間の勤務間インターバルを取ることの義務を設けるなどの安全装置を置いています。

　図表4の右を見ていただくと、2035年について記載されています。2024年からまた10年後には「B水準」はなくなります。ほとんどの病院が「A水準」になり、かつ「C水準」は減っていきます。つまり2040年の手前には、ほとんどの病院が年間960時間となります。そこまでに多くの病院の時間外労働を減らしていこうという大きな改革です。これがグランドデザインです。

　現在、働き過ぎの医師の仕事をどうやって減らしていくかについて、検討

会等で議論されています。タスク・シフト[5]、タスク・シェア[6]を耳にしたことがあるでしょうか。医師でなくて済む仕事を他職種にお願いするという医師の業務の見直しです。たとえば主治医制[7]を複数主治医制[8]にする、不要な会議や委員会を中止にする勤務環境改善、ICTを導入するなど様々なことができると思います。このように、様々な取組みを行い、何とか1,860時間まで時間外労働を抑えようとしています。

これらを踏まえて、私は、病院経営畑の人間として、病院経営の文脈でお話をさせていただきます。これから医師の働き方改革、医療機関の働き方改革は待ったなしで、避けて通ることはできません。既に法律で決まっていますので、医療機関の職員が集まらない、職員の勤務が続かないといった地域や病院は基本的には、この市場から退場せざるを得なくなります。これまで、医師の自己犠牲や看護師の献身性で維持してきた医療現場ですが、これからは労務管理が当たり前になります。

不確実性の高まる時代での生き残り戦略

図表5[4)]のグラフが何か、皆さんわかりますか？

図表5は右肩上がりで、「今、2020年がピークです」。株価でしょうか？違います。これは「不確実性指数」というものです。2020年は歴史上まれに見る不確実性が高い時代でした。オリンピック、COVID-19はどうなるのか、病院経営は大丈夫か、皆さんも、高い不確実性を肌で感じていたのではないでしょうか。先ほど申し上げた医療界での改革も不確実性を大いにはらんでいます。

メリーランド大学の研究者ヒュー・コートニー[9]は、不確実性は4段階に分けられると提言しています。

1段階目は、確実にある程度、未来を見通せることです。

2段階目は、選択肢AかBかCかのように複数のシナリオが想定される未来です。今日はお風呂が先かご飯が先か決まっているという状況です。

3段階目は、「ここらへん」と、可能性の範囲が見える未来です。落とし

図表 5

世界の政策不確実性指数

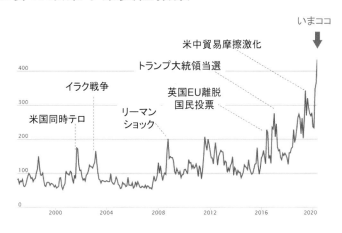

（出所：https://www.policyuncertainty.com/ を基にハイズ株式会社が作成）

どころが何となくエリア的にわかっている状況です。

　4段階目は、先が全く読めない状況です。

　今の医療界は、3番、4番に近づいている気がしています。それに伴って、医師などの医療職のキャリアも、この先どうなるかわからない状況です。

　そこで、今後、近未来を歩む皆様に、私が考える3つの視点をお示ししたいと思います（**図表6**）。

　上記のように不確実性が高まっている時代ですから、予期せぬ状況に備える必要があります。まずは、不確実性が高まっている時代への3つの姿勢を示します。

　1番目、事象を Controllable と Uncontrollable という軸で切り分けることが大事です。制御できないことに対して、あまり労力を使う必要はないと思います。考えることは大事ですが、その前に Controllable なことにまず全力

図表6

私の3つの視点

1. **不確実性が高まっている時代への3姿勢**
    ① Controllable／Uncontrollableで切り分け
    ② 絶対解vs納得解
    ③ 分解＆分類

2. **キャリア5年インターバル説**

3. **産業の高度化における人材進化プロセス**

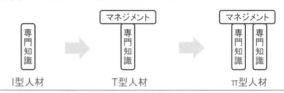

Copyright(C) 2021 High-Z Inc. All Rights Reserved.

を集中することです。オリンピックが開かれるか開かれないかは、一個人で
は太刀打ちできません。だから Uncontrollable なことにとらわれ過ぎないこ
とです。

　2番目、「絶対解」と「納得解」です。答えがある程度決まっている「絶
対解」と、関係者が納得すれば、それが落としどころという「納得解」です。
これからの時代は「納得解」が増えてくるような気がします。これまで教科
書に載っていたことや、前例通りにやっていたら良いなど、ある程度、解が
決まっていました。しかし、これからは先ほど示した5つのPの人々が納得
する落としどころを探るために、コミュニケーション、マネジメントなどが
必要になります。

　3番目、「分解」と「分類」です。目の前の事象を、とにかく因子に分解
し、因子を分類する。上記の5つのPも分解・分類したつもりです。目の前
の複雑怪奇な事象を、そのまま全体像で捉えると、やはり限界があります

分解して分類するということは博物館と一緒です。体系立ったところに何か意味があるのかという見方は、すごく大事だと思います。

そして「キャリア5年インターバル説」は特に医療職で必要です。私たちの時代は、入局10年後は、ある程は想像ができたのですが、今は時代の変化は激しいので、5年後すら想像ができません。ですから、医療職のキャリアは、5年を1つの単位で考えたほうがすっきりします。取りあえず5年の見通しは立っても、その次の5年は時代が変わっているからわかりません。5年目が近づいてきたら次の5年を考えるという考え方です。これまでの終身雇用とか永続勤務という価値観ではなく、5年という枠で考えていくのです。ご自身の引き出しを5年ごとに整理し、見直していくといったイメージです。

最後に、経営学的な視点での、産業の高度化における人材進化プロセスがあります。

1つは専門知識を深掘りしていく、まさにスペシャリストです。いわゆる単能工と言われます。これが「I型人材」です。Iの字のように縦に深掘りするのでI型人材です。

次に専門知識があることを前提に、横の他職種と連携をし、または他分野と橋渡しをするといった「マネジメント力」は、Tの字のイメージです。これを「T型人材」と呼びます。

さらに先に進み「キャリア5年インターバル説」を2回ぐらい繰り返すと、専門知識をもう1つ得ることもできます。こういう人材を「π型人材」と呼びたいと思います。

これから、次の時代を担う世代は、人材の在り方の多様性が増していくのではないか。I型人材の方もいれば、T型人材の方もいる。もしかしたらπ型人材の方も出てくるのではないでしょうか。このように人材像は変わっていくと思います。

2040年に向けて医療界では働き方改革を中心に変化していくことでしょう。我々は今後、人材にフォーカスして考えたほうがいいのではないかと思います。

幸せな人生を送るために
「何をするかより、誰とするか」

吉村　裴先生ご自身が主体的に解決するときのアプローチについて、どのような立場で解決していくか教えてください。たとえば大学で教授ポストになり、有識者としていろいろな影響を与えていく、学会の中で影響を与えていくなど、様々なアプローチがありますがいかがでしょうか?

裴　基本的に私は「民間」というアプローチを取りたいと思っています。その理由は大きく2つあります。1つは自由度が高いこと、つまり、チャレンジがいろいろできるということです。では、行政ではチャレンジできないのか、研究できないのかというと、そのようなわけではありませんが、やはり自由度がそれなりに担保されているのが民間であるということが1つ。

　もう1つはスピード感です。壮大なことや長期間のリスクがあるようなことは、国または公的な機関がやるべきです。ただし、民間の良さというのはスピード感と、トライ・アンド・エラーが何回もできることです。つまり予算が続く限り、ベストプラクティスとまでいかなくとも、ベタープラクティス、つまり試作品のベータ版をどんどん出せることが民間の力だと思います。私は病院経営のコンサルティング会社を経営していますが、その視点から、実際に現場に入って、改善のスピード感を意識しながら、病院をより良くしていこうとしています。横展開しながら点と線をつないでいける、民間のスピード感は大事だと思います。

吉村　民の自由度の高さ、スピード感は他の属性よりも圧倒的な有利なところだと思います。大学で1つのことを真理探究することは非常に大事ですが、時間がかかる面があります。私も大学の一員ではありますが、正直スピード感がしっくり来ないことがあります。もう少し速い速度でやらないと世の中の課題解決について行けないのではないかと思います。その点、民間の動きのあり方は重要だと思いました。

裴先生ご自身、厚生労働省で有識者として様々な行政プロジェクトに携わっていらっしゃいますが、「民」から見たときの「学」「官」のあり方は、どのように映っていますか。

裴　民間の私を受け入れてくれるという度量の深さと、多様性を認めていただけるという意味では、非常にポジティブに思っています。ただ、様々なステークホルダーがいらっしゃるので、落としどころが極めて難しい議論になることがあり、政策決定の難しさを実感しています。

吉村　先ほどの「絶対解」と「納得解」という言葉について、これは非常に同感します。つまり皆さんが「納得感」、つまり妥当であると皆が認めると前に進めるという、この合意形成のあり方ですね。厚生労働省でたたき込まれた1つです。

裴　「納得解」について補足しますと、「納得解」というのは2つの因子からできています。「プロセス」と「アウトカム」です。プロセスを得ずにアウトカムを得るのは可能ですが、アウトカムが、ある人にとって100点満点じゃなくても、プロセスに関与することで、「今回は妥協しよう」ということは大いにしてあることです。ですから納得解というのは、「プロセス」×「アウトカム」で成立しているのだと思います。「納得解」探しには、双方のステークホルダーがコミットできるような仕組みが大事なのだと考えます。基本的に、知らないところで決められ、押し付けられるのは、感情として嫌ですよね。しかし、短い時間でもコミットしていたら、「まあ、仕方ないね」と認める理由になります。

吉村　会議を透明化し、「見える化」し、場合によってはライブで発信して、広く見せていくことはとても大事なプロセスです。

佐藤　質問が来ています。医師の働き方改革が進むことで、結果的に地域医療の供給量が減るかもしれません。そうすると、たとえば土日とか夜間に

医師がいないということを、5Pの中にいる患者さんの「納得」が得られるのかです。病院の集約化といった話もありますが、マネジメントという観点も含めて、裵先生から見てどのような納得解がありそうか教えてください。

裵　大事なポイントです。医師の労働時間は減少したが、その分、医療の質が悪くなることはあってはならないことです。医療のアウトプットは、基本的に投入資源量と投入資源の質です。いわゆる積分で表せられる。投入資源の量の1つの因子である「医師の労働時間」というのは下がります。ただし、それを何らかで代替します。たとえば、タスク・シェア、タスク・シフトを受けた側の職員に頑張っていただく、またはICTを使うなど、何らかの量または質の担保をしていくことが大事です。

　それと同時に、先ほど3本の政策をお示ししたように、まさに集約化や機能分化などの地域医療構想、また医師が少ない所に行って頑張っておられる先生方の労働時間を減らすという、医師の偏在対策を三位一体でやっていかざるを得ません。働き方改革一本足では、医療の質の低下のリスクを回避できません。

吉村　地域医療構想は、医療機関のハードとしての問題であり、医師の働き方改革と、医師の偏在対策がソフトとしての問題ですね。この3つをリバランスして、次の新しい安定の状況をどうつくるか。うまくシフトできれば良いが、失敗すると医療全体が共倒れになっていく危険性をはらんでいる。リバランスの第1段階として2024年に働き方改革関連法の施行が医師に対して行われるわけです。この第1段階の2024年のこのハードルは越えられるでしょうか。

裵　越えていただかないといけないですし、越えていただく努力をしていただかないといけない。今の段階で何か救済措置があるかというと、残念ながらありません。先ほど吉村先生からおっしゃっていただいたように、法律で決まっており、罰則規定が入っています。法律を曲げてまで改革を甘くすることはできないと思います。既にストラクチャーが決まっていますので

過度な期待はしないほうが良いでしょう。

　ただし、地域や診療科によっては、医師数が絶対的に不足しており、無い袖は振れません。そういうところは、第三者評価機能の段階で、たとえば猶予期間を少し延ばすとか、評価の特例部分を少し設けるとか、何らかの措置は考えなければならないでしょう。

　ただし、これをやってしまうと、特例の要望が次々と出るので、きちんとしたルールを作った上で対応することになると思います。

吉村　今から、特例を認めて緩めていくという方針を出すことは適切ではありません。最終的に地域の診療科個別の状況、たとえば千葉県では新生児科医が非常に足りないのです。各新生児科医が 24 時間 365 日体制で勤務しようとすると、常勤体制では 5 名、6 名以上は必要です。しかし、その体制を構築・維持できているのは周産期母子医療センター[10] の半数以下です。法律を厳密に運用すれば、残りの半数以上は 2024 年の 4 月に新生児科医療を止める、縮小するあるいは時間限定にするといった対応が必要です。1 つ 1 つ現場を丁寧に巡っていくと、そのような事例が見つかります。その対応策を医療機関と一緒に考え始めていますが、経営者の意向や隣の病院との集約など、考えを集めることが必要だと理解しています。

　明治になり医制が敷かれて医師免許が発行されてから初めて、医師の労働時間の制限をすることになります。医師の労働時間を管理していない状況のまま医療が提供されてきた現状から脱却し、医療提供体制のハードとして持続可能な働き方に変えるということです。これは医師のあり方も変えますし、医療のあり方も大きく変えることになります。そういった観点でみたとき、私たちは歴史的な分岐点に立っているような気がします。

裴　大きな時代のターニングポイントになるのは間違いありません。医師の労働時間制限は、システム、枠組みから、関わる人々の価値観まで変えていくという手法です。急激なシステムの変更ですから、当然副作用もあるので 5 年という時限措置を作ったわけです。ただし、その 5 年が副作用を極小化するために十分な時間かというと、先ほどの新生児も含めてなかなか難しい。

医療のあり方、または医師という資源は社会資源、公的な財なのか、それとも自由度を持った普通の資源なのか、そのような議論にまで至るわけです。たとえば医師偏在対策も、強制配置したらいいではないかという議論もあります。しかし、「2年間はここの地域行け」というような徴兵制のような形にしてしまうと医師は1つの駒やロボットのような扱いになってしまいます。それは避けようという議論もあるわけです。我々は、様々な議論をしながら働き方改革を進めようとしています。しかし、それが良い答えかわからない、でも今の状況を放置するわけにはいかないというのが現状なのです。

　日本の医療界の歴史を50年後100年後振り返って、あのときの働き方改革は、いわゆる黒歴史なのか、良い歴史なのか、それは後世が判断するところです。少なくとも我々は、現時点で生きている方々、医療界で頑張っている方々に対して、何らかの、今までより少しでもプラスの価値を提供していかなければいけない。もちろん患者様にも提供していかなければいけません。我々はそのような使命感でやってきたわけです。

佐藤　医師の働き方改革については、多くの方の心配する声がありますが、少し別な観点から質問をいただきました。医療政策あるいは病院経営の道に進みたいという医師からです。裴先生はMBAを取得したことが大きなターニングポイントになったとおっしゃいました。MBAを取得してどのような利点があったか紹介いただければと思います。

裴　MBAは取ってよかったと思います。今、経営の仕事をしていますので直接的に役に立っていると思います。もう1つ、多様性の視点を得ることができたことです。医療界以外の人たちとの出会い、ネットワークができました。彼らが医療界をどう見ているのか、ビジネススクールでどっぷりと漬かったことで見えたことが、大きな気付きになりました。MBAに行くかMPHに行くか、キャリアを迷う方もいると思います。ご自身のニーズによって進路は違うと思いますので、どのキャリアに行っても良いと思うことは、様々な人に出会えるということです。

　私は、「何をするかよりも誰とするか」を意思決定の軸に置くほうが、

果的に幸せな人生を送れるのではと、様々な人を見てきて思います。今は、何をするかは明確ではないかもしれません。吉村先生も佐藤先生も、2021年現在にされている仕事のためにキャリアを選んだわけではなく、気付いたらそうなっていたのではないでしょうか。キャリアを選ぶときに、「このチームいいな」とか、「この学友いいな」とか、そのような直感のようなものを私は大事にしたほうがいいと思っています。

医療の変革に必要なものは？

佐藤　文化というものは、やり続けることにより根付くものだから、言い続けなければいけないという話を聞いたことがあります。それと同じで、時間がかかっても、長く続く医師の文化を変えるにはやり続けるしかない、言い続けるしかないと思っています。特効薬があるわけではないと改めて思いました。

裴　経営の世界では、戦術、戦略、文化の順に結果が出ます。戦術（タクティクス）はオペレーションに近いことです。今日やったら明日もできると思います。戦略はよく練らないと、なかなか難しい。文化は、一朝一夕では無理です。2年、3年やって、気付いたら変わっているものです。文化は面白いですね。

吉村　2004年に臨床研修制度[11]が始まって、2018年に新専門医制度[12]が始まったのですが、考えてみると臨床研修制度は相当根付いており、当たり前になっています。臨床研修制度以前を知らない医師がかなりいるので、言うなれば文化まで変わってきているのかなと思います。医師が雇用契約、労働条件を見るようになりました。

裴　政策誘導により文化を変えた1つの事例として、臨床研修制度、介護保険制度があります。介護保険制度は、これまで家族が介護していたことを

社会インフラとして提供していくものですが、これも制度誘導で文化を変えました。そのような意味では、医師の働き方改革も制度誘導の色彩が強いと思います。医師の働き方は何十年も変わらなかったのですから、自然発生的に変わるにしても、まだまだ時間がかかったでしょう。今回、外圧としての政策の力で文化を変えるということですね。

吉村 案外、始めてみたら適応してしまうかもしれません。

裴 パラダイムシフト[13]の大きな原動力は「世代交代」だったとトーマス・クーン[14]が言っています。そう考えると、臨床研修制度が始まった2004年の前と後では、世代が変わってきています。

吉村 臨床研修が始まった2004年卒ぐらいの人が、もう平気で部長をやっています。

裴 文化を変えるのは、1つは「外圧」。たとえば、明治維新で、ペリーが来るといった外圧。もう1つは「世代交代」です。旧世代が抜け、下の世代の文化がそのまま文化になっていく、それはあり得ることだと思います。

佐藤 若い医師には、それを期待したいところですね。

裴 若い世代の方々は、若い世代の文化をご自身で作るっていう意気込みでやっていただきたい。我々がその下地を何とか作りたいと思うのですが、弊害ではありませんが、旧世代の価値観で考えてしまいがちです。それこそ多様性の観点から、若い人の価値観をどんどん取り入れながら物事を進めたいと思います。

今後求められる病院ブランディング

　女性の社会進出が進んでいます。特に女性医師数の伸びは目を見張るものがあります。全体の2割を超えました。特に現役の医学生の方は、大学によっては半数以上が女性です。女性医学生が多ければ、当たり前ですが、これから女性医師は更に増えていきます。そうなれば当然ながら、時代に即した柔軟な働き方、柔軟な労働環境を整備する必要があります。各病院で取り組んでいる改革の内容は、自分だけわかれば良いわけではなく、これからは「病院のブランディング」、つまり自分たちの取り組みをしっかりと売りにしていくことが求められます（**図表7**）。

図表7

病院のブランディング

- ■ 職員が集まらない・続かない地域・病院は生き残れない
  - ・ 当たり前の労務管理が必須、厳重な健康確保措置が義務化
  - ・ 女性医師が増えていく時代への柔軟対応
  - ・「うちは取り組んでいます」では不十分・競争激化
    - ⇒ 「見せる化」＝プロモーション戦略

- ■ 働き方改革・人材集めは経営課題である
  - ・ 医師労働時間削減計画≒経営中期計画
  - ・ 自己研鑽のルール化、副業の実態把握
  - ・ 医師が少ないなら優秀なシェア先の確保・育成がキー

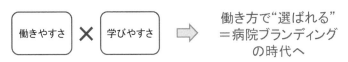

働きやすさ × 学びやすさ ⇨ 働き方で"選ばれる"＝病院ブランディングの時代へ

Copyright(C) 2021 High-Z Inc., All Rights Reserved.

（出所：裴提供）

よく「見える化」と言いますが、これからは「見せる化」の時代です。選ばれる病院にしなければいけません。患者様からも、地域からも、そして職員からも選ばれる病院づくりが非常に大事です。職員から選ばれる病院づくりの大きな柱が、「働き方改革」です。医師の労働時間を削減していく、これはまさに経営中期計画です。

　ブラック病院に行きたくないですよね。だからといって、楽な病院が良いかというと、そうでもないです。しっかりと学べ、しっかりと研鑽を積める、しっかりと評価してくれる「働きやすさ」と「学びやすさ」の両輪がこれからの病院づくりに、非常に大事なことです。

　また病院経営から働き方を見ると、これまでは、**図表8**の「医療職の働き方1.0」のような視点が重要視されてきました。自己犠牲、流した汗の数で勝負。美しい、かっこいいなと、私も外科時代そう思いました。「おまえは

図表8

病院経営の近未来

医療職の働き方1.0	医療職の働き方2.0
・ 自己犠牲	・ ゼロ犠牲
・ 流した汗の数	・ 回転させた頭の数
・ Pay for time	・ Pay for performance
・ 24-365	・ 8-250
・ Work-Life unbalance	・ Work-Life balance
・ 画一性	・ 多様性
・ スペシャリスト志向	・ マネジメント志向

Copyright(C) 2021 High-Z Inc. All Rights Reserved.

（出所：裴提供）

どれだけ汗かいているか」と言われました。それは、Pay for time で、時間が長ければ残業代がもらえ、頑張っているという印象になります。24時間365日働く「Work-Life unbalance」。この時代は、「はぐれちゃうと都落ちだね」とか、「あの人は逃げたんだね」とか言われ、画一性が重んじられる時代でした。同じ価値観・労働観を持つことが良しとされていた時代だった。スペシャリスト志向で、専門特化して深掘りしていくことを求められていた。

しかし、これからは「医療職の働き方2.0」の視点が重要視されてくるでしょう。まず自己犠牲ではなく「ゼロ犠牲」。誰も犠牲にしてはいけない。そのためのチーム医療があります。1人のヒーローは、短期戦なら勝負できるかもしれないが、長期戦は戦えません。長く続けるには、誰かに過度な負担を負わせることはできません。流した汗の数よりも、回転させた頭の数で勝負する。汗を出すより知恵を出せと言われますよね。

Pay for time ではなくて「Pay for performance」の成果主義です。これは成果第一主義ではなく、成果を評価するという意味です。8時間労働250日、「Work-Life balance」。画一性より多様性。いろいろな考え方、ワークスタイル・労働観を認める。スペシャリスト志向のみならず「マネジメント志向」を加えたいです。マネジメントの観点から全体最適を考えていく視点、これが多様性の時代には必要だと思います。

——クロストークを終えて——

「魅せる言葉」は武器となる

私は、物事や人物の価値は「コンテンツ（中身、内容）」と「プロモーション（見せ方）」の掛け算で表現されると考えています。ややともすると「コンテンツ」こそが重要であり、そこさえきちんとしていれば、周囲から自動的に評価されると思いがちです。しかし、そう簡単にはいきません。政策でも病院での取り組みでも研究成果でも、人材でもいかに素晴らしいコンテンツであっても、誰からも見られる・知られることがなければ、そこにはまだ価値はありません。裴先生とのクロストークの中でありました「これからの

時代は見せる化」という言葉を聞き、「ああ、そうだ」と膝を打ち、改めて「プロモーション」の重要性を実感しました。

　「医師の働き方改革」は、ややこしい医師の労働に対する慣習のせいで医師以外の方には理解しにくく、「医師の世界の話でしょ」と他人事として捉えられがちです。しかし、今日までの医療は、「青天井」の時間外労働が許されていた状況で、医師の「自己犠牲」に支えられていた面があります。今回の時間外労働時間の上限設定により、医師の「自己犠牲」によらない医療提供を目指すわけですが、それは各病院の経営における人件費の膨張も意味し、さらなる医師の確保も求められます。この改革が困難を伴うことは火を見るより明らかです。

　この局面において、議論を尽くしたコンテンツももちろん重要です。さらには、その見せ方・説明の仕方が制度の理解や浸透を促し、改革の実現を左右します。その点、裴先生の端的なプレゼンテーション、聴きやすい説明のトーン、そして終盤に出された「病院経営の近未来」の中の「医療職の働き方2.0」の7項目は、コンテンツであると同時にプロモーションとしても学ぶ点も多くあります。「自己犠牲」から「ゼロ犠牲」、「Work life unbalance」から「Work life balance」など、刺さるワーディングセンスも今後重要なのではないでしょうか。

　鼎談を終えて、全体を通じて肌で感じたことは、裴先生は「魅せる（見せる）言葉の魔術師」であるということです。そして、医師の働き方改革とあわせ、裴先生の発信から目が離せないと確信しました。

（吉村　健佑）

文献：

1）厚生労働省「第1回 医師の働き方改革に関する検討会」
　　https://www.mhlw.go.jp/file/05-Shingikai-10801000-Iseikyoku-
　　Soumuka/0000173612.pdf（参照 2021/11/30）

2）厚生労働省「第14回 医師の働き方改革に関する検討会」
　　https://www.mhlw.go.jp/content/10800000/000458951.pdf（参照 2021/11/30）

3）厚生労働省「第 14 回 医師の働き方改革に関する検討会」
　　https://www.mhlw.go.jp/content/10800000/000693029.pdf（参照 2021/11/30）

4）Ecnomic Policy Uncertainty. "Economic Policy Uncertainty Index"
　　https://www.policyuncertainty.com/（参照 2021/11/30）

第3章 -3

これからの社会・医療の展望と求められる人材像
～個人のキャリア開発も含めて～

【登壇者紹介】

小野崎　耕平（おのざき　こうへい）

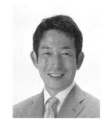

<プロフィール>

聖路加国際大学　公衆衛生大学院　教授（医療政策管理学）
一般社団法人　サステナヘルス　代表理事
医療品企業ジョンソン・エンド・ジョンソ（J&J）にて営業・マーケティング等に従事した後、米国留学を経て2007年に日本医療政策機構に参画、医療政策担当ディレクター、事務局長などを経て2014年より理事。英医薬品企業アストラゼネカにて執行役員（法務・広報・政策担当）、エゴンゼンダー東京オフィスにてコーポレートガバナンスや経営人材の評価・育成・採用等のコンサルティングに従事。厚生労働省保健医療政策担当参与、厚生労働大臣の私的懇談会「保健医療2035」事務局長のほか、世界経済フォーラム第4次産業革命日本センターアドバイザリーボードなどを務める。法政大学法学部法律学科卒業。ハーバード公衆衛生大学院理学修士課程修了（医療政策管理学）。

この内容は、2021年5月27日に開催された「次世代医療クロストーク！」の内容を基に作成されています。

トライセクターキャリア
という生き方

小野崎　トライセクターキャリアという言葉はビジネスの世界で使われているそうです。公的セクターや民間セクター、教育機関も含めたNPOやNGOなどのソーシャルセクター、このような3つのセクターを行き来しているような人材が、今後さらに必要ではないかと言われています（**図表1**）。これはヘルスケアに限りません。

図表1

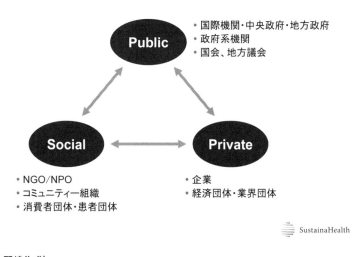

「トライセクターキャリア」・・・自分の場合は失敗と偶然の結果です

（出所：小野崎作成）

私の場合は、狙ってそうなったわけではなく、いろいろな失敗や偶然が重なって、期せずしてこのような経験ができて、今となっては本当に良かったと思っています。私の場合は外資系の民間企業が長いですが、やはり今でも事業会社での経験が生かされていると感じています。

　もともと綿棒やベビーオイルで有名なジョンソン・エンド・ジョンソンの医療機器を扱う部門に配属されて12年ぐらい所属していました。その後、留学を経て、政治活動に数年間携わり、結局2回落選しまして止めました。失敗だったわけですが、ただ、政策における政府や政治と利害関係者との関係や、政治過程や政策のことを実体験を通じて学ぶことができました。その後、医薬品メーカーの日本の執行役員として、広報や政策、法務などの管理本部を統括するような仕事をしました。ここで肺がん治療薬の副作用訴訟も担当していましたが、本当に勉強になりました。

　今は非営利活動や社会活動を含む「政策」、聖路加国際大学などでの「教育」、グローバル企業のマネジメントのアドバイザーなどのビジネスを含む「社会実装」、といった柱で活動しております。これは計画的にやったわけではなく、偶然こうなってしまいました。

　2019年に「サステナヘルス」という団体を創りました。この団体は持続可能な社会づくりを、医療公衆衛生を軸に実現しようというコンセプトで設立されました。わかりやすい活動では手洗い講習が挙げられます。感染予防に重要な正しい手洗いの方法や習慣を伝えようと去年の秋に宮城県で開催しました。こういうことは地味過ぎて普通は誰もやりません。しかも、昨年2020年の後半という新型コロナウイルス感染症（以下、COVID-19）のタイミングですから、行政が何かイベントをやりたくても普通はなかなかできない時期でした。そこで、地元の栄養士、看護師、医師らと組んでイベントを実施しました。保健所から手洗いチェッカー（特殊なクリームを手に塗布したのち手洗いを行い、紫外線をあてて洗い残しを見る機械）を借りてきて、医師、看護師も含めて参加者に手洗いをしてもらいチェックしました。

　手洗いが一番上手だったのはお子さんでした。お子さんがいる方はわかると思いますが、『お願い、お願い、カメさん、カメさん』という手洗いソングがあります。やはり、これはすごいなと実感しました。この公衆衛生上重

要な基本動作を子どもたちは何も言わなくてもできていました。残念ながら医師、看護師は意外とできていなかったのです（笑）。なぜ日本ではCOVID-19の感染者が少ないかという理由については、いろいろ議論がありましたが、一定程度こういう行動や習慣も関係しているのではないかと、これを見て思いました。このイベントを見学にこられた地元の自治体の保健師の方との会話がすごく印象的でした。「小野崎さん、この時期にイベント開催ができるというのは、正直うらやましいです。私たち行政がやりたいと思っても、こんな時にイベントをやるのか、と批判されるでしょうし、仮にうまくいっても褒められることはありません。ですが、やはり民間では自由に活動できる。いいですね。うらやましいです」と言われました。やはり、民間人の最大の良さは、「自由であること」だと思います。

　今回のメッセージでもあるのですが、企業人などのプライベートセクターの、アカデミアあるいは社会セクターの人、つまり行政の人以外は実は自由で、その自由をもっと謳歌して、もっと行動、活動ができるのではないかと、私も強く思います。

　この他、次世代のための活動として、医学生の自主的な勉強会のサポートなど、自分でできること、貢献できることはどんどんやろうということで、誰に頼まれたわけでもないのですが、勝手にいろいろと活動しています。

■ 日本を待ち受けるもの

　少々、政策論らしい話として人口についてお話します。政府から出された、室町時代からの人口と今後の予想を示した有名なグラフがあります。それを見るまでもなく、このままいけば、日本の人口がゼロになるということは、もう簡単な算数でわかるわけです。国にも人生にも組織にも、ライフステージ、ライフサイクルがあって、企業が生み出す様々な製品にも、やはりプロダクト・ライフサイクルがあります。日本は明らかにピークアウトしている国ですから、この国をどうやって着地させていくかを考える必要があります言いにくいことではありますが、やはりこれからはクロージングを考えていくことも重要です。今、年間130万人の人が亡くなっています。これ

40 年ぐらいだと、多分、年間 160 万人が死亡するという大量死の時代に
り、そしてその先も人口置換水準を下回る出生率が続き、人口は基本的に
ロになっていくわけです。その間に移民を入れるのか、これは国家として
大きなテーマです。東アジア情勢や地政学を考えると、もしかすると将来
周辺諸国にのみ込まれる可能性もありえます。歴史的に考えると、こうい
国はそうなってきたという現実がありますので、そうしたことも、想定し
おいた方が良いかもしれません。

つまり、これからはどう人を看取るかの先に、まちをどう看取るかがあり
す。「まちの看取り」というコンセプトを、私は自治体も含めいろいろな
ころで提案しています。まちを、コミュニティをどう看取るのか。その先
はこの日本国という国家をも看取るときが来るかもしれません。そういう
代に備えて、今、何ができるのか。あるいは、そうさせないためにはどう
ればいいのか、これはまさに 100 年、200 年、場合によっては 1000 年の
です。政治はもちろん、我々一般市民も考えていく必要があります。日本
、女性の方は 100 歳まで生きる長寿の国。一方で、「おばあちゃんと動物
かりの国」になりつつあります。

また、自然災害も重要なテーマです。COVID-19 の前は、首都直下地震
富士山大噴火などを随分議論していました。自然災害も公衆衛生、医療の
きなテーマです。パンデミックとは違うタイプの医療体制が必要になると
います。

また個人的には、都心のタワーマンション（タワマン）の問題にも大いに
心があります。都心のタワマンが、いわゆる「1 棟まるごと地域包括ケ
[1]」という世界になっていくと思います。今は若い人、30 代、40 代ある
は 50 代前半ぐらいの方が多く、同時に単身者も多い状況です。しかし
ートロックのタワマンは、田舎と違ってドアをノックして様子を見るよう
見守りもできません。気密性も防音性も高く、中で何が起きているかもわ
りません。私の目には、2040 年、2050 年ぐらいに都心の高層マンション
連日のように緊急車両が駆け付け、ピカピカと赤色灯が回っていて、いわ
る孤独死やそれに近い状態の方が連日搬送される、という光景が浮かんで
ます。都心に多いタワマンのエリアは、一気に人口が増加することで、た

とえば小学校が足りなくなったりしています。しかし将来的には、今度は介護施設や医療機関が足りなくなります。これは住宅政策や都市計画の課題です。そのような事態に対してどう準備しておくのかは、非常に大事だと思います。

今の当たり前は
当たり前ではない

　財政という意味でも持続可能かというと、重要になってくるのはプライマリーバランス[2]（以下、PB）です。数年前まではPB必達というプレッシャーを感じていましたし、総理からも具体的な指示があったと記憶しています。それがいつの間にか緩くなって、このCOVID-19で、もう規律も何もない状態で、結果的に**図表2**のようになっています。

　予算の一律削減のようなものは少々乱暴だとは思いますが、財政に毅然とした規律は必要です。医療関係者、公衆衛生関係者も、このことは、いつも頭の片隅に置いておく必要があります。

　図表3[1)]は財務省の資料です。これは公費で出ている分で、社会保障関係費は35兆円ですが、給付で見ると約120兆円です。社会保障ですから、半分は年金で3割が医療といったイメージです。年金は現金給付として家計に入って、それが消費などを通じて経済に回ります。医療も半分は人件費ですから、医療者や関連業界を通じて家計に入り、たとえば、家族で囲む食卓の温かいご飯になったり、子どもたちの鉛筆になったり、親御さんの介護費用にまわったりしていきます。金をドブに捨てているわけではないわけです。

　一方で、**図表3**でいう「文教および科学振興費」、要は教育やイノベーション、科学技術や研究などに出されているのは、たった5兆円です。日本中で上水道のインフラ維持が難しくなっていて自治体も一般会計から概ね40%程度を繰り入れて何とかやっている状態です。命を守る上で、極めて大切な水道という重要インフラの維持・更新も含む、公共事業には6兆円しか使えていません。これだけ東アジア情勢が緊迫し、かついまの米中関係も考えると、日本国民の安全を守るという点で安全保障は極めて重要ですが、�

図表2　日本の基礎的財政収支

改善傾向にあった日本の基礎的財政収支（PB）は大幅に悪化している

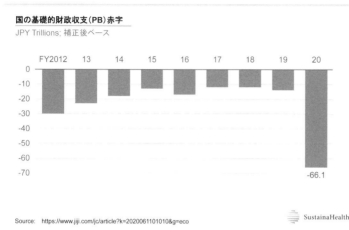

国の基礎的財政収支（PB）赤字
JPY Trillions; 補正後ベース

Source:　https://www.jiji.com/jc/article?k=2020061101010&g=eco

SustainaHealth

（出所：時事ドットコム）

図表3

主要経費別内訳（令和3年度予算）

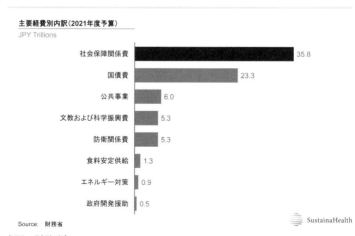

主要経費別内訳（2021年度予算）
JPY Trillions

Source:　財務省

SustainaHealth

出所：財務省）

衛関係費は約5兆円です。社会保障と比べたときの、このアンバランス感。これを他の分野の人が見れば、疑問を持つのは当然です。そこに我々はきちんと答えられるのか、その答えを持っているのか、というのは、自問自答しておかないといけません。医療だから、社会保障だから、所得再分配なんだから、他に優先してお金を使って当然というのは、もう通用しません。我々はきちんと説明をしなければいけない。これだけのお金を使っているということを私たちは当たり前だと思わないように自戒しないといけない。

　今のCOVID-19の状況で、飲食店業界から「医療ばかりで、おかしいではないか」という声が出ています。「飲食店はお願いベースの要請に応じて、自分たちの生きがいである店を閉めている。補助金をもらうより店を開けたい。忸怩たる思いで歯を食いしばって要請に耐えている。一方で、医療界は何しているのですか」と。こういう率直な声があるわけです。なぜワクチンの打ち手が確保できないのか。なぜ政府も医師会も、もっとリーダーシップをとってくれないのか。こういうことを、多くの一般の方々は思うわけです。そこに、「あなたたちは素人なんだから、医療従事者じゃないから現場の実情を知らないんだろう」ではなく、しっかりと説明する責任があるのではないかと思います。

　次に予防にまつわる話です。パブリックヘルスの領域で良く知られた、「River Analogy」は、川の下流の人を救うだけではなくて、上流の原因まで考えないと本質的な課題解決にならないということを示しています。これからの医療を考える上でも、欠かせない視点だと思います。日本はこのDownstreamの医療体制というのは、本当に世界的に類を見ないほどに充実してきています。本当に先人の努力と負担のおかげだと思います。一方で、Upstreamの方も悪くありません。たとえば環境要因では、上下水道や道路は完璧、大気汚染、公害も克服しました。インフラは完璧と言ってよい。そういう意味ではUpstreamはかなりいいと思いますが、それでも、まだまだやらなければいけないことはたくさんあります。

　Downstreamの方が格好良くて、最先端で、お金も集まるので、皆がやりたがります。それは当然なのですが、手洗い講習のようなUpstreamのこ

図表4

Cliff Analogy

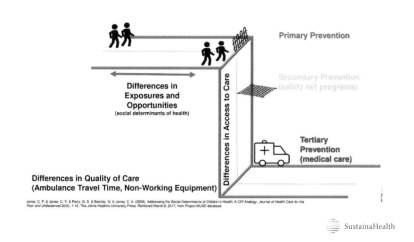

Jones, C. P. & Jones. C. Y. & Perry, G. S. & Barclay, G. & Jones, C. A. (2009). Addressing the Social Determinants of Children's Health: A Cliff Analogy. *Journal of Health Care for the Poor and Underserved* 20(4), 1-12. The Johns Hopkins University Press. Retrieved March 8, 2017, from Project MUSE database.

SustainaHealth

（出所：Project MUSE database）

は、お金は付かないし、地味であまり格好良い領域ではないし、放っておく
とやる人が少ない。だから、私はサステナヘルスという団体をつくって、こ
のような Upstream 系の課題に取り組むことにしました。そして、次世代医
療構想センターとも、これから色々とご一緒しようとしているのは、まさに
Upstream 向けの話なのです。
　図表4[2)] も有名な「Cliff Analogy（崖のアナロジー）」です。「医療とは崖
の下に落ちる患者を運ぶ救急車である」というアナロジーがあります。当然、
命を救う意味では、この医療は絶対に必要で、極めて重要です。COVID-19
を見てわかるように、これが無いと、社会が回らないわけです。一方で、ど
うやったら崖の下に落ちないようにするか、どうやって強固なフェンスをつ
くるのかということについても考える必要があります。また、そのフェンス
に近い人と遠い人がいると思いますが、この差は、「Social Determinants of

Health（健康の社会的決定要因）[3]」によって決まってきます。雇用も収入もあって、ライフスタイルも良くて、いい所に住んでいて、教育レベルが高くて、たばこを吸っていない人は、崖やフェンスから遠い位置にいる。しかし、そうではない人もたくさんいます。そのフェンスをどう社会として用意するのかは政治や行政、医療やアカデミアの関係者、つまり我々の大きな責任です。個人の行動変容に期待することは、難しいこともわかってきました。ましてや個人の自己責任だけに帰結するものでもない。環境をどうやってつくるのか、言い換えれば「自然に健康になれるまちづくり」というのが、私の自分自身に対する1つの問いでもあります。

「病気治し」の限界

　政策への意味合いでは、「病気治し」の限界を感じています。「病気治し」に関しては、日本は本当に進んだ国です。

　図表5に書いてある通りです。行動変容に依存し過ぎず、雇用、教育、水などの社会的決定要因（SDH）をしっかりと考慮した町づくりをしていかなければいけません。そういう意味では自治体のリーダーシップは決定的に重要になります。

　高齢者が増えてくる中で、『「暇にさせない」「孤立させない」コミュニティー』づくりも課題です。これは地域によってだいぶ違うと思います。地方、過疎地と、都市部のタワーマンションでは様相は全く異なります。環境負荷も含めた持続可能な社会づくりなど、その地域に合った社会システムが必要です。また個人も、どうやったら持続可能なライフスタイルを実現できるか、無理をし過ぎないライフスタイルとは何だろうというのを、自分の頭で考えて、自分でそれを追求していく必要があると思います。そういったことをどう具体的に実現したら良いのか、今、いろいろ試行錯誤しているところです。

　図表6は2013年に社会保障制度改革国民会議[4]で出てきた資料などをベースにした、今の方向性を示す図です。病院で完結する時代から、地域で

図表5

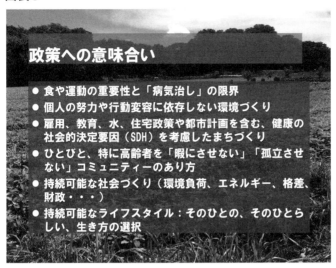

（出所：小野崎作成）

図表6

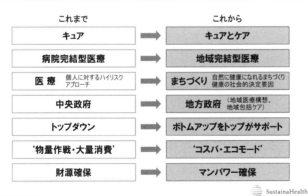

出所：小野崎作成

完結する医療に移り、まちづくり、地域主体の医療政策へ、そして物量作戦・大量消費からコストパフォーマンスやエコも考慮した医療に変わっていくといった変化を示しています。

千葉大学医学部附属病院に次世代医療構想センターができたときに、これは本当にすごいと思いました。センターが実現しようとしている世界は、この図表にぴったりです。そういう世界は、県庁や自治体、医療者あるいは医師会、アカデミア、地域住民、みんなを巻き込んでやらないとできません。大学・アカデミアがハブになって、政策における政策立案というプランニングから、医療提供者としてのアクションの部分まで、縦横無尽に行き来しながら実現していくということが必要ですが、まさに次世代医療構想センターが理想型だと思います。このような組織が全国に広がってほしいですし、このような勉強会も、みんなに開かれた学習の場も提供するという意味ですごく意義が深いと思っています。

■「差別化」のための
■争点づくり

少し政治の話をします。昔、田村元さんという、田村憲久元厚生労働大臣の先代の大物代議士がいました。三重県の離島には田村元さんの銅像が建っています。代議士の銅像というのは、今では想像がつかないかもしれませんが、昔はよくありました。田村元さんが引退された後、私は永田町の事務所に何度か教えを乞いに行ったことがあります。その時のお話が印象的でした。「いいか、小野崎君。昔は俺が船で地元に入ると、羽織はかま着た人が道路に並んでいた。中には土下座して涙している人もいたんだよ」というのです。田村元さんが立派な代議士だったことは間違いないのですが、時代背景も大いにあったと思います。

かつて、その島には今のような港はなく漁船が沿岸に接岸するのにも苦労した。そこにコンクリートの立派な港を造った。上水道が通ったことで、島の女性や子どもは井戸水を汲む重労働から解放された。汲取り便所だったのが水洗トイレになった。電気も使えるようになった。下手すると半日もかに

て超えるような山を、あっという間に通過できるトンネルも道路もできた。つまり、昨日より確実に明日が良い。不便な生活や困りごとで溢れた毎日が、日々良くなっていった。本当に困っている人々の課題を解決するために政治家がやらなきゃいけないことが山ほどあった。それだけ社会に需要、ニーズがありました。だから、政治家もバリュー（価値）を出しやすく、感謝されることが多かったのです。

　それと比べると、今の政治家は、本当に気の毒です。もうやることがないのです。メディアも含め、皆いろいろ言っていますが、多くの人は、本当には困っていないのです。私は数年の間、地方で政治活動をやって数えきれないほどの人と対話して、それを痛感しました。確かに局所的には困っている人はいます。しかし、特定の団体、特定のポピュレーション、特定の場所なので、解決してもわかりにくいし、多くの人には関係がない。政治や行政が新たな価値を出すのが極めて難しいのです。だから、一生懸命いろいろな人の話を聞いて、問題・イシュー探しをすることになります。たとえば、医療政策は、自民も民主も公明も共産も、ほとんど中身は一緒です。それでも、やはり争点をつくらないと差別化できないし選挙ができない。だから、争点づくりをします。実際こういう争点づくりを恥ずかしながら私自身もやっていました。

　今は、昔の利益分配から「不利益の分配」が必要な時代です。日本の将来を真剣に考えていれば、言わなければいけないことといえば、厳しい話、負担増の話ばかりです。もっと国民の努力と負担が必要でしょう、所得制限も無いような子ども医療費無料化は単なるバラマキでしょう、消費税は15〜20％は要りますよ、といった話を本当ははっきり言わないといけませんが、SNSで批判されるような、敵をつくるような政策では小選挙区制で選挙に通りません。みんなの声を聞いていますとアピールし、小さな困りごとや、幻の争点を捻りだして、政治の存在価値を見せないといけない、これが現実です。

　政治を批判するのは簡単なのですが、政治が価値を出すというのはものすごく大変です。企業も一緒だと思います。洗濯機、掃除機、家電製品などは典型ですが、「本当は要らない」あり得ないくらい「親切な」機能が付いて

いるものが目立つかと思います。メーカーの方が一生懸命、高付加価値化、差別化を考えた結果だと思います。私も昔、企業でマーケティングをやっていたので、その気持ちが痛いほどわかります。何か付加価値を出し、差別化をして、価格も上げたいし、競合にも勝ちたいのです。一方でそれは非常に難しい領域に入っていることもすごく感じております。

　宮田裕章先生がメディアへのインタビューで言っていた厚生労働省とLINEの全国調査[5]の話も印象的でした。調査への協力をLINEとAmazonに打診したら、Amazonは1時間で即答してくれたと。LINEとは当初は1か月かけてやる予定だったのが、なんと1週間でシステムができてしまった。これがまさにテック業界のスピード感です。今後、医療・公衆衛生業界とテックのコラボレーションがさらに増えていきます。一方でそのカルチャーや行動様式は全く異なります。

　テック業界では、たとえばスピードが速く、失敗を受け入れ、いかに既存の考えから外れるかという方が偉いのです（**図表7**）。異業種から誰かが入ってくると、「この人、面白いアイデアを持ってきてくれるかも」とポジティブムードで迎えてくれます。一方、ヘルスケアは全く異なります。命に関わるのだから、とにかく安全に、一歩一歩、着実に。まさに今回の新型コロナワクチンの承認プロセスも、その典型だと思います。そして、確立した知識を元に議論した上、さらにピアレビューもあり、いかに標準のプロトコルやプロシージャーから逸脱しないかが問われる。まさに「逸脱は悪」「失敗は悪」です。

　医学や看護の教育でも、知識の体系的大量暗記とお作法の踏襲が求められる。医師だと、出身大学と卒業年次、診療科による序列感まである。こういうものは、何らかの必要性により最適化され形成されてきたカルチャーであり、これまでは、これで良いのだと思います。ただ、これからもこのカルチャーだけに依存していると、イノベーションからはどんどん遠ざかるかもしれません。自戒の意味も込めてですが、ヘルスケア業界にいる人は、これにどっぷりと漬かってしまっています。そうすると、なかなか他の業界とのコラボレーションが進まず、イノベーションや発展、成長の機会をも奪って

図表7

IT/テックとヘルスケアはカルチャーも行動特性も大きく異なる

	IT/テック業界	ヘルスケア業界
時間軸	・ 短期的・爆速！	・ 中長期的・ゆったり
プライオリティー	・ 「打ち上げ花火」でもスピードとインパクト重視！	・ とにかく安全に、一歩一歩着実に
行動特性	・ トライ＆エラー、走りながら考える！	・ 確立した知識をもとに議論してから、さらにピアレビューする
マインドセット	・ いかに外れるか。Out of Box thinkingが偉い！	・ いかに逸脱しないか。「知識の体系的大量暗記とお作法の踏襲」
異業種からの参入	・ 面白いアイデアを持ってきてくれるかも！	・ 医療業界のこと知ってるの？（疑いの目）
失敗に対する考え方	・ 失敗はクールでかけがえのない経験！	・ 失敗は悪

© 小野崎耕平 2021　　　　　　　　　　　　　　　　　　　　　　　SustainaHealth

（出所：小野崎作成）

しまう可能性もあります。これは製薬や医療機器の会社もそうです。良くも悪くも安全重視の保守的な人が多い中、こうした世界にいるということを意識すると、さらに可能性が広がる気がします。

　今、総合商社、自動車、音響機器などなど、いろいろな業界の人がヘルスケアに興味を持っていて、事業機会を探しています。とても良いことだと思います。何でもかんでも国にお願いして税金を使うのではなく、民間セクターで、ビジネスで回るお金はどんどん回せば良いと思います。それで国民生活が良くなれば良いと思います。ヘルスケアに新規参入する方には、「こうやったらうまくいくのではないか」「医療固有のこういう課題に気を付けたらいいのではないか」「こういう規制や法律を見ておいた方がいいのではないか」などと、寄り添いながらサポートができれば、もっと良いサービスが出てくると思います。

2つ以上の
専門分野を持つ

　キャリアに関連した話をします。1つは「掛け算」の観点です。たとえば、次世代医療構想センターには様々な分野の人がいて、いろいろな知見が集まっています。この多様性が面白いのだと思います。個人も同様です。専門分野が1つだけというのは一般的にはスペシャリストと呼ばれます。スペシャリストにも、それはそれで生きる道はあります。特に医療界は業務独占できる国家資格がありますから、食べていくことはできるでしょう。ただ、できれば2つ以上の専門分野があると、選択肢がぐっと広がっていきます。たとえば私個人の場合は、「医療政策」と「組織人事」という、全く違う分野を同時にずっと追ってきています。意図していたわけではなく偶然の産物ですが、一方で、気が付けば、これらが交わる領域で多くの仕事をさせてもらっています。2つ以上の専門性の交差領域を追求してみる、そして可能であれば国や地域、業界、セクターを越えた異分野の経験があると、より発想、行動の幅も拡がる。そしてそのような経験があると、仕事の幅も格段に拡がってくると思います。

　おそらく、働くときには多少なりとも自分で仕事を選べた方が楽しいのではないかと思います。そのためには、やはり希少性は、すごく大事です。既に誰かが確立してしまって、さらに人気がある「手垢のついた分野」で後から新たに追いつくのは本当に大変です。そういう意味で言うと、医療政策や医療経済、次世代医療構想センターでやっているような地域を軸にした医療政策や地域づくりといったテーマは、現時点でやっている人は少ない領域です。だからこそ、希少性が高く、新たな仕事の機会も多くあるはずです。一方で、確立した知識とか先行事例が少ないため相対的なリスクも高いですが、学びや成長の機会も多く、おそらく面白いのではないかと思います。

　ヘルスケアを考えるキーワードとして「効率化」もあります。医療界、特に日本医師会を外から見ると、ともすれば「診療報酬もっと上げろ」みたいな話ばかりしているように見えがちです。確かに支払制度や診療報酬は医

提供者の行動を変えるために最も利くという点で政策論としては大事です。イノベーションにお金がかかるのも当然です。しかし、お金を使う話ばかりでなく、もっとコストを減らすイノベーションはないのかと思います。

　また、私が気になるのは、メディア報道です。NHK でも民放でも、ニュース番組が「こんな大変な問題があります」とさんざん報じた挙句、キャスターの最後の締めの言葉は決まって「国の早急な対応が求められます」というものです。SNS 上に溢れるコメントと大差がない。「こんな問題がある、私たち国民は困っている、これは国や政治のせいだ。だから何とかしろ」という、庶民感覚ではわかりやすい構図ですが、そうした報道、いや報道らしきものを見ていると、「で、あなたは何をやるの？」と思わずテレビの前で突っ込みたくなってしまいます。ドラえもんではないですから、行政も政治も、無限の要求に応えることはできません。もう少し、自分でできることは自分でやる、というスタンスがあっても良いのではないか。自戒の意味も込めて、自分に言い聞かせることも含めてですが、あらためて考える必要があると思います。

最も充実した仕事

吉村　小野崎先生が、これまで携わった中で最も充実感を感じた仕事は何ですか。

小野崎　たくさんあるのですが、1 つは、30 代はじめの会社員の頃に関わった医療事故防止・医療安全のプロジェクトでした。医療従事者の職業感染、たとえば針刺し事故[6] による感染や血液・体液暴露など感染防止も含めた安全対策を推進するために、何をしたら良いか日々考えていました。世の中にはこの分野の教科書や文献がたくさんありました。正直つまらない、なんか違う、これでは間違いなく医療者の心に響かないと直感して、仕切り直しました。そして、知り合いの知り合いの、また知り合いくらいの、要は他人ですが、とある航空会社の職員に頼み込んで、航空業界でやっているリ

スクマネジメントや安全対策、チームビルディング、安全文化の醸成についての話を、ぜひ医療者にやってほしいとお願いしました。若気の至りでしたが、ほとんどストーカーのように自宅まで押し掛けて、何とかご協力いただきセミナーを開催したところ、予想を上回る数百人の医師と看護師が参加する大ヒット企画となりました。

　一例を挙げれば、航空会社のパイロットが行う指さし・声だし確認や安全チェックリストの使い方など、医療現場でも使えそうなヒントがたくさんありました。機長と副操縦士の仲が悪いとコミュニケーションが阻害されリスクが上がるという話は、手術における執刀医と助手の関係、あるいは麻酔科と外科の関係とも似ているとか。そのような応用可能な知見を整理して提供したのが、大当たりしました。まさに異分野の知見です。協力してもらった航空会社の人も「自分たちの普段のあたり前が、こんなに医療現場の役に立った」とすごく感激してくれました。パイロットは、実はルーティーンの繰り返しで外から想像されるほど刺激は多くないらしいのですが、そのような方々にやりがいができたと言ってもらえました。その航空会社では、その後長きにわたって医療従事者向けの医療安全のセミナーを継続していました。やってよかったな、と感じました。

吉村　医療の課題を他分野の知見を用いて解決につないだ事例で、すごく小野崎先生らしいプロジェクトですね。

小野崎　埋もれているリソースを、もっと世の中のために使った方が良いと実感しました。

雇用の流動性が必要

視聴者からの質問　これから先、この社会の多様性を成熟、進化させていくためには何が必要でしょうか。

小野崎　90年代、私はジョンソン・エンド・ジョンソン（J&J）にいました。ちょうどそのとき本社のあるアメリカでは多様性ムーブメントが盛り上がっていた時代でした。その背景には、人種問題を背景にした多くの訴訟があったということもありましたが、いずれにしても、人種や性別を問わず登用しないと会社が持たない状況でした。その余波で90年代後半に日本法人にもダイバーシティ委員会というものができて、私はもう1人の女性リーダーと共同議長をしました。いろいろ活動した結果、J&Jは日本のダイバーシティ、特に女性の活躍についての新聞のランキングで1位になりました。ところが、それをJ&Jのグローバル本社に報告したら、「いやいや、ちょっとすいません、日本法人は世界中でビリから2番目です」と。韓国が最下位で日本がブービー賞です。これは大変だ、と痛感しました。あれから20年以上、さて日本のダイバーシティはどうでしょうか。

　今後必要なことの1つは、雇用の流動性だと思います。私も組織づくりやコーチングの仕事を通じていろいろな方と接する中で、本当にもったいないなと思うのが、この点です。せっかく若いときポテンシャルがあったのに、組織によってはその芽をつぶしてしまうことがあります。以前、ある日本の大企業の50代の方と話をしていたときのこと。会社が人員削減しており、ご自身もその対象かもしれないとの悩み相談でした。自分は優秀だと信じて30数年間働いてきて、はじめて「実は、あなたの能力では厳しいんです」と言われ衝撃だったと。パフォーマンスが悪いなら、厳しい評価も含めて、若いときからある程度フィードバックをもらわないと気が付くことはできません。熟年離婚と一緒です。結婚して、ずっと好きも嫌いも言われてなくて、50代後半になって相手からいきなり「実は、30年間ずっと嫌いでした」って言われるようなものです。だったら、もっと早く言ってよという話です。

　厳しい解雇規制、終身雇用などにも起因する雇用の流動性の低さが、逆に本人の能力開発を阻害し人生の選択肢を狭めているかもしれないと思います。このような話をすると、すぐマスコミに、首切り、リストラかと騒がれてしまいそうですが、別に冷たい話ではなくて、個人の育成やキャリア開発の支援をサポートしながら流動性を高めて、その代わりに成人の職業訓練やリカレント教育は公費を使ってよいから徹底的に充実させていく方が良い。キャ

リアの選択肢を広げ、場数と経験を積めるような雇用労働政策は、非常に大事だと思います。

吉村　雇用の流動性は確かにその通りだと思います。私自身もできないことも多く、全体を俯瞰したときに、悪い要素もたくさんあり、全体で解決しようとすると、絶望的な気持ちになります。その中で小野崎さんが実行していることは、たとえば手洗いの教室や、ご自身で農業を始めるとか、その中でコミュニティをつくって、積み上げ型でアクションされています。自分の身の回りから、もう一度やっていくようなアプローチを非常に重視していると思いました。小野崎先生ご自身が解決の手だてなど、そこにブレークスルーがあるのではないかと思っていらっしゃるのか、どういう気持ちで、活動に向かっているのでしょうか。

小野崎　正直に言うと、そこまで高尚なことは考えていません。やはりマクロで考えると、特に政策に長く関わると、既存の法体系やステークホルダーとの関係など、できない理由がすぐ浮かんでしまいます。そのとき、そのままそれを嘆いていても仕方ないですから、自分の手が届く範囲でできることは何でもやろうということで、小さくても行動するというふうに心掛けています。

吉村　私もすごく共感しました。たとえば医師偏在対策などの医療制度改革は、すごく大きいテーマなのですが、私自身が自分で手を動かすとしたら、医師修学資金制度という制度を通して、ここに入っていらっしゃる方々1人1人とお会いして、彼らがやりたいことと、自治体が求めるへき地での勤務を両立するために、地道に活動するくらいしかありません。手間はかかりますが、医師偏在対策は結局そういう話なのだと思います。1人1人に、キャリアに納得感を持って進んでもらうしかないのです。これは、すごくマクロの課題なのですが、解決策はすごいミクロです。その個別ケースの積み上げをやる人が、やっぱり少ないと思います。どうしてもマクロの、大なたで一気に解決しようとし過ぎると思います。それで解決するのであれば、とっ

の昔に解決していて、そこを積み上げ型で現場から行けるか、私はまだ大回りをする時間はあると私は思います。

小野崎　私もそこは意識しており、人の背中を押して、人の心に火をつけることを意識しています。そもそも私個人の能力はたかが知れていますから、少しでも多くの、特に次世代を担う10代〜30代ぐらいの方で、これから社会を良くしたいと思っている人をサポートしたいです。私の周りには、そうした優秀な若い方がたくさんいます。そういう方が少しでも世の中に出てくれば相当変わります。これまでの経験からも「組織は1人で意外に変わる」と実感しています。国家も1人のリーダーで変わるように、会社でも良い人が1人いると、ガラッと変わったりします。これは県庁とか役所もそうではないでしょうか。新潟に行っている松本晴樹さんはその典型です。個人の力は大きい。個人をサポートすることはミクロなようで、実は近道かもしれないと思います。

吉村　組織の中で、自分の能力をうまく発揮できない方はたくさんいます。それで悩んでいる方も、私たちの世代にも多くいます。

「新所得再配分」

佐藤　まさに人材育成、人を育てることは、ある意味、社会保障ではないかとコメントをくださる方もいらっしゃいます。いろいろなセクター、フィールドの方が、今、ヘルスケアに興味を持って参入しているとのことでしたが、その中で小野崎先生から見て、これはいいなと気付いた分野、領域、具体例があれば教えてください。

小野崎　結構たくさんあります。個人的な好みでは、まちづくり系の民間事業者の話です。たとえば住宅メーカーが健康に良い町をつくる、不動産デベロッパーでは、千葉ではユーカリが丘のような事例がありますし、大手のスーパーマーケットやモールを健康拠点にするというケースでは、行政と民

間企業は win-win の関係にあると思います。ビジネスにもつながって、健康づくりにもつながり、自治体とのコラボレーションでも win-win になります。単なる CSR ではなく、経営に貢献できます。企業にいながら社会貢献するにはどうしたらよいか、自分も社会貢献したいという人が多いのですが、私は考え過ぎだと思います。

　何より、生きていることが社会貢献になります。ちゃんと働いて、給料をもらって、税金を納めて、保険料を払って、その時点で所得再分配に貢献しています。しかも消費もしています。居酒屋に行って飲むことも、大切な消費であり貢献です。それが社会貢献なので、何も改めて大上段に構える必要はありません。NPO やプロボノなどと言わなくても、普通に生きていてください ということです。もしそれでも余裕があれば、何か社会にとって良い活動をすればいい。でも、それができる人は限られています。できる人が一生懸命やればいいのです。

佐藤　今のお話、大事ですね。私も大学生のときに海外でボランティアを2週間ぐらいやったことがありますが、そこの代表の人は同じことを言っていました。まずはあなたがきちんと自立できるように頑張れと。その上で、やりたいことがあったら頑張るといい。いきなりやるなと、言われました。

小野﨑　COVID-19 で医療従事者ありがとうキャンペーン、「クラップ・フォー・ケアラーズ」という、拍手するキャンペーンがありました。あれはあれで素晴らしいと思いますが、もう一歩踏み込んで考えたいところです。エッセンシャルワーカーの代表格である医療従事者に感謝するのは良いのですが、では、エッセンシャルワーカーではない人が聞いたらどう思うのか。と言うのも、私の知り合いのスポーツ用の自転車専門店の方が、「俺たち、どうせエッセンシャルじゃねえから。どうせ不要不急の趣味の世界だから」みたいに言ったのを聞きました。そんなこと思う必要は全く無いはずです。しかし、自転車好きな人にとっては、間違いなくエッセンシャルです。医療、消防、救急、警察だけがエッセンシャルで、その他はそうではないという印象を植え付けない方が良い。でも、この医療や公衆衛生の世界は、黙って

ても「良いことしてる感」がにじみ出ていると思います。特に医師や看護師はもう存在そのものが感謝されてしまいますから。

　世の中の大多数を占める、先ほどの自転車屋さんや、いま苦労している居酒屋さんといった人に対する配慮は大切にした方が良いと思います。

吉村　全体的に小野崎先生の切り口や、考え方、捉え方はすごく優しいですね。すごく現実的な厳しい側面もリアルに捉えている一方で、比較的、身近なところを大切にし、セーフティーネットのような話など、不遇な方への救済が重視されていると思いました。パブリックヘルスは、アメリカでは、そのスタンスを取られる方は結構多いと聞いています。ハーバードでは、どちらかというとリベラルな方が多いと聞いていますが、いかがでしょうか。

小野崎　土地柄もありますし、そういう人も多いと思います。私自身の生い立ちも、経済的にはあまり裕福ではなかったので、自分のコントロールではどうにもならない世界があるということを、身をもって体験しました。そうではない人には、何らかのパブリックなサポートが必要になり、あるいは余裕がある人は、できれば支える側にもきちんと立つ。私は今、大企業向けのアドバイザーやコンサルティングではきちんとフィーをいただいています。それを原資に先ほど言ったような手洗い講習といった社会活動を行っているのですが、自分のなかで「新所得再分配」と勝手に呼んでいます。

　特定の生まれ持って恵まれた人だけではなくて、多くの人が、挑戦する気持ち、学び続けるチャンスを少しでも持ってもらいたいと本当に思います。自分自身でも『目の前の仕事で、必ず期待値を超える！』を意識してはいるのですが、実際には失敗ばかりですし、期待値を超えられないことも実はかなり多いです。ただ、気持ちだけは前向きに行こうと。

　また、世間では老後にいくら必要とか、年収がどうこうとか、人を不安にさせるような話が溢れていますが、特に若い人は、お金を蓄えることよりも生き抜く力を蓄えることを意識すると良いと思います。成長が最大の投資であり、そのための教育、勉強は決定的に大切です。是非、年齢関係なく自分に投資していただきたいです。40歳や50歳から大学や大学院に行ってもい

いと思うのです。私が行っていたハーバードの大学院の同級生で、58歳の人がいました。年齢は一切関係ありません。

　感謝の気持ちで新所得再分配。そして百の評論より1つの行動、これだけは忘れないようにしようという、この辺を意識して活動しています。傍から見ると、何をやっているかよくわからない人だとは思います。ですが、一応このようなことを真面目に考えておりますという自己アピールで（笑）、最後、終わりたいと思います。

吉村　何度か出てきた、自分でできることは自分でやろうというのが、非常に一貫したビジョンだと思います。天から何かが降ってくるのを待つというスタイルではなくて、自分で課題を発見して解決するということを続けていると映りました。非常に一貫したスタイルです。

小野崎　こういう勉強会も、COVID-19 のおかげで、場所に関係なくできますし、ぜひ、続けていただきたいです。私も自分で話ながら気付きもたくさんあって、本当に勉強になりました。ありがとうございました。

——クロストークを終えて——

惜しげもなく、気前よく

　スペインの哲学者オルテガ・イ・ガセット（1883-1955）が著した『大衆の反逆』³⁾の一節にこんな言葉があります。「私たちは、信じられないほどの能力を有していると感じていても、何を実現すべきかを知らない時代に生きているのだ（佐々木孝訳　岩波文庫　第4節 生の増大 より）」。20世紀初頭に生きた哲学者の危機感に満ち満ちた本書では、主体性を失い、無責任な人の姿である「大衆」を引き合いに出しながら、自分の使命や課題に向き合い取り組む人の姿を肯定しています。

　小野崎先生との会話の中で、このオルテガの主張を何度も思い出しまし「評論よりも行動」と言い切る姿は清々しく、その経験はビジネスから政治

政策立案、アカデミア、そして地域での日々の野菜づくりまで、活動のジャンルは問いません。話は人口減少や財政収支不均衡の厳しい現状分析から始まりましたが、その解決策は「自分の手が届く範囲でやろう」というシンプルなものです。もちろん、小野崎先生だからこそ「手が届く範囲」は広くあるのですが。その手をどんどん広げていく貪欲な姿勢には、学ぶことばかりです。

　大学病院が地域のハブになっている当センターの活動をずいぶんと評価いただきました。ありがたいことです。しかし、そのモデルとも言える活動を、小野崎先生は我々の来るずっと前からやられてきたのだと思います。その成功も不成功も、惜しげもなく、気前よく共有してくれる、小野崎先生とはそんな方なのです。

　前述のオルテガはまた、生きるとは「何かに向かって放たれることであり、目標に向かって歩むこと」言います。小野崎先生が多くの成功を成し遂げたあとも、内に閉じこもらない姿は自分にとって理想と言えます。私も恥ずかしくないように自分の中にコンテンツを蓄積させ、またクロストークでぶつけ合う日を心待ちにしたいと思います。感謝。

（吉村　健佑）

文献：
1）財務省「令和2年度　一般会計歳入歳出概算」
　　https://www.mof.go.jp/policy/budget/budger_workflow/budget/fy2020/
　　seifuan2019/03.pdf

2）Jones CP, Jones CY, Perry GS, Barclay G, Jones CA. Addressing the social
　　determinants of children's health: a cliff analogy. J Health Care Poor
　　Underserved. 2009; 20（4 Suppl）: 1-12.

3）オルテガ・イ・ガセット『大衆の反逆』　1929

第4章

世界基準で
行動する
戦略

第4章 -1

日本の医療を
見つめ直し、
勝機を探る

【登壇者紹介】

津川 友介（つがわ ゆうすけ）

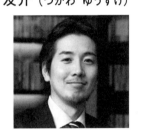

<プロフィール>

カリフォルニア大学ロサンゼルス校（UCLA）医学部（内科）・公衆衛生大学院（医療政策学）准教授

医師。ハーバード大学博士課程修了（PhD）。聖路加国際病院、世界銀行、ハーバード公衆衛生大学院での勤務を経て、2017年より現職。JAMA Intern Med、BMJ等に原著論文を複数掲載。著書に週刊ダイヤモンドベスト経済学書第1位の『原因と結果の経済学』（ダイヤモンド社、中室牧子氏と共著）、『世界一わかりやすい医療政策の教科書』（医学書院）など。専門は医療政策学、医療経済学。

この内容は、2021年5月14日に開催された「次世代医療クロストーク！」の内容を基に作成されています。

▌日本の世界に誇るべきところと今後の課題

津川　最近、日本は衰退しているのではないかという話を、若い世代からも聴きます。それを否定する人も、どうにかしようと思う人も意外といない。諦めている雰囲気に危機感があります。社会学者であるエズラ・ヴォーゲル氏は、著書『ジャパン・アズ・ナンバーワン』(1979)[1]で、アメリカは、敗戦国である日本がGDPで世界ナンバーワンになり、追いつかれてしまうのではないかと恐れている、と指摘しています。この小さな国、日本が世界ナンバーワンになろうとしていた時代があって、その後の1990年代からはバブルが崩壊して経済が低迷し、失われた30年と言われました。最近は少し日本の経済が良くなっているとはいえ、日本が世界で一番であると信じている人はほとんどいないでしょう。

　そこで、日本が2021年でもナンバーワンのものはなんだろうと考えてみました。その結果、日本が世界に誇れるものは健康なのではないかと考えるようになりました。平均寿命（正確に言えば、0歳児の平均余命）は、1985年頃から一貫して日本が世界ナンバーワンです（正確には何度か他の国に抜かれたこともありますが、ある程度人口の多い国の中ではほぼ毎年日本が世界一です）。そうは言っても結局、脳梗塞になって寝たきりになっては仕方がないのではないか、大事なのは健康寿命[1]ではないかという話もあります。健康寿命では、シンガポールが一番なのですが、シンガポールは比較的小さい国ですので、ある程度人口の多い国の中ではやはり日本は世界一です。30年以上連続して世界一というのは偶然だとは考えにくく、「健康」こそが日本が世界に向けてアピールすべき強みなのではないかと思います。海外でもそのような評価を耳にします。

　有名な書籍の『LIFE SHIFT』(2016)[2]の中に、今生まれた人は50%の確率で150歳まで生き、今までは80歳で死んでしまった人が100歳や10[

歳まで生きるようになって、世界は確実に良くなっているという話があります。そのため、これからの人生は、就職し、定年退職するワンサイクルではなく、いろいろ考えないといけないと提案されています。この本のどこを読んでも、高齢者が社会の負担であるという話は出てきません。病気になりたくない、死にたくない、できればハッピーであれば長生きをしたいというのが、人間の根源的な願いだと思います。経済的に裕福になること、家族がいること、健康を維持することが重要で、ポジティブな要素なのです。

Google（正確には親会社である Alphabit）には、Calico、Verily、Google Health など子会社がたくさんあります。各々が違うことをやっていますが、Calico は高齢化（aging）と寿命の延伸（longevity）を実現することを目的とした会社です。新しいテクノロジー、薬、介入方法などに投資をすることで、最終的により寿命を延伸できることが見込まれています。アメリカや世界の「予防」や「健康」に対する考え方は、元気に長生きすることで、世界はもっと幸福に、より良くなるというものです。この観点からすると日本は成功例なわけです。日本では、1950 年代から 90 年代にかけて急激に寿命の延伸が進みましたが、何が起きたかは科学的にも興味関心が集まるところです。

世界は、日本は戦後平均寿命が 55 歳くらいから一気に世界一になった成功した国であると評価しています。医療・公衆衛生の面において最も重要なことは、早期死亡率（Premature mortality）を抑えることであり、その観点では日本は成功した国です。

一方で日本では、たとえば、新しい科学技術で平均寿命をあと 10 年間延ばすことを目指すというような、長寿をポジティブにとらえた話はあまり出てきません。高齢化社会のポジティブな面が見られず、いかに高齢者が医療費を使わないようにするか、年金をどうするかなど、ネガティブな面ばかりが話題に上ります。そのうちの 1 つが「2040 年問題」です。

図表1は日本の高齢化の推移と将来の推計を示しています。75 歳以上の人口がどんどん増え、2025 年でピークとなり横ばいになります。2025 年までの間、後期高齢者の使うサービスの財源をいかに確保するかというのが「2025 年問題」です。これはもうすぐ訪れます。その一方で、65 歳以上の人口が増え続け、高齢化率がほぼピークに達するのが 2040 年頃です。

図表1

2040年問題

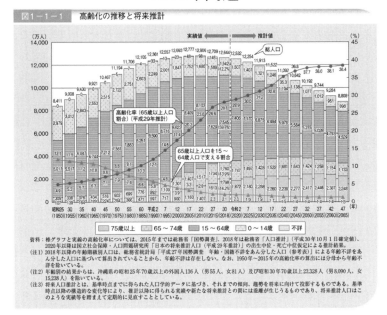

（出所：内閣府「令和元年版 高齢社会白書」）

　これは何が起きているかというと、実数で見てみると、2025年以降は75歳以上の人も、65歳から75歳の人も増えていません。単純に生産年齢人口（働き盛りの仕事をして税金を納めている人）が減っているだけなのです。支えられる高齢者が増えているわけではなく、支える人が減っており、相対的に高齢者の割合が増えているということです。これが定常状態になる2040年までが移行期です。人口動態の移行期にいろいろな変化が起きるので、そこを社会全体で支えるのが、インフラや財源として今後の課題なのです。

「予防」の
ガラパゴス化した議論から
抜け出すために

「予防」の話は古くて、新しい話です。厚生労働省には「予防した方がいいのではないか」という考えの人も多いのですが、一方で、財務省の中などには、「本当に予防することで、今の42兆円の医療費は下がるのか？下がらないなら、予防に投資しても仕方がないのではないか」と考えている人もいます。この議論がまとまらないと先に進めないわけです。これは日本だけで起きているガラパゴス化した議論です。

アメリカでは、予防によって医療費が削減できないという議論は起きてません。日本のような長寿になることに対して、なぜ悲観的な話が起きないかというと、予防に期待しているからです。テクノロジー、AI、DX などによって病気が発見されることが早くなって、早期死亡や脳梗塞で麻痺になる人、肥満の人は減ってくのではないか、それによって皆が健康になり、幸福になり、医療費も下がっていくのではないか、というのが世界の予防に対する見方なのです。

それに対して日本は、比較的冷めた見方をしている印象があります。たとえば、50歳で脳梗塞になるとします。ICU に入って集中治療などいろいろな手を施したが亡くなったとします。一方、これを予防することにより脳梗塞になるタイミングを30年先送りにして、80歳になって脳梗塞になったとします。しかし結局、何百万円かの費用がかかるのは同じなので、時期がずれただけで、その人の一生の中でかかる医療費は同じなのではないかという議論があります。一般の方でもそのように思っていることが多いので、そうではないことを是非学んで欲しいと思っています。混乱や誤解を招くのは、このような「もっともらしい意見」なのです。

アメリカのメディケア[2]のデータ（**図表2**）は、亡くなった年齢が横軸にあり、亡くなった年齢によって最終的に医療費はどれくらいかかったかを示しています。50歳と100歳の男性の話をイメージしてみてください。50歳で脳梗塞になった人は、ICU に入ってありとあらゆることを施し頑張って生きてもらう努力をします。現場では、「無理です」とか、「本人が可哀相だからやめましょう」という話にはなりません。これが100歳の患者さんになると「おじいちゃん、頑張ったからもういいよね」という議論が家族の中でも出てきます。たとえ身体的条件が同じであったとしても、人間はどこか

図表2
病気になるタイミングを後ろにずらせば終末期医療費は下がる？

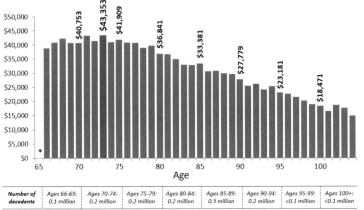

Number of decedents	Ages 66-69: 0.1 million	Ages 70-74: 0.2 million	Ages 75-79: 0.2 million	Ages 80-84: 0.2 million	Ages 85-89: 0.3 million	Ages 90-94: 0.2 million	Ages 95-99: <0.1 million	Ages 100+: <0.1 million

SOURCE: Kaiser Family Foundation, "Medicare Spending at the End of Life: A Snapshot of Beneficiaries Who Died in 2014 and the Cost of Their Care," July 2016.

（出所：Cubanski, Neuman, Griffin, Damico. KFF 2016）

で無意識に年齢という数字を意識しているわけです。アメリカの場合、医療費のピークが73歳です。図表を見ると73歳まで医療費は上がっていきますが、それ以降は減っていきます。これは、終末期医療の濃度が下がっていることを意味しています。「73歳まで生きたのだから、本人も苦しいだろうし、延命みたいなことはやらなくていいよね」という価値観がここに現れているのです。

これはもちろん年度とかデータによって変わってきますが、2000年のデータ（**図表3**）[3]でも同じことが起きています。70歳頃から全体の医療費は上がっているように見えますが、実際には下がっています。では何が上がっているかというと、在宅医療（Nursing home care）のコストです。要は、医療費は下がっていますが介護費が上がっているという構図になっていますこの介護費の増加に、どうやって対応するかを考える必要があります。

日本では介護保険という、国が頑張って介護の費用をカバーしようとする制度があるため、それを維持可能にするためには財源を考えなければいけません。

医療費の問題ではなく、介護費の問題

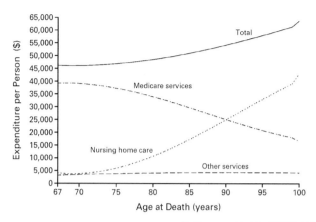

(Spillman and Lubitz, NEJM, 2000)

（出所：Spillman and Lubitz. NEJM 2000）

医療費の問題ではなく、介護費の問題

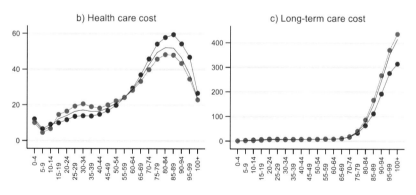

(Kalseith and Halvorsen, BMC HSR 2020)

出所：Kalseth and Halvorsen. BMC HSR 2020）

図表5
予防医療は医療費抑制に有効？

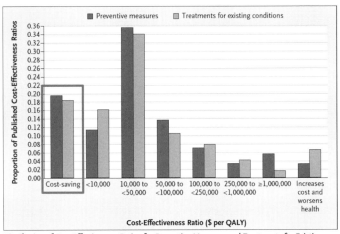

Distribution of Cost-Effectiveness Ratios for Preventive Measures and Treatments for Existing Conditions.

（出典：Cohen, Neumann, Weinstein. NEJM 2008）

　図表4[4]はノルウェーのデータです。同様に、医療費は年齢とともに上がっていきますが、80歳くらいで「いいよね。ここまで生きたから」というタイミングがきて下がります。その代わり、Long-term care cost は上がってしまう。したがって、脳梗塞で麻痺があって寝たきりの人が増えることには、やはり国として対応しなくてはいけない状況です。

　かつて、バラク・オバマ[3]とヒラリー・クリントン[4]が大統領選挙の予備選で2人とも、予防医療により医療費を下げますと話をしていました。そのときに、ハーバード大学やタフツ大学のグループが、費用対効果分析の研究を集めているレジストリを用いて、何％くらい「健康状態が良くなってかつ医療費が下がる（Cost-saving）」かを評価しました（**図表5**）[5]。その結果、予防が20％、治療的サービスも20％くらいでした。つまり、予防た治療のどちらか一方をやるのではなくて、費用対効果の優れるものをやる。いうのが、この論文の重要なメッセージです。私は論文筆者のピーターニューマンに、データが古いので最近のデータはないかと問い合わせたの

すが、残念ながらないということでした。

　ここから言えるのは、医療が全部いい、予防が全部いいという極端な議論ではなく、予防の中の何がいいのかを評価する必要があるということです。中身を1個1個見て内容が正しいかどうかを評価しながらやれば、2割程度は健康状態がよくなり医療費も下がるのです。医療の専門家は丁寧に中身を見て、政策・行政に向かって正しいものをやろうという声を上げていくべきだと思います。

　私は「明るい社会保障改革推進議連[5]」のアドバイザーをしていますが、今、厚生労働省の大規模実証事業の中で、エビデンスのあるもののリストを作り始めています。これが進めば、もう少し具体的な中身の議論が行いやすくなると思います。海外では、健康増進の予防リストを作っています。アメリカでは、USプリベンティブ・サービス・タスク・フォースという専門家集団が、イギリスではNICEの医療の専門家が、エビデンスの有無や内容を示して議論しています[6]。日本でも将来的には、健康増進効果があり医療費が下がるものはどれか、という議論が必要になると思います。

医療政策と
ビジネスの境目が
なくなる時代へ

　データを使った医療政策が私の専門です。実際に個人の健康を増進する話から、その周りの病院やデータ、政策などの研究もします。それこそAIやデータによって医療がどのように変わるのかという話もあります。実際に日本でもNDB[6]などのデータを活用するようになってきました。より進んでいるアメリカでは、同様のデータベースである「メディケアデータ」をスタートアップ企業が利用し、「サービスが提供されると医療費がどれぐらいになるか」を予測するサービスも提供されています。アメリカのDoximityという、LinkedInの医師版といわれるサービス[7]があり、私達の研究チームはこの会社の医師データベースと、公的医療保険のレセプトデータであるメディケアデータを、結合させて研究しています。また、研究で使われてい

る AI などのテクノロジーも、スタートアップ企業がビジネスとして使うようになっています。そのため、医療政策とビジネスの境目がほとんど無くなってきています。

医療関連のアプリやデジタルセラピューティクス（DTx）などをプログラム（ソフトウエア）医療機器[7]と言いますが、そのプログラム医療機器で薬物療法を管理したり、糖尿病のコントロールをするなどをスタートアップ企業が行っています。また、製薬会社がそのスタートアップ企業を買収したりもしています。これらの開発には国のデータを使うので、政策とビジネスが大きく関わっています。政治も実際のテクノロジーの中身を知らないと法整備や制度設計もできません。

私は、アメリカでは自分のためにビッグデータを解析するだけでなく、複数の研究者が価値あるデータを共有してコラボレーションを促進するための、インフラを整備の仕事もしています。データはすでにコモディティ化しつつあるので、次はいかにレバレッジをかけて、クリエイティブな使い方をするかを考える時期に来ています。つまりデータの価値だけでなく、それを利活用する「問いを立てる」力の重要性が高まっているのです。

一方、日本での私のメインの仕事は、EBPM[8]（Evidence-based Policy Making：エビデンスに基づく政策立案）の社会実装です。先ほど申し上げた「明るい社会保障改革議連」や、厚生労働省の委員、医療政策機構の理事、協会けんぽのアドバイザーとして、どのようにしてエビデンスを評価し制度を良くするかということをしています。2020 年、世界的に権威のある医学雑誌である JAMA Internal Medicine[9]誌に、京都大学の福間真悟先生と、日本のメタボ検診が健康指標の改善につながっていないというエビデンスを示した論文が掲載されました。その次の段階として、具体的にどうしたらいいのかいう、政策側からのフィードバックがありました。今、最も注力しているのはこの分野です。

既存の特定保健指導に、健康に良いことをするとポイントを付与し、累計で 180 ポイントを達成させるという制度がありますが、その制度の中身を変えないと生活習慣の改善は見込めず、日本人が健康になるのは難しいと思います。根本的な正解があって、代替案を保健指導に当てはめれば解決でき

という問題ではないのです。現状は、何をやったらいいのか明確ではないのですが、目標はわかっています。また、プログラム医療機器のようなイノベーションも起きています。今までできなかったことができるようになり、Fitbit や Apple Watch は血圧などのデータを測ることができるようになりました。今後1年、2年でできることがさらに増えるでしょう。

今後は、現在と未来の両方をつながないと、様々な問題を解決できないと思います。今までは、RCT でエビデンスがあればそれを適用すればよかったのですが、今後、私たちが解決する問題の多くは、答えのない問いに答えを出すことが求められてきます。ですから、少し先の未来を見据えた考え方、たとえば2〜3年後に出てきそうなテクノロジーでこういう問題を解決できるのではないか、といった発想も必要になります。もちろん NDB などのデータの利活用の促進も必要ですが、政策的な問題を解決するためにも AI や DX が必要なのです。

AI は世界中でビジネスの大きなドライバーになっています。アメリカと中国が圧倒的に優位で他の国は遅れている構図です。まだ唯一、勝者、敗者がはっきりしてないのが、ヘルスケア分野です。GAFA [8] も含めて、世界中の企業が医療以外の領域から医療に参入してきて医療分野のプラットフォーマーになろうとしていますが、GAFA や中国ですら、まだこの分野をカバーできていません。e コマースなどの他の産業と比べると、GAFA レベルでも一気に市場をカバーすることが難しい分野なのです。

逆に言うと、日本でも、ヘルスケア分野はまだチャンスがあると言うことです。世界に打って出る企業が生まれるためには、日本のヘルスケア産業を活性化する必要があります。「日本は、言語の壁に守られているので、うまくいっています」ではなく、世界のスタンダードとなるアルゴリズムを作ることができるような事業をサポートしたいと思います。

日本のレセプトデータを用いた研究で、機械学習 [9] を使った高医療費患者の予測で、日本において人口のたった5％が医療費全体の50％を使っていることがわかりました。レセプトデータや検診データと機械学習を活用すると、日本でもこの5％をかなり良い精度で予測できます。これを社会実装て、どうやったら医療費を下げることができるのかが、次のステップです。

新しいテクノロジーによる効果は、このような事例を見ていただくとわかると思います。

　研究とビジネス、政策の境目がほとんどなくなっています。高額医療費予測のモデルも、普通に、健康保険事業の運営主体である保険者が使うことができれば、企業とのビジネスとして成り立つ可能性があります。だからこそ、政策とビジネスの両方を理解する必要があるのです。

▌世代間対立は 解消すべき課題

佐藤　欧米や日本の大きな違いとして、たとえば、ある程度年齢になったら、医療はここまででいいよねとか、延命については本人の意思をどこまで優先するのかという価値基準を、日本は議論しないで意思決定されてきたように思います。検診の効果や終末期の医療の議論が日本にはなかったからです。その点、アメリカで活躍されている津川先生からどう見えるのでしょうか。

津川　私は正直、欧米のような制度は日本にはなじまないと思います。議論をしなければいけないというのは、おっしゃるとおりです。何らかのコンセンサスをつくらなければいけません。ただ、日本人の価値観と合ってないと思うので、日本独自のルール設定をしなければいけないと思います。

　個人的な意見としては、日本は実は高齢者に冷たい側面もあると感じるようになってきました。新型コロナウイルス感染症の一件で、なぜ高齢者のために若い人は我慢しなければならないのだ、といった意見が見受けられました。アメリカでは、そのような意見は道徳的に不適切とされ誰もそんなことは言いません（もちろん心の中では思っている人はいると思いますが）。彼らは自分の親世代である、今までアメリカを支えてくれた高齢者が守られるのであれば、少し我慢しようと考えます。もちろんパーティーもしたいし、大きなフラストレーションが溜まっているという人もいます。しかし日本のような世代間の対立は、アメリカにはあまり見られません。

これに対する私の仮説としては、日本ではエイジズム（年齢差別）があまり社会的に問題視されない環境があると考えます。他国では、人種間や性差の対立などが大きな対立軸となっています。何らかの得をしている集団がいれば、損をしている集団もいます。日本はこの点、高齢者を仮想敵にしているところがあるように思います。それが世論を形成していて、長生きできることが社会の負担として、ネガティブに捉えられてしまうのではないでしょうか。これはメディアの責任も大きいのでしょうが、そういう全体の空気が生まれているように思います。社会の対立や分断は、どの国においての非常に危険です。政治が不安定化したり、暴力が起きたり、虐待される人が生まれるので、もう少し日本はセンシティブに対応するべきです。

　このような議論はアメリカではエイジズムに当たります。倫理的にどうかを大学の学部や医学部で教育をして、その人が高齢者だからもう医療を諦めるべきか、他の人のために高齢者が医療を諦めるべきかなどの議論は、きちんとした倫理的な判断軸をもって丁寧に議論する必要があります。基礎的な共通知識がないまま議論できるような簡単な問題ではないからです。

吉村　おっしゃるとおり、世代間の対立を煽るような言説というのは、差別や倫理も含めて、良くない面と、そもそもそれが問題解決につながらない面があると思います。お互いの歩み寄りが必要で、高齢者側から何らかの発信、価値の提供、提案などを引き出しながら社会の意思決定をして方針を決めていくようになるといい。社会保障制度についても、高齢者に対する手厚さが適切なのかも含め、次の世代に対する適切な再配分をどうしたらいいのかを、もう少し考えてもいいと思います。

津川　日本人が「高齢者が社会の負担になっている」と考える理由は、「社会保障費」という表現をするからかもしれません。高齢化に伴って、定年退職から死亡するまでが長くなっています。社会的に見ると、今の80歳は生物学的には昔の60歳ぐらいに当たると言われています。生活習慣の改善などによって人間はどんどん若返っているため、年齢という数字は変わらないので乖離が生まれています。ですから定年退職を65歳ではなくて85歳にし

なければ、生物学的なライフスパンと社会的なライフスパンとの間のずれが小さくなるわけです。

そもそも社会保障費に、年金と医療費をまとめること自体がかなり問題を複雑にしています。「年金」は退職後の収入を最低限カバーするために、どうやって所得に再分配をするかという所得の再分配の話です。それに対して「医療」は、病気になった人をどうやって助けるかという全く別の軸の話です。50歳で死にたくなかった昔の人が85歳まで生きられるようになり孫の顔が見られる、このように医療は国民の幸福に寄与しています。なぜか日本では高齢者の医療費がネガティブに評価されていますが、高齢者に医療費がかかるのは、ごく当たり前のことです。

高齢者を敵対視するのではなく、制度設計上のずれを修正して、もう少し長く働いていただくというのが本来あるべき姿だと思います。定年退職の年齢は何十年も前にその時の社会情勢に合わせて恣意的に決められたものであり、時代遅れになると思います。単純な生物学的な年齢を見れば、それがずれていることは明らかです。メディアを見ていると、問題の本質がずれていると感じます。日本では皆が言い始めるとしばしば思考停止し、議論が硬直化してしまうのですが、時々一歩下がって因数分解して、本当の問題はどこにあるのだろうと考える目を持って意見を交わすということが大事だと思います。

次世代の医療を担う君たちに

佐藤　津川先生が多岐にわたってご活躍されているので、一言で先生のポジションを説明するのは難しいと思っています。そのような中で、ご自身の研究を社会実装する際に先生ご自身の意見が否定された場合に、相手を説得しようとするとき、どのようなことを意識されていますか。重要なところだと思います。

津川　私の場合は、基本的には、アカデミアの立場から意思決定の判断材料としてのエビデンスを作ったり紹介することが役割です。たとえばEBM（Evidence-based Medicine：エビデンスに基づく医療）において、エビデンス＝答え・正解ではありません。患者さんなど各人の価値観によって、そのメリット・デメリットが変わってきます。家族や子ども、仕事、様々な関係でも変わってくるので、必要があれば私だったらこう思いますとお伝えしますが、それが正解というわけではありません。

　それと同様に、政策では、アカデミアは意思決定者ではありません。民主主義は、選挙で選ばれた国会議員が代弁をして、いわゆる民主的なプロセスを経て意思決定をするという形態です。ですから、私の仕事は「今、ここまでわかっていて、ここがわかっていません」「こうやると日本は5年後、こうなると思われます」とエビデンスを紹介することであり、結果的に意思決定がエビデンスと矛盾したものであったとしても、きちんと民主主義的なプロセスに基づいていて決定されたものであれば、問題ないと考えます。

　さらに言うと、日本にとって最善な政策であったとしても、政治的なプロセスの中で、どうしても達成できないことがたくさんあります。COVID-19対策においても、そのようなことはたくさんあったかもしれません。意思決定のプロセスにおいては、意思決定者とアカデミアにしっかり線を引かなければいけないし、二人三脚を組んでもアカデミアは意思決定者ではなく、あくまでも助言者であることを自覚しないといけないと思います。日本は、この点が曖昧な場合があります。有識者会議[10]でも、誰が何の意思決定をしているのかよくわからない。何となく意思決定権を持っているような雰囲気ができ上がってしまって、逆に、アカデミア側も勘違いしてしまうわけです。これにより、有識者会議で決めたことが大どんでん返しされると、「あれ？」となるわけです。しかし本来、これは正常なことで、アカデミアはアドバイスをしているだけなのです。それが民主主義的なステップにおいて否定されても不思議ではありません。ただし、意思決定のプロセスがルール化されていないことは問題です。

　アメリカでは、有識者会議は、最終的には座長が決めるのがルールです。ワクチン接種も意思決定権は軍隊のようにトップにあります。そうしないと、

全員から同意が得られなかったときに意思決定ができないからです。意見が異なる場合、誰が最終的に意思決定をするのかのルールを決めておかないと、特に有事の際やスピードが求められたときには答えを出せなくなってしまいます。

　日本の新型コロナウイルス感染症対策では、それが顕在化していると思います。要は、意見が分かれたときにどちらの権限が強くて、最終的にどちらの意見にしたがうのかというルールがないので、現場で混乱が起きています。そうなると、現場のレベルで地方自治体の首長が、ウチはやる、やらないなどの話が出てくるわけです。これは、良い、悪いではないのですが、少なくても有事の際には大きな支障が出てきます。

吉村　おっしゃるとおりだと思います。日本では有識者会議の位置づけや、何の決定権を持っているかは決まっていません。有識者は、基本的に行政官が推薦し、本人に直接打診して招集したメンバーです。選挙などの手続きを踏んでいるわけではありません。有識者会議で意見が割れても多数決という手続きは取らず、全会一致を旨として進めるわけです。ただ、明文化されていませんが、官僚組織の中にあって、有識者会議から出たものを簡単には無視しないというのが、慣習としてあるということです。ここは津川先生の指摘どおりで、ゲームのルールを明確化する必要があります。

　恐らくアメリカほど多様だと、意思決定のプロセスを明確におかないと、話がまとまらないのだと思います。日本のように慣習に頼るという曖昧さが結局、制度の詰めの甘さ、最終的にはスピード感に影響を与えてしまい、今回のような緊急事態で問題が露呈したのだと思っています。

　科学者としての立場と、政策立案者（policy maker）、ないし意思決定権者の立場を明確化せよというのは、非常に新鮮なメッセージです。多分野を縦横無尽に行き来しつつも、その場における自分と相手の役割は何なのか、きちんと色分けした上でゲームに参加することが大事だということは、非常に重要なメッセージだと思います。

津川　アメリカでは政策だけではなく、普通の仕事をしていても同様の判断基準があります。たとえば、病院では救急患者が来たときに、研修医と専門医で、入院させるべきか判断が分かれるときには、基本的にランクが上の人が決めます。企業でも、デパートメントチェア、バイスチェア、プロフェッサーなど、意思決定のためのランキングがしっかり決まっています。日本ではこれが曖昧で、ルールがわからないスポーツを皆でやっているようなもので、探り合いみたいになっているのではないでしょうか。

　日本の優秀な若者が活躍するためには、ルールを決めて教えてあげて、この中で全力でプレーしてくださいというようにやらないと苦しいと思います。人事評価も日本は曖昧なところがあり、上司に気に入られるかどうかで評価が変わります。そのようなことをやっている限りは、本当の意味での優秀な人が活躍し評価されることもありません。今後、外国人も増えてくるので、今までのように暗黙の了解で済むような文化ではなくなるでしょう。少しずつ、いい意味で欧米化してく方がいいと、個人的には思っています。

吉村　ルールについての説明がないというのは、一貫した日本の課題のような気がします。たとえば、医師が保険医として診療を始めるにあたっても、恐らく保険医療制度についてきちんと理解している医師はほとんどいないと思います。結局、オン・ザ・ジョブトレーニング[11]で、ぶっつけ本番をしているわけです。そこは良いところでもありますが、大きな課題ではないかと思います。私も厚生労働省で医系技官として着任したときに、まさにぶっつけ本番でした。このようなトレーニングは、いきなりやってみて学ぶので効率のいい部分もある一方で、評価も非常に曖昧になり、更には、成果が非常にぶれてしまいます。コンスタントな成果に結び付かないというのは大きな問題で、津川先生のお指摘の通りだと思いました。

佐藤　医療政策は、分野の垣根はなくなってきていると感じています。この分野での、津川先生の活躍の場や役割が広がっているようにお見受けします。これからの時代に挑む若い医療者が、どの分野・テーマを切り口に入っていくといいか助言をいただけますでしょうか。

津川　私はもともと臨床医として働いていました。政策にも興味があったので、医系技官になろうかとも考えましたが、まずは原理原則を勉強しようと思いアカデミアに進みました。それでアメリカに修士号を取りに行ったら、いつの間にか博士号まで取って、10年以上アメリカに滞在しました。

　今の時代は、その時々で状況がどんどん変わります。医療機器プログラムなど、5年前には考えられませんでしたが、5年後には普通に処方されるようになっていると思います。製薬会社などがアプリと薬を併用する時代も来ます。しかし、どういう未来になるかは読めません。もしかしたらGoogleがプラットフォーマー化して、Google Healthの上で、皆が電子カルテなども含めて、普通にGoogleの医療サービスを使っているかもしれない。また、アメリカではAmazonが訪問診療をやっています。Amazonがいわゆる保険会社になっているかもしれない。そうではなく、製薬会社側がDXみたいなものをどんどん広めて、そのプラットフォーマーになっているかもしれません。ここ3年で、このような変化が起き、今後5年ぐらいすると、そもそも今課題にも上がってないようなことさえ起きてくるでしょう。

　初代iPhoneが登場した2007年からまだ15年程度しか経っていません。この15年、20年ぐらいですら予測不能なことが起こっています。ですから今後も、新しいことを学んで、やれることをやっていくしかないと思っています。私も、もともと医療政策をやりたいと志望していたわけでもないですし、その都度、次の医療、解決すべき問題が何かを考えながらやってきました。今後もずっと、医療政策をやっているかどうかもわからないですし、その都度、全力でやるしかないと思っています。

　日本には2040年問題があり、国全体が社会保障費・医療費の問題を抱えています。さらにビジネス分野からの要望やヘルステクノロジーの進展があります。これだけの大きな問題に対して、誰も第一人者がいない。これは、ピンチですが若い世代にとってはチャンスかも知れません。若くして活躍できる可能性があるからです。

　将来を予測するのは本当に難しいです。今の時代、5年先も予測できないです。そこで最後に、アラン・ケイ[12]というコンピューターの父と呼ばれている、コンピューターサイエンティストの私の好きな言葉を紹介します。

「未来を予測するよりも、自分でつくったほうが確実である」

ぜひ皆さんも自分たちの手で新しい未来をどんどんつくっていってください。

―クロストークを終えて―

課題をポジティブに捉える求道者

津川先生の魅力は、医師としてはもちろん、Public Health における研究の第一線で活躍している方というのもありますが、クロストークのお話を伺っていると、挑戦者であり試行錯誤しながらもそれ自体を楽しんでいる姿にあるのかもしれません。

最も印象的だったのは、「日本の健康寿命が世界で No.1 であるという事実を、ポジティブに捉えなおすこと」です。日本の経済成長率の低下や、少子高齢化社会による医療や都市の縮小等を憂うことが多いですが、あらためてこの問いかけは、次の世代への数多くの示唆があるのではないでしょうか。

たとえば、日本の予防医療には特定健診等の全国的な制度が根付いていますが、津川先生は「予防は 42 兆円／年の医療費を下げるのか？」という論点は「ガラパゴス化した議論」であるとし、世界は予防に期待していると話されました。その上で 1 つ 1 つの予防戦略を評価し、効果のあるものや費用対効果に優れた予防戦略へ update することや、ビッグデータや AI 等のテクノロジーやプログラム医療機器等のデバイスを駆使した革新的な保健・医療の可能性について、諸外国のエビデンスを基にご紹介くださいました。

医療の領域においては、基礎研究から社会実装に至るまで、あらゆるプレイヤーが健康や医療のために取り組んでいて、それゆえに、たくさんのチャンスがあります。産官学民の境界線がないことは、医療者が医療の世界以外でも活躍するチャンスがあること、同時に医療分野以外の方が医療の世界で活躍する可能性も示唆しています。その結果として医療界はよりオープンに

なっていくことでしょう。次の世代で活躍する方々にとって、津川先生の挑戦から得られたアドバイスはとても参考になったのではないでしょうか。当センターでも医師や医療関連の有資格者ではない身から医療政策分野の研究者として試行錯誤している者がいるので、とても勇気づけられましたし、当時以上に医療の世界はオープンになっていると思います。

　COVID-19 の感染拡大の影響により、多くの方が日本の医療の良い面と悪い面を知る機会になったと思います。日本に住んでいると批判やネガティブな面ばかりが強調されます。また、津川先生が指摘する「高齢者だから治療は最小限で良いというようなエイジズム（年齢差別）に対して、日本は悪い意味でまだ寛容」であることを考えると、日本社会はまだまだ変化の途上です。

　「課題をポジティブに捉えなおすこと」は研究や社会実装に共通する本質かもしれません。

（吉村　健佑）

文献：

1 ）エズラ・ヴォーゲル『ジャパン・アズ・ナンバーワン』（原題：Japan as Number One: Lessons for America）ハーバード大学出版局　1979

2 ）リンダ　グラットン『LIFE SHIFT』東洋経済新報社　2016

3 ）Spillman BC, Lubitz J. The effect of longevity on spending for acute and long-term care. N Engl J Med. 2000 May 11；342(19)：1409-15.

4 ）Kalseth J, Halvorsen T. Health and care service utilisation and cost over the life-span: a descriptive analysis of population data. BMC Health Serv Res. 2020 May 19；20(1)：435.

5 ）Cohen JT, Neumann PJ, Weinstein MC. Does preventive care save money? Health economics and the presidential candidates. N Engl J Med. 2008 Feb 14；358(7)：661-3.

6-1）US プリベンティブ・サービス・タスク・フォースホームページ

https://www.uspreventiveservicestaskforce.org/uspstf/（参照 2021-12-14）

6-2）英国国立医療技術評価機構（NICE）ホームページ
https://www.nice.org.uk/（参照 2021-12-14）

7）Doximity ホームページ
https://www.doximity.com/（参照 2021-12-14）

8）独立行政法人経済産業研究所『EBPM（証拠に基づく政策立案）』
https://www.rieti.go.jp/jp/projects/ebpm/index.html（参照 2021-12-14）

9）Fukuma S, Iizuka T, Ikenoue T, Tsugawa Y. Association of the National
Health Guidance Intervention for Obesity and Cardiovascular Risks With
Health Outcomes Among Japanese Men. *JAMA Intern Med*. 2020；180(12)：
1630-1637.

第4章 -2

グローバルな視点から見る、求められる医師・医療の在り方

【登壇者紹介】

國井 修（くにい おさむ）

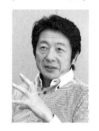

＜プロフィール＞

グローバルヘルス技術振興基金（GHIT Fund）CEO（最高経営責任者）

2006 年より国連職員（UNICEF）となり、ニューヨーク本部、ミャンマー、ソマリアで子どもの死亡低減のための保健医療、栄養、水衛生プログラムに従事。2013 年よりジュネーブにある国際機関グローバルファンド（世界エイズ・結核・マラリア対策基金）の戦略・投資・効果局長として、世界約 130 か国で感染症対策支援を行う。

2022 年 3 月より、ビル＆メリンダ・ゲイツ財団や民間企業、アカデミア、政府などによる産学官民連携で感染症対策のための研究開発やイノベーションを促進するグローバルヘルス技術振興基金（GHIT Fund）の CEO となる。

この内容は、2021年5月21日に開催された「次世代医療クロストーク！」の内容を基に作成されています。

■ 国際貢献がしたい

國井　私がこれまで、どんなことやってきたか。思えば、いろいろな道を歩いてきました（**図表1**）。

　医師としての働き方には様々な座標軸があります。活動場所でいえば、日本国内の地域、日本全体、国外、世界などがあります。またアプローチにも臨床、公衆衛生、教育などがあります。

　私は、自治医科大学出身で臨床研修は附属病院で行いました。その後、済生会宇都宮病院、そして奥日光にある山村の診療所で働きました。

　今は日光市に合併されてしまったのですが、栃木県の栗山村という山奥の診療所で2年間働きました。診療所から歩いて5分の所に露天風呂があって、夜中の12時ぐらいまで診療所で仕事したあと、このお湯に浸かって帰宅するという生活を送っていました。満天の星空を眺め虫の音を聴きながら、肌がつるつるになるお風呂に浸かる。最高の贅沢でした。

図表1

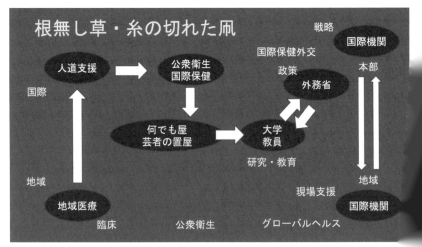

そんな診療所にいながらも、医学生時代に仲間と創設したAMDA[1]の組織運営やプロジェクトに関わっていました。1年に1、2回は海外に行かせてくださいと村長に頼みこんで緊急援助に出かけたり、診療の合間に派遣する看護師や医師を探したり、プロジェクトのトラブル処理をしたりしていました。

　その頃に支援で赴任した1993年当時のソマリアは悲惨で、映画『ブラックホーク・ダウン』（アメリカ　2001年）[2]そのものでした。1993年にアメリカの特殊部隊のブラックホークが撃ち落とされ撤退する数か月前まで、私はモガディシュにいました（**図表2**）。モガディシュはかなり危険だったので、そこでの活動は断念して、隣国のジブチに逃げてきたソマリア難民を支援することにしました。

　私は患者さんを診るのが好きなので、臨床で国際貢献したいと思っていました。しかし現場で働いてみて、知識も経験も足りないし臨床だけでは多くの人を助けられないと感じて、米国でパブリックヘルスを勉強することにしました。日本でいう「公衆衛生」とは違って、ダイナミックで包括的な「パブリックヘルス」でした。開眼した感じでしたね。充実した勉強ができましたし、世界の素晴らしい友人、ネットワークもできました。

　その後、国立国際医療センター（現在の国立国際医療研究センター、NCGM）に移りました。本来は自治医科大学を卒業すると、9年（在学期間の1.5倍）の義務年限、つまり授業料などを無料にする代わりに、出身県のへき地などで奉公しないといけないのです。私の場合、学生時代に休学してインド、また義務年限中にハーバードにも留学したので12年間は栃木県の

図表2　1993年当時のソマリアの様子

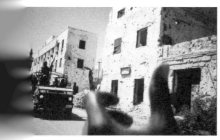 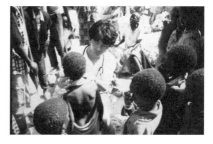

地域医療のために貢献する義務がありました。

　ところが、栃木県のへき地にいても途上国に飛び出していってAMDAの活動などもやっていた私を見て、周りが國井はこのまま栃木県にいなくてもいいんじゃないかと考えてくれたようです。当時の県の衛生部長が、WHO（世界保健機関）にも出向経験のある厚生労働省の医系技官で、「國井君、そんなに国際協力やりたいなら仕方ない。へき地医療もやったし、栃木県にはそれなりに貢献したことだし、もうここにいなくてもいいよ」と言ってくれました。「厚生労働省に行ってWHOに行く道もあるけど、どうだ？」とも言ってもらいましたが、当時の私はまだ現場にこだわっていたので、出向先としてNCGMを紹介してもらいました。「出る杭は打たれる」じゃなくて「抜かれた」んでしょうかね。栃木県と衛生部長にはとても感謝してます。

NCGM 時代
臨床から公衆衛生へ

　NCGMには当時、病院と研究所以外に国際医療協力局があり派遣協力課に所属しました。そこは「芸者の置屋」と言われていて、医師が30人ほど、看護師が20人ほど、計50人ほどがいました。当時の日本の政府開発援助（ODA）[3] は世界一で右肩上がりだったので、世界中で様々な医療プロジェクトが動いていました。私はNCGMから派遣されて技術支援をしていました。

　当時は、産婦人科、外科などの臨床を長年やっていた医師が病院の支援プロジェクトなどをやっていましたが、私が派遣された頃から、米国などで公衆衛生を学んだ若いスタッフが少しずつ増えて、地域医療、プライマリーヘルスケア、母子保健などの支援プロジェクトも増えていました。ODAが ハードからソフトへ、臨床から公衆衛生へシフトしていった時代です。私は ハード、ソフト、いろんなプロジェクトに参加させてもらいました。モザ ビークやパレスチナなど紛争などで疲弊した国々での病院整備、インドネ アの母子保健などです。緊急支援にも派遣されましたが、今でも当時の緊 感を覚えてるのがペルーの日本大使公邸人質事件[4] です。事件が起こっ

から最終的に強行突入して事件が終わるまでの126日間、人質となった邦人やその家族の身体的・精神的ケアを含めて、医療班としてNCGMから医師・看護師が派遣されていました。私は最後の1か月、強行突入の時に派遣されていて、凄い世界を体験しました。

　ブラジルには1年間、長期派遣されて、スラム街、田舎、セルタウンと呼ばれる乾燥地帯の住民の健康改善プロジェクトを行いました。当時はリーシュマニア[5]からシャーガス[6]などの熱帯病から高血圧や糖尿病といった慢性疾患まで、Double burden（二重負担）[7]と呼んでましたが、現地の専門家と一緒に様々な調査や対策を実施しました。

　長崎大学の熱帯医学研究所にいたときに、スマトラ島沖の大地震と津波が起こりました。最終的に10か国以上で20万人が死亡した大災害ですが、津波の後に感染症が流行ることにより、さらに約14万人が死亡するとWHOが警告を出しました。熱帯医学研究所には、それは本当か、どんな感染症が流行るのかなどメディアから様々な問い合わせが来ました。津波だけでも数多くの死者が出ているのに、さらに感染症で多くの死者が生まれるかもしれない。しかし、そんなエビデンスは過去にはありませんでした。日本唯一の熱帯医学研究所として科学的なデータを示しながら対策を立てることになり、すぐに文科省から緊急の研究補助金が出て、私がリーダーになってしまいました。

　この研究は大規模なものになり、北海道大学、東大医科研、NCGMなど多くの組織の研究者、総勢40名以上が、狂犬病などの人獣共通感染症、マラリア[8]やデング熱[9]などの蚊媒介感染症、水系感染症、呼吸器感染症など5つの研究班に分かれて、インドネシア、スリランカ、タイなどに何度も調査に行きました。

　被災地ではもともとマラリアが流行していましたが、地震の影響でどの程度悪化するのかを調査しました。WHOもマラリアの感染流行に警告を発していました。しかし、我々のチームの蚊の専門家の調査では、津波によって沿いの水域は海水を被って塩分濃度が高くなり、マラリア媒介蚊の幼虫は

成育できず、マラリアはかえって減ったことをつきとめました。ただし、デング熱の媒介蚊は、ちょっとした水たまりでもすぐ増えるので、津波後しばらく経ってから避難所などで流行が見られました。

　最終的に、様々な有用なデータを得ることができ、現地の対策などにも生かすことができました。将来の津波災害の対策にも大いに参考になると思います。

　災害支援は重要ですが、このような時ほど、冷静に情報を収集・分析しながら、適切な対策を実施することも重要だと感じました。

■ ユニセフ時代 ミャンマーからソマリアへ

　その後、ユニセフ（国連児童基金）[10] のニューヨーク本部で保健政策アドバイザーとして働き、ミャンマーに赴任しました。当時のミャンマーは軍事政権で（その後、文民政権になったが、2021年2月の軍事クーデターにより軍事政権が復活した）、5歳未満死亡率はアフガニスタンに次いでアジアで最悪であり、マラリアによる死亡数もアジア最大でした。少ない予算の中で、母子保健戦略作りや予防接種実施計画など国全体の政策・戦略作りを支援し、予防接種の実施に全面的に協力しました。JICA の仕事は、医療機材やワクチンの供与や、ある地域の母子保健改善などのプロジェクトが中心ですが、ユニセフの仕事ではミャンマー全体の保健プログラムを系統的に支援しました。さらに、ミャンマー政府や地元 NGO などとも積極的にパートナーシップを組んで事に当たりました。

　図表3の白い箱に入っているのはワクチンです。コロナ禍で世界中でワクチン接種が進められていますが、開発途上国でワクチンを普及することは口で言うほど簡単ではありません。山奥や砂漠地帯のへき地から離島まで様々な遠隔地に送り届けなくてはなりません。ワクチンは通常コールドチェーンといって、摂氏2度から8度に冷蔵して運ばなくてはなりません。山の中をコールドボックスを持って3日間も歩くことがあります。灼熱の野もあります。さらに急流の川を渡って届けるのです。大変な人海戦術が

図表3　ミャンマーでのワクチン運搬の様子

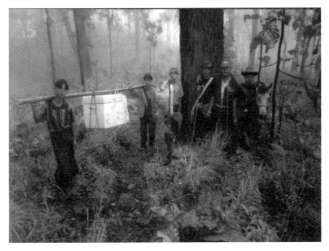

要なのです。海外からワクチンを調達しても、中央倉庫から地方へ、そして
末端の村までどうやって運び、すべての子どもたちに接種するか、そのロジ
スティクスがいかに大変かを現場で体感しました。

　また、コロナ禍でも問題になってますが、ワクチンに対して抵抗・忌避す
る人がいます。ワクチン普及には、言葉の壁、文化の壁、人の移動など、い
ろんな問題があって1つ1つ越えなければなりません。越えるとまた、新た
な課題が出てくるのです。

　ミャンマーで働いた3年間は、15万人が死亡したサイクロン、日本人
ジャーナリストも死亡したサフラン改革など、いろいろな災害や事件があり
ました。コペンハーゲンのユニセフの物資倉庫から多くの必需品を調達して
現場まで送り届けたり、戒厳令下でも被災者や市民に支援が行き渡るように
水面下の活動をしたりと、結構、危ない橋も渡りました。

　その後、内戦下で無政府状態のソマリアで働きました。ソマリアは、医学
生時代1年休学して2、3か月ボランティアで訪れ、その後、AMDAで緊
急支援を行い、これが3回目の赴任でした。世界で最も過酷な国ともいえま

図表4

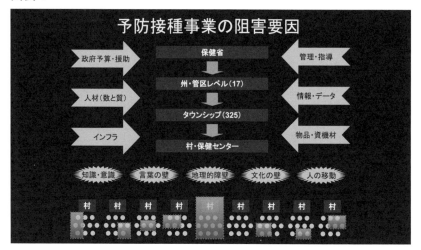

すが、私にとってはこだわりと思い入れのある国です。

　私が働いた3年間も国内での紛争は絶えず、ある地域で洪水があったと思ったら、別の地域では干ばつが続き、多くの子どもや母親が飢えや病気で苦しんでいました。感染症が常に蔓延する中で、マラリアやコレラなどがアウトブレイクを起こすなどして、その過剰死亡を抑えるための緊急援助も必要でした。

　オフィスが武装兵力に占拠されたり、同僚が撃たれたりということもありました。ここではロジスティクスがとても重要で、私たちはセスナや4駆車を使って砂漠地帯を移動し、援助物資は海外から空路、海路、陸路など様々な方法を使って搬送しました。どこで戦闘が激化しているか、どこの治安が悪くなっているかなどを常にチェックして、移動・移送の手段や行路も変えます。最悪の事態をいつも考えながら計画するリスクマネジメントが重要でした。

■「グローバルファンド」
■三大感染症の克服

　現在、私が働いているのは、「世界エイズ[11]・結核[12]・マラリア対策基金」、通称、「グローバルファンド」という国際機関です。基金は、以前には年間500万人を死に追いやっていた三大感染症、すなわちエイズ、結核、マラリアを終息させるという国際目標に向けて活動しています。

　ご存じの通り、エイズは深刻な問題です。1981年に世界で初めて症例報告がなされましたが、その後の遺伝子解析などの調査から1920年頃には、既にベルギー領コンゴのキンシャサで流行っていたことがわかっています。アフリカでは、エイズは体重が減って体がやせ細っていくため、原因不明の「スリム病」として広がっていました。20代、30代の若い働き盛りの人が多く死亡し、多くの子どもが遺児となりました。私も1990年代にアフリカの地方を訪れると、若い世代が亡くなり、おじいさん、おばあさんが孫たちを育てているという状況を目の当たりにしました。診療所の看護師や学校の先生など村の重要なポストにいる人々も次々に死亡して、それは悲惨な状況でした。南部アフリカでは地域の人口の半数がHIVに感染して、エイズによって国の平均余命が20歳ほど降下するような状況でした。このままではまずいということで国際社会が動いたのが2000年。既にHIVは世界を席巻して、多くの国で手が付けられないほどになっていました。

　1981年に症例報告がありながら、アメリカ政府が動いてエイズのための対策が本格的に始まったのは1987年です。初めはゲイやハイチ人などに感染者が多かったため、差別・偏見の対象になって、6年間ほど政府も目を背けていたわけです。2000年に国連総会を含めて、国際社会がやっと一致団結し始めたのですが、症例報告から19年間かかりました。

　当時、先進国首脳が集うG8サミットでは国際政治、経済、貿易が議題の中心でしたが、2000年に日本の森総理が議長を務めた九州沖縄サミットのときに、初めて保健医療、エイズを中心とする感染症が主要議題となりました。この地球規模の課題に対して、本気になって新しい革新的なパートナー

シップを組まないといけない。この結果として実を結んだのが、2002年に創設されたグローバルファンドです。

　さらに、2000年以降、先進国からの保健医療分野での国際援助総額は急上昇しました。1990年ころは約80億ドルでしたが、これが5倍ぐらい、現在はやや停滞していますが400億ドル弱、日本円でいうと年間4兆円ぐらいになりました。4兆円とはそれほど大きな金額ではありません。日本の医療費は40兆円を超えていますから、その10分の1にすぎません。グローバルファンドは保健分野の国際機関の中で世界最大の予算を持っています。最近までWHOの2倍ほど、それでも年間4,000億円程度で、日本の医療費の100分の1です。これで100か国以上の三大感染症対策プラス保健システム強化を支援しています。WHOでも先進国の大病院4つ分ぐらいの予算しかありません。世界がWHOやグローバルファンドにかける期待は大きいのですが、拠出資金は小さいのです。

　もちろん、限られた予算でも成果は出せます。グローバルファンドは創設から三大感染症の診断・治療・予防サービスを世界中に拡大させて、2020年末までに4,400万人の命を救いました。2000年以前は、アフリカでエイズ治療を受けられたのは2,000人程度でしたが、今では世界で2,000万人以上に治療がなされています。以前は特許権のために、エイズ治療に1人当たり年間で約200万円かかりました。その後、患者組織や市民社会の訴えなどを通じてジェネリック薬が普及して、現在では1人当たり治療費は年間で1万円未満に下がりました。いずれにせよ、国際社会の連帯によって、三大感染症による死者や感染者は減少してましまいした。たとえば、人口の40%以上がHIVに感染したボツワナも、グローバルファンドの設立後、急激に死者数が減少しています。人間の英知と努力が世界を救ったと言えます。

▌未来の医療
▌「ユニバーサル・ヘルス・カバレッジ」

　未来の医療について考えてみましょう。
　その方向は、人体を臓器、細胞、分子、遺伝子レベルへとマクロからミ

図表5

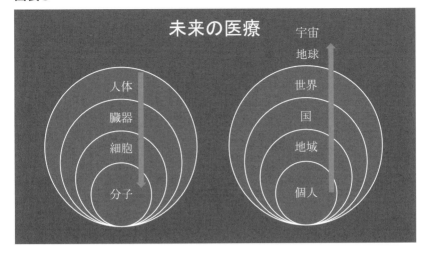

ロレベルで診断・治療が進んでいます。その一方で、個人から地域、国、世界、地球、そして宇宙へ、より広い視野から健康、医学・医療を考える領域であるグローバルヘルス、プラネタリーヘルス、宇宙医学にも注目が集まっています（**図表5**）。

　私自身はこのグローバルヘルスに軸足を置いていますが、大きな問題が「格差」です。

　図表6に示す通り、高所得国は世界人口の17%、世界全体の疾病負担の16%を占めていますが、保健医療支出は世界の80%です。逆に言うと高所得国以外の国は、人口や疾病負担が世界の8割を越えながら、2割程度しか保健医療に費やす資金がないということです。特に低所得国は疾病負担が10%以上もあるのに、保健医療に費やした資金は世界の1%にも満たないのです。この保健医療支出には国際援助や政府予算に加えて、患者の個人負担もあります。低中所得国では治療費が払えないため医療を受けられない人、医療によって貧乏になる人が後を絶ちません。

　図表7は、高所得国デンマークと低所得国シエラレオーネの男女別の各年齢層の死亡割合です。人口ピラミッドではなく死亡ピラミッド、0歳から4歳までの死亡がこの2か国で大きく異なるのがわかります。高所得国に産ま

図表6

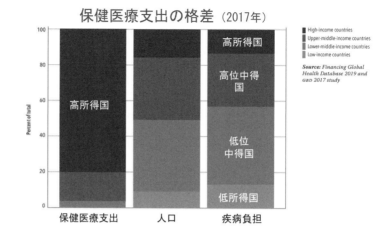

保健医療支出の格差（2017年）

図表7

男女別各年齢層の死亡割合（%）

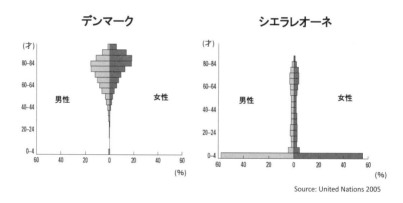

Source: United Nations 2005

れれば、予防・治療できる下痢症や肺炎、マラリアなどの病気で、低所得国の人は死亡しているのです。

　一方、良い知らせもあります。『The Lancet』でも発表された Grand convergence [1) です。現在成果を出している低中所得国があるので、それら

を見習って「ユニバーサル・ヘルス・カバレッジ」に向けた戦略的な努力を
すれば、現在、5歳未満死亡率の高い国でも、2035年までに死亡率の低い
国と同レベルにまで下げることができるというものです（**図表8**）。

そのためには、AFFORDABILITY（多くの人たちが支払い可能である）、
QUALITY（質の担保されたサービスを提供、質の高い治療薬や診断薬等を置

図表8　Grand convergence

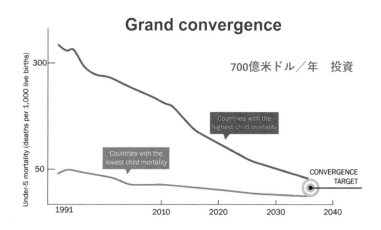

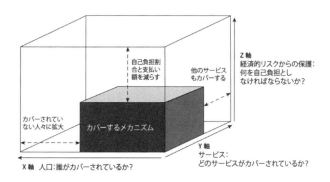

ユニバーサル・ヘルス・カバレッジ（UHC)

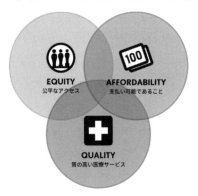

く）、そして EQUITY（その格差のないような形にする）の3つを推進することが重要です。「ユニバーサル・ヘルス・カバレッジ[13]」を達成するには、なぜサービスを受けられない人がいるのかをしっかり把握して、その解消のための努力が必要です（**図表9**）。

自然災害・新興感染症、世界健康安全保障

　グローバルな視点、また歴史を振り返ると、人類の寿命は1880年以降延び続け、1900年以降も急速に延びています。また、世界人口、都市人口、GDP、エネルギーの消費、水の消費などは1950年から指数関数的に上昇しています。テレビや自動車の普及率に比べ、現在のスマートフォン、インターネットの普及は次元の違う速さです。昔100年かかったのが50年になり、10年になり、現在は1年ぐらいになっている、そういう時代です。それに伴い CO_2 排出が増え、気温が上昇し、気候変動による様々な影響が出てきています。私も熱帯雨林の喪失を含む自然破壊の惨さ、世界各地で増える自然災害の恐ろしさを目の当たりにしてきました。

私は、1997年に発生したインドネシアの森林火災に、JICA[14] の緊急援助隊専門家として派遣されました。鬱蒼とした熱帯雨林に覆われたボルネオ島やスマトラ島では、もともとは現地の人たちが小規模な焼き畑農業をしていました。ところが海外から進出してきた多国籍企業が森林を伐採して、パームヤシなど先進国で高く売れる換金作物を植えるようになったのです。そのために大規模な野焼きをするのですが、これまでなら雨季になれば炎が消えていたのに、気象の変化から雨が降らず延焼してしまい、煙ヘイズによる視界不良で飛行機の墜落、タンカーの衝突が発生しました。周辺のシンガポールやマレーシアにも煙害が広がり、観光を含めて経済に大打撃を与えました。

　私は、現地で生活している日本人の煙による人体への影響なども調べてアドバイスする役目でした。専門外だったのですが、国立環境研究所の専門家からいろいろ教わり現地に行ってエアサンプラーを使って現場の空気を集めたり、様々な測定器で一酸化炭素や二酸化炭素、PM2.5 などを調べたり、住民の肺機能検査をしたりしました。その結果、森林火災が発生している地点からかなり離れていた場所でも大気汚染のレベルはひどく、極度の健康障害を起こすリスクがあり、実際に肺機能が低下している人が多くいました。現地の邦人には早期の退避、日本帰国を勧めて、インドネシア保健省には調査データを渡して、屋外での活動を避け、学校などの閉鎖も検討するよう提言をしました。

　最近は、オーストラリアやアメリカ西部などでも大規模な森林火災が発生していますが、それ以外にも野焼きや車の排気ガスなど、バイオマスの燃焼で地球の大気は汚染されています。これによる呼吸器系や心循環器系などへの障害は深刻で、WHO の推計では年間 700 万人以上の関連死[2] があるといわれています。

　また、東京大学で教員をしていたときに、中央アジアにあるアラル海周辺の環境破壊の調査に関わったことがあります。旧ソ連時代にアラル海に流れる2つの大河から水を引いて、小麦や綿の大規模灌漑農業を行っていました。そのためアラル海がどんどん枯渇して、周辺の住民が原因不明の病気で死亡したり健康障害が発生していました。使われていた農薬や化学肥料が湖に流

れ込んで水を汚染したり、枯渇した湖底の汚染された土壌が砂嵐で飛んで住民がそれを吸い込んでいたり、いろいろな要因が考えられました。

さらに世界では、台風やサイクロンなどの気象災害も増えていて、その緊急援助や調査などにも参加しました。1998年のバングラデシュの洪水では、全土の3分の2が浸水して水系感染症が流行しました。ソマリアで私が働いていたときは、洪水もあれば干ばつもありました。この国は内戦、洪水、干ばつ、コレラやマラリアのアウトブレイクなど、五重苦ぐらいになってました。

新型コロナやエボラ熱、エイズなど、新興感染症が1970年以降増えていますが、その7割以上は人獣共通感染症 [15] です。昔からある感染症でも、未だに猛威を振るったり、地球温暖化の影響などで増えてるものもあります。再興感染症といいます。

世界には人間を殺す動物が多々いますが、中でも最も多くの人間を殺すのは何だと思いますか？　それは、サメでもヘビでもなくて、蚊なのです。蚊が媒介する感染症にはデング熱、マラリア、チクングニア、ジカ熱などたくさんあります。ウエストナイル熱 [16] という感染症もそうですが、アメリカで1999年に症例が見つかって、ニューヨークの空港の近くなので、飛行機に乗って蚊が上陸したのかもしれませんが、それが2004年にはアメリカ全土に広がり、推定感染者は300万人といわれています。

このように世界で広がる健康危機を守るために、世界健康安全保障（Global Health Security）が叫ばれています。これには新型コロナのような新興感染症もあれば、薬剤耐性菌の問題、さらにCBRN、これはChemical 化学、Biological 生物、Radiological 放射性物質、Nuclear 核の頭文字を繋げた略語ですが、それらによる災害やテロなどから人々を守る方法を国際連携で強化しようとの努力もなされてきています。日本も、核弾頭に炭疽菌を1トン入れてミサイルを東京に落とされれば、相当な人が死ぬ可能性があります。それは想定外ではなく十分考えられるシナリオでもあります。

新型コロナ感染症対策が
デフォルトに

吉村　新型コロナウイルス感染症は、インドなどでまん延しています（当イベント開催当時）が、グローバルファンドは新型コロナウイルスをフォーカスに入れているのでしょうか。

國井　2020年3月からずっと取り組んでいます。というのも、コロナによって医療従事者が感染や死亡したり、ロックダウンで三大感染症の診断薬や治療薬が届かなかったりと、三大感染症対策自体に影響を与えました。また、同じ感染症で死亡しているのに三大感染症ではないからと言って無視することはできません。グローバルファンドとして、これまでに4,000億円近い資金で100か国以上の国に新型コロナ対策、またそれによる三大感染症対策の遅れを取り戻す支援をしてきましたが、それとともにWHO、世界銀行[17]など9つの国際機関で新型コロナと闘うためのACT-Aという国際連携を促進しています。これは新型コロナの「ワクチン」「検査診断」「治療」の研究開発を促進して、迅速に現場まで送り届けることを目的としています。グローバルファンドは特にPCRや迅速抗原検査を世界中に普及させ、医療用酸素やステロイド剤の供給も支援しています。途上国には個人防護具、医療用マスクなども不足する国が多いので、これらも支援しています。

吉村　世界的にもPPEも足りないのでしょうか。

國井　全然足りないですね。現地からの需要が大きいので、調達が追い付かない国もあります。

　新型コロナウイルス感染症は世界的な危機ですが、同時に好機ももたらしした。たとえば、エイズワクチンはもう40年も研究して、未だに市場にていません。マラリアは今、グローバルファンドもオペレーションズリーチ[18]を支援しているワクチン候補がありますが、実際の効果はどれほ

ど期待できるかわかりません。結核には約100年前に開発されたBCG[19]がありますが、その効果は限定的です。ところがなんと新型コロナのワクチンは1年以内に開発・承認され、現段階（当イベント開催当時）で世界のいずれかの国で緊急使用の許可も含めて承認されたワクチンが15もあります。他にも、臨床試験3相に27候補と、これはすごいことです。それもメッセンジャーRNAやDNAワクチンは新しい技術で、コロナ禍前にはワクチンとして成功したものがなかったものです。これは感染症対策の歴史で画期的なことです。

　データについても驚きです。公式データとしてエイズ、結核、マラリア対策に活用しているデータは1年前のものです。グローバルファンドでは、現場から迅速にデータを収集していますがで、WHOが公式にまとめるグローバルレポートは1年前や2年前のデータを集計したものです。それを見ながら対策を考えるのと、新型コロナのように毎日、リアルタイムで収集したデータを使うのではわけが違います。新型コロナでは変異株の出現、その拡がりも迅速に情報が収集されています。リアルタイムデータを収集・分析して、可視化して、対策に使う。これが感染症対策のデフォルトになっていく必要があります。

　感染症対策におけるデジタル・トランスフォーメーションともいうべきものの一角がコロナで見えました（**図表10**）。感染症流行の動向だけでなく、デジタル技術を隔離や接触者調査、予防や治療など様々な対策に応用できます。

　AIは先進国だけでなくて途上国でもどんどん広がる可能性があります。今、グローバルファンドでもその普及に向けて動いています。医師を育てるには時間もお金もかかりますし、せっかく育てても、アフリカから欧米に頭脳流出することもよくあります。それなら移動式のレントゲンや超音波などの診断機器やAI、その他の技術も使って、より安く、広く、正確に医療を提供することも可能かもしれません。

　今では先進国の専門家よりも画像診断などではAIのほうが上だともいれていますね。

　将来は、我々医師の在り方、医療の在り方もかなり変わってくるでしょ

図表10　感染症対策に対するデジタル技術の貢献

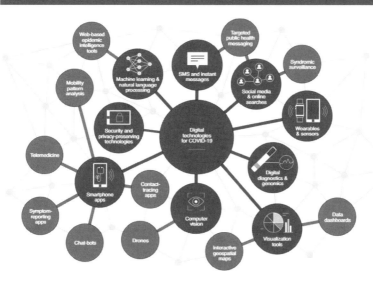

もちろん、患者さんと向き合い、全人的な医療を行う上で医師を含む医療従事者はこれからも必要でしょうけれど、AIを含むデジタル技術でできること、むしろ人間より優れていることは、置き換わっていくのは時間の問題でしょう。それでも人間にしかできないこと、人間の方がより良くできることは任せてもらいましょう。

　そんな中で、医療が受けられない人へのケア、配慮が重要です。健康格差は今後広がる可能性もあります。そういった医療の谷間に灯をともすことはきちんと人間がやっていかなくてはならないでしょう。

未来創りのパッションと医療

村　國井先生は様々な課題提示してくださいましたが、ちょっとスケーが大き過ぎてどこから考えたらいいのかなと思いました。

1つは、課題の優先順位を付けることだと思います。なぜなら資源が限られているからです。まさに國井先生がやってらっしゃる戦略を立て、必要な投資をして、厳しく評価して効率的なところに、限られた資源をより効率よく、如何に使うか、知恵を絞ることに尽きるのだと思います。人材、物、お金などの資源をどう投下するのか。それをやるには、課題に対する熱意や解決しようという信念も必要だと思います。さらに、トレーニングされた人を配置するということも必要でしょう。戦略を立てるだけでおしまいではなく、資源を投資した後、課題を実行する人が必要です。課題を解決するという認識を皆で共有するというのが前提にあると思います。

　2つ目が戦略です。ある意味、冷徹で緻密な計算をし、それを詰めていくためにデータサイエンスなどが武器になると思います。冷静な頭と最後はオペレーションがよくわからない現地のリスクに対して、勇気を持って踏み込むことが必要と思います。

　3つ目として柔軟性です。臨機応変に、その現場で、想定していないことにも対応していくことがあると思いました。

國井　その通りです。その中で強調するなら、単に問題や課題を見つけてそれを解決することに集中するのでなく、まずはどのような未来を創りたいのか、あるべき姿をじっくり考え描くことです。しっかりとした価値観とマインドセットをもっている人とそうでない人では、未来創りのベクトルや駆動力が大きく違ってきます。過去の成功を思い出しながら課題を解決しようとしても、新たな未来は創れません。社会を動かすには、課題を解決しようという目先のことではなくて、新たな楽しい未来を創りたいというパッションとその具体的なイメージを描くこと、その具体化のために計画し、行動することが大切です。人は目先の問題を眺めて解決することを考えるより、未来の夢やゴールのことを考えて、それに突き進むほうがワクワクするし、エネルギーが湧くじゃないですか。

　私は今、日本の将来を決める意思決定をしている人たちの中に、どれほど未来へのビジョンをもち、新たな価値観とポジティブなマインドセット持っている人がいるのか知りません。また、将来を担う若い世代の人がど

ほどその意思決定に参画しているのか、彼らの声を反映しているのかもわかりません。もし、あまりそういった人がいないのであれば、将来に対して不安になります。

　社会を変えていくのに、クリティカルマス[20]（結果を出すために必要な量）が必要だと思います。その目安は20〜30%だと思っています。特に政治家には3割以上の女性を入れて、さらに若い人、多様な価値観、考え方を持つ未来志向の人などが加わって、古い価値観を刷新していくことが必要だと思っています。

　我々医療の世界もある意味で保守的です。健康寿命を延ばし、尊厳のある死を迎えていただくことも医療の役割の1つであるならば、様々な他分野の人々の言うことに耳を傾け、彼らとの連携・協力することが必要です。今回のコロナ禍では、感染症を含め医療の専門家と政治家やその他の方々との間で軋轢がありました。それぞれの立場で考え主張することは、もちろん重要です。ただし、コロナ禍のように完璧な正解がない状況下では、自分の意見だけを主張し相手を批判するだけでなく、お互いの話を聞き、学び合いながら、合意を探し判断を下していく、間違ったりうまくいかなかったときには迅速に調整、矯正していくということが重要になってきます。

　その意味では、医師を含む医療従事者も、他分野の人々にもっと耳を傾け、特にビジネスや経済、政治、行政などについてもっと学び、中には他分野に足を踏み入れることも大切だと思います。もちろん、このコロナ禍はそう簡単ではなかったことは承知しています。

　藤原和博氏[21]は、100分の1の人材になるためのキャリア戦略として、1つの仕事、専門性だけに固執するのでなく、2つ、3つぐらいの思い切って異なった仕事をやれ、専門性を持てと言っています。最近は、医師でもマッキンゼーなどのコンサルティング会社に入る人、起業する人なども増えています。欧米では、公衆衛生修士（MPH）と経営学修士（MBA）のダブルマスターも増えています。私もNGOや外務省や国連など、医師とは違った世界を見てきましたが、その中で新たな価値観や発想、実力を培いました。

　あと、先ほどの世界の格差の話ですが、2017年に国際NGOオックスファが「世界で最も富裕な8人は、最も貧しい36億人分、つまり世界人口の

ほぼ半分と同じ資産を所有している」という推計を発表しました。³⁾ 今、世界ではこのように格差がどんどん広がっているのですね。過剰に豊かな人から貧困で喘いでいる人々に富を再分配する方法、この地球から過剰に資源を搾取しない方法などを模索しないといけません。『人新生の「資本論」』（斎藤幸平）⁴⁾を読んだ人も多いと思いますが、コロナ禍を機に、この価値観やマインドセットを変えて、行動する必要があると私は思っています。

吉村 20 〜 30%の価値観を入れ込んでいくことで、意思決定も変えていくということですね。順番を待っているだけでは、ソリューションが追い付かないのではないかと思っています。いろいろなチャンスを、若い人や様々な価値観を持つ人に与えていくことが大事だと思います。

　自分の村が豊かになればいいとか、自分のコミュニティ、自分の専門職集団の価値観が世の中で評価されればいいというのは視野の狭い見方です。そのことを今回の COVID-19 が明らかにしたというのは、1つの結果だと思います。

國井 若い人たちには、多様な価値観を持っている人が多いです。今後、新たな社会課題が出てくるはずであり、さらに広い視野を広げて、自分の頭で考え行動して欲しいと思います。今、皆さんが住んでいる社会に違和感や居心地の悪さを感じているなら、どんな未来にしたいかを具体的に描いて、それをどう実現すべきか、本気で考えて行動してみてください。夢は実現しないのではなくて、夢がなければそれは実現しないのですから。

　発信して実際に行動すると、周りからいろいろと言われこともありますがそんなことは聞き流してください。行動しないのに批評や批判だけする人は世の中にたくさんいます。自分にとってためになる話だけを聞いて、自分を信じて前に進んでください。

とにかく、
どんどんやってみる

　皆さんに大切にしてほしいのは、ワーク・ライフ・バランスです。このバランスは1対1というわけではありません。人生の様々なフェーズでよいバランスを見つけることです。私の場合は、若い時は、基本的にワークがそのままライフだったので、昔は仕事を趣味として、人生そのものとして楽しんできました。でも次第に価値観も変わってきて、仕事以外にも人生には多くの楽しみや喜びがあるから、もっと楽しもうと思うようになりました。もちろん仕事は第一ですが、趣味でもダイビングからゴルフ、登山、音楽など、時間が足りないほどです。

　出口治明氏 [22] がよくいう「人・本・旅」。コロナ禍の中で旅はなかなかできませんが、これらから得られる多くの学び、新しい出会いを楽しんでほしい。自分の中に新たな価値観を創造して、自分の考えを醸成して、どんどんアウトプットしていってください。ただ学ぶだけではだめ。自分の中で咀嚼した後、自分なりの考えや発想を創ってアウトプットする。それが間違っていてもいい。そこからさらにバージョンアップできる。いろいろな人と出会い、議論を闘わせ、自分の価値観や人生観、世界観を創っていく、それが重要なのだと思います。

吉村　学び続ける、変化し続けることが重要だということですね。私は、これぞパブリックヘルスだと思って、いつも先生のお話を聴かせていただいています。課題があればそれ解決をするために、頭、知恵、体を使う、ないしは自分のソリューション全て使うというところを、先生は体現されているように、いつも思っています。

團井　とにかく、どんどんやってみることです。それが自分のやりたいこ　なのか、自分に合っているのか、社会が求めているのか、社会に貢献できのかも含めて、やってみないとわからない。そういう意味で、腰は軽いほ

うがいいです。人生に失敗はありません。失敗は成功のためのステップと考えればいい。それに失敗でも成功でも、様々なものを経験しながら人生は豊かになっていく、それがアップでもダウンでも右や左の紆余曲折でもいい。自分で精いっぱい生きて、経験して、感じて、最期に死ぬときに、ああ自分の人生はいろいろあって楽しかった、と言えるといいなと思っています。

　あと私は、最近、危機は好機だといろいろなところで言っています。危機だからこそやれること、実行できることがあります。逆に、危機を好機にするために、いま行動すべきことがある。また、苦難を越えてこそできるようになることもある。

　日本もなかなか変わらなかったことが急速に変化しました。テレワーク、遠隔医療を含めたデジタルトランスフォーメーションへの動き、ワーク・ライフ・バランス、働き方改革などなど。でも、まだまだ泥縄的なところがある。あるべき未来、こうあって欲しいという未来がまだ十分描けていないし、そこに向かっての駆動力が足りない。海外から取り残されてる、ガラパゴス化してると言われますが、日本にはものすごい底力があるのも事実です。だから、私から見るとモッタイナイと思います。未来がありエネルギーのある皆さん、若い世代には楽しい夢と明るい未来を具体的に描いて前進して欲しいと思います。

——クロストークを終えて——

配分のジレンマを超えて

　若くして自らの足を動かし、現場で実践してきた國井先生らしい講演でした。

　私は大学生向けの医療経済学の授業で最初に、「利益の最大化」「公平・平等」について考える思考実験の問題を出すのですが、國井先生の原体験はそれを実践するようなご経歴でした。

　「利益の最大化」と「公平・平等」の価値観は個々の価値観でも衝突し個人と個人間でも衝突します。「利益の最大化」と「公平・平等」の価値

に対するジレンマは「医療資源の配分・配給」に関する問題です。つまり誰かの健康を守るために費用を投じることは、別の費用を削減することを意味しています。なぜ医療資源に配分の問題が常に生じるのか、最適な医療資源の配分とは何かを考えるのが医療経済学の1つの学問領域です。

　國井先生のお話は、まさにこの問題を現場レベルで実感し、ワクチンに対する抵抗感を持ち、接種を嫌がる人に対してどうやって届けるのかを、自分の頭と体を使って全力で取り組まれた経験の積み重ねだと思います。現場経験に基づく語りには説得力がありました。こうした原体験を踏まえて、公平かつ最適に医療資源を配分するにはどうすれば良いかを実践し続けてきた延長線上に今の取り組みがあるのだと思います。その意味で國井先生の志は若いころから変わらず、挑戦を楽しんでおられるようでした。

　医師や公衆衛生に関わる専門家を目指す方々にとって、國井先生の進み方は1つの道標かもしれません。この分野に挑む次世代の医療者が現れることをとても楽しみにしています。

（佐藤　大介）

文献：

1 ）The Lancet. "Key Messages of the Global Health 2035 Report"
　　http://globalhealth2035.org/report/key-messages-global-health-2035-report
　　（参照 2021/12/2）

2 ）WHO. "First Global Conference on Air Pollution and Health"
　　https://www.who.int/news-room/events/detail/2018/10/30/default-
　　calendar/air-pollution-conference（参照 2021/12/2）

3 ）Oxfam. "An economy for the 99 percent"
　　https://www.oxfamamerica.org/explore/research-publications/an-economy-
　　for-the-99-percent/（参照 2021/12/2）

1 ）斎藤幸平『人新世の「資本論」』集英社　2020

第4章 -3

パンデミックでの
医療現場から
見える未来の医療

【登壇者紹介】

谷口 俊文 (たにぐち としぶみ)

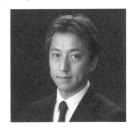

＜プロフィール＞
千葉大学医学部附属病院 感染制御部感染症内科 講師
米国内科専門医、米国感染症専門医、総合内科専門
医・指導医、感染症専門医・指導医。専門は HIV 感染
症、移植感染症や一般感染症。2001 年千葉大学医学部
卒。2013 年千葉大学大学院医学研究院にて医学博士取
得。現在は千葉大学医学部附属病院感染制御部・感染症
内科に所属。

この内容は、2021年6月16日に開催された「次世代医療クロストーク！」の内容を基に作成されています。

他業界で
視野を広げる

谷口　私は2001年に千葉大学医学部を卒業し、2001年5月から武蔵野赤十字病院で2年間の臨床研修[1]を行いました。その後、どうしてもアメリカに行きたいという気持ちが強く、在沖縄米国海軍病院のインターンを1年間やりました。2004〜2005年の間は、実は東京海上日動メディカルサービスという保険会社に会社員として勤めまして、生命保険や医療保険の査定などをやっていました。ここで、経済の重要性や医療経済、保険金、保険医学などを勉強し、充実した時間を過ごしました。

　2005年から、ニューヨーク市のアッパー・ウエスト・サイドのSt. Luke's Rooseveltというジョン・レノン[2]が撃たれて運ばれた病院で3年間、内科のレジデントをやっていました。その後、2008年からは、Washington大学で感染症のフェロー、感染症の後期研修医[3]のようなことをさせていただきました。医療従事者の方、特に医師の方は、『ワシントンマニュアル』という本1)をご存じかと思いますが、その『ワシントンマニュアル』を出しているWashington大学です。ここで3年間、トレーニングをし、2011年に日本に戻り、基礎免疫学で学位を取って、2014年から千葉大学病院医学部附属病院の感染症内科／感染制御部でお世話になっています。Washington大学の3年間で、感染症のプロのトレーニングを積んでいますのでアメリカの感染症専門医でもあります。また同大学で、内科の研修も積んでいるのでアメリカの内科専門医でもあります。

　現在のコロナウイルスのパンデミックを考える上で、どうしても避けて通れないのがワクチンです。これに関しては今、吉村健佑先生と、「こびナビ」という団体で、ワクチンの啓発活動をしています。このコロナのワクチンに関しては、非常に思うところが強く、今後20年、日本はワクチン開発に関してどのような目標を定めるべきなのかを説明していきたいと思います。

実は、私はTwitterアカウントを2つ持っており、1つは投資用、もう1つは今、本名でやっているTwitterアカウントです。投資用のTwitterアカウントでは、投資家や投機家、トレーダーなどの人たちを中心にフォローしています。医療の情報に関しても、圧倒的に彼らの方が正しくて早いのです。一方で、医療系インフルエンサーの情報をフォローしていても、周回遅れのように感じることすらあります。情報が出た瞬間に株価が変動していくので、投機家などトレードをやっている人の中には、情報をキャッチしてリアルタイムでTwitterに上げてくれる人がいます。そのため、医療情報のニュースなどに関しても幅広くフォローしたほうがいいと思っています。医療系の方のツイートは私情が非常に入ってしまうように思います。投資家のツイートは私情が入らないので、その情報が会社にとって売上や利益につながるかどうかという視点で6か月後の株価の展望などに注目しています。大量の情報を細かく見ているようで、論文やプレスリリースの発表などの情報も非常に早いです。これは、私の臨床の知識を拡充することにもつながります。なおかつ私情が挟まらないので安心して情報を取り入れることができます。

吉村　早くて正確で、私情が入らない質の高い情報なのですね。投資はお金にからむので、情報に対する選球眼は非常に厳しいですね。

　産学連携[4]は、大学での研究として進めると、大学のペースで考えるため非常にスローになりがちです。実際は、産業と医療現場と研究活動はもっと近いところにあって、今後この距離は近づいていく一方だと思います。なぜなら、大学側には財源がどんどん無くなってきているので、産業界からの資金をあてにするしかない状況です。したがって、産の動きと、大学・アカデミアでの人材育成の動きは連結していくと思います。そのため、特に若い方は、そういう動きに敏感になっています。

　最近、厚生労働省の医系技官[5]が、コロナ対応が長いせいか、次のキャリアに移る方が多いのです。官僚として優秀な方が製薬会社に行ったり、医療機器メーカーに行って開発戦略などに携わったりしています。そういった々の知見や経験を、大学の中での人材育成や研究、政策によるアプローチ

に還元し、循環していけたらと思います。

佐藤　欧米などでは、「公」の立場の人が、民間企業のステークホルダーの担当者になり、製薬会社の人が、逆に「公」なセクターの偉い人になって、規制する立場になることがあります。日本も人材交流などの流動性はもっと高くていいと思いますが、いかがでしょうか。

吉村　官は当然「公」をやるのですが、実は官に限らず産や学も、「公」をやっていいわけです。産や学もパブリック、「公」的なテーマに関心を持ち、投資し、教育研究していいのではないかと思います。人材の交流は面白そうです。

防衛の視点からの
ワクチン戦略

谷口　TED talks[6] を、皆さんご存じでしょうか。いろんな分野のエキスパートが、次々と登壇し、カッティングエッジな知見をプレゼンテーションするものです。動画で見ることができます。この TED talks でマイクロソフト[7] のビル・ゲイツ[8] が、2015 年 3 月に『The next outbreak? We're not ready』と言いました。その前年の 2014 年、エボラ出血熱[9] という感染症が西アフリカを中心に感染拡大したのですが、多くの方の尽力によって収束することができました。そのときにビル・ゲイツは、世界を危機に陥れるのはパンデミックだと述べています。サマライズした文章を見ると、パンデミックに対してワクチン研究などの領域を重点的に備えておかなければならないという内容です。

　実際に COVID-19 が感染拡大して、アメリカが莫大な資金を投下して、国を挙げてワクチンの開発に取り組みました。この取り組みは OPERATION WARP SPEED というサイト2) で紹介されており、URL を見ると、「www.defense.gov」となっています。アメリカのディフェンス、つまりアメリカ国防総省3) が総力を挙げてワクチンを作れと言っている

です。日本の防衛省がワクチンの開発についてこういった方針を出すことは、通常ないと思います。アメリカでは軍が中心になって、『DEVELOPING A VACCINE』を強力に進めているのです。

　これを拡大したものを具体的にお示しします。明確なミッションが示されており、『Deliver 300 million doses of safe and effective vaccine by 1 January 2021』とのことです。どのように迅速にワクチンを開発して、それをどのように米国国民に届けるかを、軍が中心になって、関係省庁と連携して行っているのです。国家の最大級の脅威だという認識が表れています。その結果、2020年12月末から翌年1月頃には、アメリカの医療従事者中心に接種が開始しされました。

　パンデミックがアメリカで流行し始めたのが2020年3月頃ということを考えると、9か月程度で多くのアメリカ市民に打てるほどのワクチン開発ができたわけです。もちろんお金もかかっていますが、このスピード感はすごいと思います。この力がどうして日本になかったのかを考えると、国力や先見の明があるか否かの差を感じます。2015年に、既にビル・ゲイツがワクチンを開発しないと駄目だと言っていたわけです。国家的な脅威があるときに、総力戦で取り組まなければ駄目だと言っている一方で、日本はワクチン研究にあまり力を入れてきませんでした。

　もちろん、新型インフルエンザ、2009年の新型インフルエンザ[10]の後に、いろいろなトレーニングをする仕組みがあって、感染症指定医療機関[11]は、呼吸器感染症などの二類感染症[12]が発生したときにどのように患者対応をしたらいいかのトレーニングは、毎年保健所と一緒にやっていました。したがって初期対応はよかったと思いますが、コロナを制圧するためのワクチンの開発については、国の防衛的な視点からの取り組み姿勢が足りなかったのではないかと思います。

　日本でやっているワクチンの治験の現状をみると、アメリカで承認されたヤンセン[13]のワクチンの治験が行われています。また既に小規模の日本人を対象とした臨床試験を終えたアストラゼネカ、Pfizer/BioNTech は承認されました。武田はモデルナのワクチンの臨床試験を行っています。これもすでに承認される見込み（当時）です。しかしながら日本産のものが出てきま

せん。アンジェスは DNA ワクチン[14] の開発しており、塩野義製薬は組み換えタンパクワクチン[15] を開発しています。塩野義製薬が年内（2021 年）に 3,000 万人分のワクチンを用意します[4] と言っていましたが、まだ治験は終了していません。武田はモデルナとは別に、ノババックス社の組み換えタンパクワクチンの日本人における臨床試験も進めています。

　日本産のワクチンは、全くスピード感がありません。「いつまでにやらなければいけない」というスピードの目標を設定すべきです。国民が脅威に晒されて多くの方が亡くなっているのですから、今までの臨床試験と同じ時間感覚で設定していては駄目です。アメリカの力の凄さは、期日を設定し、どのようにワクチンの治験を進めるべきかを決め実行できることです。

　中国もワクチンを武器に様々な国と交渉しているという報道があります。ワクチンにおいてもアメリカ対中国のような勢力図ができています。ワクチンが大きな武器になるとわかったのですから、これからの 20 年の日本は、人々の健康を脅かすようなパンデミックに対応できるように、しっかりと整備しなければいけません。

　モデルナ社の株価と、時価総額と、四半期ごとの売上高を**図表1**に示しています。2020 年 3 月には株価が 20 ドル程度だったのが、201 ドルと 10 倍に

図表1　モデルナ社の株価、時価総額、売上高

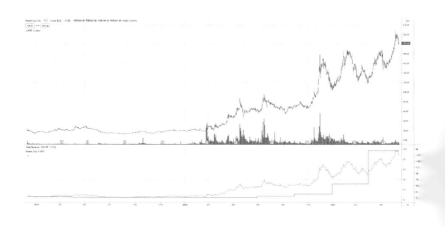

達していることが、**図表1**の上の折れ線グラフでわかります。また、**図表1**の下の折れ線グラフで、時価総額は表されています。これは、株価が上がれば上がっていきます。階段状のグラフは売上高です。しっかりとワクチンが接種されているので非常に上がっています。こういった会社はコロナの勝ち組の会社です。

　Pfizer/BioNTech のワクチンを皆さん打っていますが、2015 ～ 2021 年のチャートを引っ張ってきました。

　この図表は、TradingView という会社の WEB サイト[5]を使っています。無料で誰でも使えるサイトです。**図表2**を見ると、2020 年、パンデミックが起こってからも株価は大きくは変わってないことがわかります。むしろ、売上高はだんだん減って、最後に急に上がっていいます。もしかしたら年末から春先にかけてのワクチンの売上が計上されたのかもしれません。

　株価は、非常に面白くて、現在何をやっているかで株価は決まらず、その会社の6か月後の予測で株価が決まります。多くの投資家は、モデルナに比べ、6か月後のファイザーをあまり評価してないということがわかります。これは、ファイザーはワクチンではそんなに儲からないという憶測があるのかもしれません。ファイザーのワクチン事業は慈善事業のような感じになっ

図表2　ファイザー社の株価、時価総額、売上高

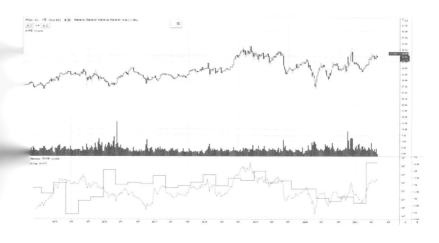

ているのかもしれません（2021年11月現在では、3回目接種の必要性や子供への接種拡大また経口抗ウイルス薬開発で売上拡大が期待され、株価は上昇傾向にある）。

　ちなみに、レムデシビル[16]は、ギリアドというアメリカの会社が出しています。そのギリアド社の株価もそれほど上がっていません。世界中でこれだけ使われて、さぞかし儲かっただろうと思いましたが、売上は少し上がったものの投資家に評価されるほどではないことがわかります。ポストパンデミックで、どこの企業が勝ち組になるかを予想し、その要因を考察することは今後の日本企業の発展のヒントになると思います。

今後の
感染症との向き合い方

　今後、必ず話題になるのは、ワクチンパスポート[17]です。日本がワクチンパスポートをリードする存在であってほしかったのですが、遅れをとっている状況です。日本は今後20年、ワクチン産業に力を入れていくべきです。感染症専門医として思うことは、日本はパンデミックに対してワクチンの役割を侮っていたにもかかわらず、たまたま幸運にも、他の国と比べて被害が少なかっただけです。ここは、今後てこ入れをしなければいけないところです。

　次に、マスクの話をしたいと思います。今、マスクは、皆が絶対にしなければいけないような雰囲気ですが、ワクチン接種が進めばマスクをせずに済むのかということを考えたことはありますでしょうか。数年後の今頃、皆マスクを付けているのかどうか。私は、医療従事者においては、マスク着用は今後も続くと思います。報道などでご存じの方も多いと思いますが、2018年、2019年、2020年、インフルエンザの感染者は出ていましたが、COVID-1が感染拡大してからインフルエンザの感染はほぼ見なくなりました。この理由は、国外からウイルスを持ち込まれなくなったことなどもありますが、感染症専門医含めて多くの医師は、マスクによる飛沫の拡散予防が効いているのではないかと考えています。

COVID-19 の感染拡大が収束すれば、非医療従事者はマスクを外しても いいと考えるかもしれません。しかし、明らかにマスクをすることで呼吸器 感染症が予防できるということがわかっている以上、病院内ではマスクを着 用しないことを正当化する説明は難しいのではないかと思います。要するに、 マスクには明らかに呼吸器感染症を拡散するのを防ぐ効果があり、病院で当 たり前にマスクをする時代に突入したのです。

『The Lancet Infectious Diseases』という雑誌の記事によると、アメリカ は感染症専門医が 2008 年には 6,424 人で、2018 年には 9,136 人と増えてい ます。[6] これでも、パンデミックを迎えたときに、感染症専門医が足りな いという話になっていました。一方、日本では 2021 年 6 月 7 日時点で、感 染症専門医の数は全国で、たった 1,622 人[7] しかいません。しかも、アメリ カの感染症専門医になるには最低 2 年間の厳しいトレーニングがあり、なお かつ 10 時間ぐらいの感染症専門医の試験を通過しなければいけないのです。 日本の感染症専門医のトレーニングの難易度は高くありません。何を学べば 感染症専門医になれるのかのクライテリアは、非常に曖昧なままです。

千葉県の感染症専門医は 65 人（2021 年 12 月 2 日時点）[7] しかいません。

図表 3　都道府県別感染症専門医数

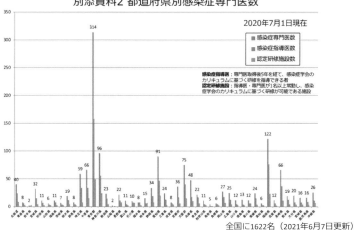

全国に 1622 名（2021 年 6 月 7 日更新）

感染症指定医療機関に「感染症専門医の配置」を義務付け、診療報酬で評価せよ─日本感染症学会. 2020. Available at: https://grmmed.ghc-j.com/?p=35042. Accessed 10 June 2021.

千葉県と比べると東京は非常に多いのです。次に多いのが福岡県です。実はパンデミックを抑えるに当たって、感染症専門医がとても少なかったのです。さらに、感染症の厳しいトレーニングを積んだ医師は数％だと思います。2020年7月17日のGemMedの記事[8]によれば、感染症指定医療機関に感染症専門医を配置している施設は38.5％しかありません。特に、二類感染症については、指定医療機関では感染症専門医を配置できてないところがほとんどです。この施設はCOVID-19を相手に戦わなければならなかった施設です。配置不足の要因として人材が足りないということもあるので、感染症専門医を国家戦略として育てなければいけません。ところが、現在の日本の診療報酬の流れだと難しい側面があります。

　図表4は、アメリカの診療の体系を示しています。内科の患者さんは、基本的に内科入院（General Internal Medicine）に入り、循環器や呼吸器、消化器、感染症、内分泌はベッドをあまり持たないでコンサルタント[18]として見ていくという立ち位置を取っていきます。それでしっかりと報酬がもらえるような報酬規定があります。日本にはコンサルテーションに対する報酬規定がありません。もし感染症専門医を整備するのであれば、まずは総合内科を整備して、コンサルテーションに対して報酬をつけるなどのドラスチッ

図表4　アメリカの診療の体系

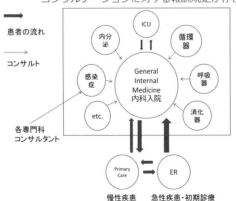

今までの日本には「総合内科」が存在しなかったのと同様、
コンサルテーションに対する報酬規定が存在しない

クな改革が必要です。

　次にお話したいのは、Big Data です。例えば、2021 年 1 月の第 3 波、東京の感染者数が多いのに、人工呼吸器を使用している患者は大阪の方が多いことがわかっています。これは、患者背景に大幅な違いがあるため、大阪と東京で提供された医療内容に差が出たと推察しています。この仮説を検証するためには、DPC データ[19] などの医療情報を解析する必要があります。例えば、メディカル・データ・ビジョンという会社は、DPC データや健保データ、リアルタイムの診療データを扱って、ビジネスとして収益をあげています。このような Big Data を販売することでいろいろとわかり、これを金融やヘルスケア分野での新商品のサービスの開発などにも使用します。

　例えば、私たちが、死亡率や人工呼吸器装着率が、東京と大阪で明らかに違うことがわかった場合、それが医療内容の差が原因である可能性があると考えても、現在の DPC データはある程度のデータが蓄積されないと解析できません。今後の Big Data の時代に望ましいのは、リアルタイムに解析できることです。リアルタイムに解析して、同じ疾患において地域差があるときに、なぜ差が生まれているかをリアルタイムに追いかけていくシステムが必ず出てきます。今は少し前の DPC のデータしか使えないため、リアルタ

図表 5　メディカル・データ・ビジョンの株価、時価総額、売上高

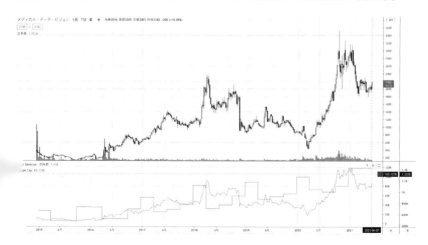

イムのデータのマーケットは非常に大きいと思います。

　メディカル・データ・ビジョンの株価・売上高は上がっていっているのがわかります。今後は、リアルタイムの DPC のデータ解析ができるようになれば、もっと伸びていくと思います。

　最後は遠隔医療[20]やオンライン診療[21]の Tele-medicine の話です。遠隔医療やオンラインヘルスは非常に厳しいと思っています。例えば、メドレーという会社はいろいろなオンライン診療に関して、CLINICS というプラットホームを使って普及させようとしています。オンライン診療の制限を政府が定めています。医師会との戦いにもなると思いますが、オンライン診療が日本で普及しない障壁がいくつかあります。

　例えば、メドレーは決算説明資料9)において、オンライン診療の限界を認識しつつも、利便性を理解して、オンライン診療が対面診療とともに生活に根差した医療として活用されている状態という表現にとどめています。オンライン診療がドラスチックに普及するという確信があるようには見えません。対面診療の補助的な役割になるのではないかというニュアンスを出しています。オンライン診療に関しては、今後の 20 年でものすごくドラスチックに伸びるかというと、私はあまり自信を持っていません。直接、医師に会って話す安心感などもあります。ただ一方で、感染症が怖い・利便性が高いからオンライン診療が良いという意見もあります。

　最近のメドレーの時価総額や株価（**図表6**）を見ると、直近だと少し下落傾向から少し踏みとどまっているような立ち位置です。投資家は、今後6か月とか1年先で、メドレーやオンライン診療の分野がどれぐらい伸びるかは不透明な印象を持っているようです。オンライン診療とか Tele-medicine という分野の、うまい活用の仕方を考えていかなければいけません。

　オンライン診療に関しては、包括医療に変わったらどんどん普及が進むのではないかという意見もあります。一方で、メドレーが提供するオンライン診療システムの導入は、高額であるため普及が進まない可能性が指摘されています。今後は、様々な企業が参入することで価格競争が起こる一方、情報がばらばらに散ってしまうこともあるので、国がどのようにリードするのか注目したいところです。

図表6　メドレーの株価、時価総額、売上高

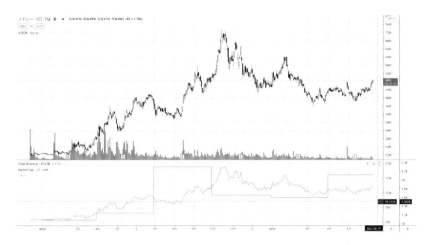

　オンライン診療に限らず、電子カルテ[22]でも、ある程度の基盤をつくり1か所でデータを吸い上げて、どのような診療行為が行われているかなどをリアルタイムに見ることができるようにする仕組み作りが必要です。

吉村　Tele-medicine については、オンライン診療がコロナ禍で、時限的、特例的措置として大幅な規制緩和を受けています。2021 年の骨太の方針（国の政策決定の方針）の中にも、この現状の規制緩和を維持して、恒久化を目指すべきだという文言[10]が盛り込まれています。これは厚生労働省単独ではなく閣議決定されたものの中に入っており、前向きな材料です。その詳細はこれからで、厚生労働省は検討会で進めています。谷口先生がおっしゃったような、10 年後、20 年後に、Tele-medicine が医療として重要な選択肢になっていると思います。

　私は、2015 年から厚生労働省医政局にいてオンライン診療や遠隔医療の担当でしたが、風向きが変わってきたと思います。2015 年の段階では、オンライン診療が定着するとは到底思えないという空気の中からスタートしました。しかし、ここ 6 年で激的に変わっています。今後 5 年、10 年で大幅に変わっていくと思われ、希望は持っています。これも規制緩和とセットで

やっていかなければいけません。コロナ禍でのオンライン診療の実情がしっかりと検証されれば、さらに拡大していくと思います。関連して佐藤先生、リアルワールドのデータについてはどうですか。

佐藤　例で、DPC を挙げていただきましたが、そもそも全国の DPC 病院は厚生労働省に毎月データを送っておりストックされていますが、リアルタイムに利活用されてはいません。規制を緩和してリアルタイムに使えるようにデータベースとしてオープンにすれば、コロナ禍で他の疾患がどう増減したか、どこの病院でどれぐらい入院したかが一目瞭然でわかります。せめてそこにはいけるように、日本のデジタルトランスフォーメーションは進んでほしいですね。

谷口　COVID-19 が私の専門分野の 1 つだったので、大阪と東京の例を挙げましたが、テーマは何でもいいのです。例えば、心筋梗塞の死亡率の地域差について、リアルタイムとまでいかずとも 1 か月や 3 か月の単位でわかるといいと思います。それぐらいで医療内容や医療の質の差を解析するようなシステムができるといいですよね。国が DPC のデータを全部持っているので可能性はある気がしますが、そういう動きはあるのでしょうか。

佐藤　都道府県単位でリアルに近いスピードで行っている県もあります。都道府県や地域の単位でこのような取り組みが広がっていけば、現実味を帯びるのかもしれません。DPC データの分析はさほど難しくなく確立されているので、やる気次第だと思います。

吉村　我々は、千葉県の DPC 病院にお願いし、日本病院会[23] 千葉県支部と連携しながら、COVID-19 の影響をリアルタイムで見られるようなデータ収集を進めています。データ収集によりある程度状況が見え有用性を示せれば、他の地域や全国に波及してくことが期待されます。
　DPC や NDB のレセプトデータ[24] が毎月、国に自動収集されている状況なので、そこにプログラムを走らせて、全てのデータが揃っていなくても

らかの変化を検出すれば早めにアラートを出していく等、いち早く次の手が打てる環境に繋がると思います。これは国家的なプロジェクトになりますが、それができると、リアルタイムでの変化検出に近づきますが如何でしょうか。

谷口　大阪の死亡率、人工呼吸器装着率が、やたらと高いと気付いたのは第2波のときだったので1か月単位でもいいのです。医療の質を即座に解析できたら、第4波のときに大阪が医療崩壊しかかっていた、医療崩壊したという方もいますが、そういった状況が防げた可能性があります。それにより亡くならなくてもいい方が亡くならずに済むのです。パンデミックでは、情報をさばく迅速性が求められるのだと思います。

▌臨床現場から描く
▌展望

吉村　谷口先生自身は、今後どのような活動を予定しているか教えてください。

谷口　2つ考えています。今回のコロナ禍で悔しい思いをたくさんしてきました。日本の臨床試験やワクチン開発などが力不足で、たとえばアビガン[25]などの臨床試験はうまくいきませんでした。一方で、イギリスなどは、RECOVERY試験[26]といって、デキサメタゾンやクロロキン、コルヒチン、アジスロマイシンなど、たくさんの死亡者が出ている中で、しっかりとした臨床試験を組んで、それでエビデンスを創出できました。なぜそれが日本にできないのかという想いがありました。そういったことをリードできるようになりたいと思います。ワクチン開発などでも、各所から意見を求められるような存在になりたいと思います。

　日本感染症学会ではあまり良いガイドラインを示せていませんでした。厚生労働省は一類感染症の病院の専門家を集めて作成した診療指針を出しています[11]が、最近の第5版では、どういうときにどういう治療をするという具体的な指針がやっと記載されるようになりました。それまでは薬の紹介を

するにとどまっていました。ガイドラインすら今の今まで作れなかった状況というのは問題なので、実際に診療している立場からガイドラインに反映できるポジションに就けたらと思います。

　もう１つは、アメリカの内科医と感染症医の専門医資格もあるので、老後はハワイで開業したいという夢もあります（笑）。でも、体力の続く限りは、アカデミックな領域で挑戦したいと考えています。

吉村　ぜひ、そういうポジションやリーダーシップを取っていっていただきたいです。先生がおっしゃる国の臨床試験の力の増強は、すぐにでも着手すべきです。臨床試験部で活躍されている若手や中堅とも連携、連帯して、結集してやっていきたいですね。

　確かにアビガンの臨床試験 [27] も悔しいですね。十分な成果が示せなかったという状況ですが、ちゃんとやれば出ますね。

谷口　あのような臨床試験は単施設でやっても駄目で、多くの病院で協力し合わなければ駄目です。国がリードしなければいけないところでもあるので、そういった立場にいれたらいいなと思います。

吉村　臨床試験の力を組織として伸ばしていくために、公衆衛生大学院 [28] の教育プログラムを作って人材や実績を着実に蓄積して、臨床試験のやり方やデザインがわかり、マネジメントができる人をどんどん増やしていきたいですね。

谷口　日本には公衆衛生大学院が少ないので、今後 20 年は、死にもの狂いで人材を育てなければいけません。あと感染症の疫学者も育ってはいるのですが数が足りません。それは公衆衛生大学院とつながるところでもありますそこは本当に重要だと思います。

　今後 20 年は、ポストコロナになると思います。それは様々なところに影響が出てくると思います。今回の教訓を覚えておいて次世代に生かせるように、私たちの下の世代にも引き継げるようにしていきたいと思います。残

努力をしていきましょうというのが、最後のメッセージです。ありがとうございました。

——クロストークを終えて——

闘う姿勢で、感染症医療を先へ進める

　日米の感染症専門医を持ち、さらに日米の内科専門医を持つところに、まず驚きます。谷口先生の語り口や立ち居振る舞いは一見、スマートで穏やかに見えますが、その実は異なります。医療に対して、世界に対して強烈な問題意識があります。切れ味鋭く、現行の感染症医療の在り方に疑義を呈します。

　数年前になりますが、「HIV陽性」というだけでその患者の診療を拒否する医療機関があると、義憤を抱いて語っておられました。HIV患者を拒否するとは何事かと。その「闘うインテリ」ともいえるスタイルに、後輩医師として畏敬の念を感じています。

　常に最新の英語論文もWatchしながらも、投資家の目線で医療業界の情報収集や未来予測を行っています。COVID-19に対してももちろん同様で、基礎医学の知識を持ち、COVID-19患者の圧倒的な診療経験が理論を支え、そしてパンデミックに対する医療政策の在り方にも攻めの姿勢で意見していきます。谷口先生と私は、今や新型コロナワクチン啓発プロジェクト「こびナビ」を一緒に立ち上げた仲間・戦友でもありますが、切れ者の多い論客の中でも、最も頼りになる方の1人です。全力で「パンデミックを何とかしたい」という姿勢は、ワクチン担当である河野太郎大臣（当時）の前でも変わることはなく堂々としていました。こんなスタイルの医師に、私はお会いしたことがありません。

　作家・村上龍（1952-）の言葉の中にこんなものがあります。「挑戦者の感覚を持続できない人間は先へ進むことができない（『村上龍全エッセイ1976-1981』講談社）」[12]。まさにバリバリの挑戦者として心の中でファイティングポーズを取り続けながら、華麗なスタンスで課題を解決していくのでしょ

う。先の先へ進んでいく姿を、ただただ楽しみにしています。

（吉村　健佑）

文献：

1）髙久史麿・苅尾七臣（著監訳）『ワシントンマニュアル　第14版』メディカル・サイエンス・インターナショナル　2021

2）アメリカ合衆国保健福祉省（HHS）
https://www.hhs.gov/（参照 2021-12-2）

3）アメリカ国防総省（DOD）
https://www.defense.gov/（参照 2021-12-2）

4）塩野義製薬「新型コロナウイルス感染症に対する取り組み」
https://www.shionogi.com/jp/ja/sustainability/informations-for-id/covid19-initiative.html（参照 2021-12-2）

5）TradingView
https://jp.tradingview.com/（参照 2021-12-2）

6）The Lancet Infectious Diseases "Dearth of infectious diseases physicians as theUSAfacesaglobalpandemic"
https://www.thelancet.com/journals/laninf/article/PIIS1473-3099（20）30377-7/fulltext（参照 2021-12-2）

7）一般社団法人 日本感染症学会「感染症専門医 名簿」
https://www.kansensho.or.jp/modules/senmoni/index.php?content_id=29（参照 2021-12-2）

8）GemMed「2020年7月、病院の患者数は前月に比べて入院では回復、外来ではやや悪化—病院報告、2020年7月分」
https://gemmed.ghc-j.com/?p=37060（参照 2021-12-2）

9）株式会社メドレー　決算短信決算説明会資料　2020年12月期2020年12月期
https://www.medley.jp/ir/results/（参照 2021-12-2）

10）内閣府「経済財政運営と改革の基本方針2021」
https://www5.cao.go.jp/keizai-shimon/kaigi/cabinet/2021/decision0618.html

（参照 2021-12-2）

11）厚生労働省「新型コロナウイルス感染症（COVID-19）診療の手引き・第5.2版」
　　https://www.mhlw.go.jp/content/000815065.pdf（参照 2021-12-2）

12）村上龍『村上龍全エッセイ 1976-1981』講談社　1991

第4章-4

新型コロナウイルス感染拡大を踏まえて、今後に如何に備えるか

~初代医務技監の視点から~

【登壇者紹介】

鈴木 康裕 （すずき やすひろ）

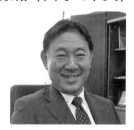

<プロフィール>

国際医療福祉大学 学長
1984 年慶應義塾大学医学部卒。同年厚生省入省。
1998 年世界保健機関派遣（事務局長補（局長級））、2005
年厚生労働省研究開発振興課長、2009 年同省新型インフ
ルエンザ対策推進本部事務局次長、2010 年同省医療課長、
2012 年防衛省衛生監、2014 年厚生労働省技術総括審議官、
2015 年（併）同省グローバルヘルス戦略官、2016 年 6
月同省保険局長、2017 年 7 月より同省医務技監、2020
年 8 月退任。2021 年 3 月より国際医療福祉大学副学長、
2022 年 4 月より同大学学長に就任。

この内容は、2021年6月11日に開催された「次世代医療クロストーク！」の内容を基に作成されています。

新型コロナウイルス感染症対策の これまで

鈴木　COVID-19を切り口にお話をしたいと思います。厚生労働省には300名ほど、医師の免許を持って行政官をやっている医系技官がいます。2020年8月に引退するまで3年間、医務技監という職に就いていましたが、2020年1〜8月は、厚生労働省の新型コロナ対策推進本部の事務局長を務めていました。厚生労働省の対策で中心的に関わっていた立場として、お話をしたいと思います。

　まず、感染症のインパクトはどうか見てもらいます。

　図表1は、日本の死亡の原因を終戦の前と後に分けたものです。**図表1**の

図表1

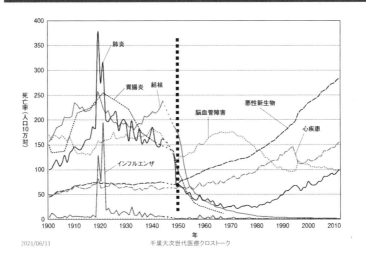

感染症との戦いは終わったのか？

2021/06/11　　　　　　　千葉大次世代医療クロストーク

縦線が終戦です。終戦後はがんや脳卒中、心臓病が中心になっているのがわかりますが、終戦前は肺炎や結核が主な死因でした。特に注目いただきたいのは、1920年頃に肺炎に大きなピークがありますが、これは有名なスペイン風邪[1]に伴うものです。今のCOVID-19よりも死亡率が高かったスペイン風邪ですが、3年かけて弱毒化し、季節性インフルエンザになりました。ウイルスは単体では生きていけないので、人や動物に寄生して生きています。彼らの生存戦略は寄生した先の動物や人間を殺さないことなので、弱毒化することがウイルスの進化なのです。今回のCOVID-19も、2年、3年かは別として、必ずいつか弱毒化して、通常のコロナ風邪になるということだと思います。

　図表2はこのCOVID-19が非常に厄介な病気であることの例証です。左側の季節性インフルエンザの感染性のピークは有症状期にあるので、咳をしている人の近くに寄らなければ、まず感染しません。ところがCOVID-19の感染性のピークは潜伏期にあります。建物に入るときに熱を測定していた

図表2　インフルエンザとCOVID-19の発症前後の感染性の違い

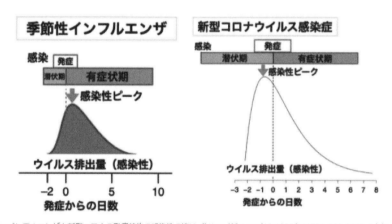

インフルエンザと新型コロナの発症前後の感染性の違い（https://doi.org/10.1038/s41591-020-0869-5より作成）

2021/06/11　　　　　千葉大次世代医療クロストーク

図表3

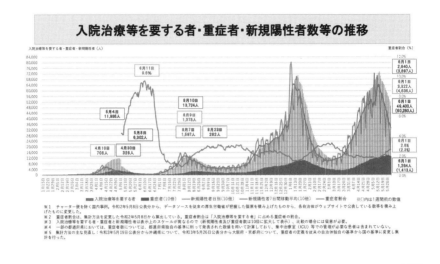

　だいていますが、発熱する前に感染性がピークになるのがこの疾患の厄介な
ところです。

　全世界の超過死亡を見たとき、一番超過死亡が大きいのはアメリカです。
続いてメキシコ、ブラジル等となっています。日本は、世界的にも珍しく、
2019年に比べて2020年は超過死亡が減少しました。日本は圧倒的に高齢者
が多いにもかかわらず、アフリカやアジアの人口の若い国と比較しても、死
亡率は真ん中ぐらいでしかなかったのです。これは特に、厚生労働省の介護
保険担当部局が早い段階で、介護施設における原則的面会禁止を打ち出した
ことによる結果だと思います。たとえば、カナダなどでは死亡者の８割以
が長期滞在型の高齢者施設の高齢者なのですが、日本ではそれは起きてい
せん。これはほとんど報道されていませんが、皆さんがマスクをし、３密
避けて、手を洗い、特に高齢者の肺炎等について厳重に治療をして管理し
結果だと思います。こういうことも対策の成果として考えるべきです。

『東洋経済』の 2020 年 7 月 18 日[1]の記事では、学校を閉鎖するとか、飲食店を利用させないなどの対策の「活動制限の強さ」、と「人口当たりの死亡者数」を各国で比較していました。日本は強制力を持った対策をしていないので、強制力が一番弱い国として扱われ、イギリスやイタリア、スペイン、ベルギーは、強制力の強い国として扱われています。ハードロックダウンをしても死亡者が相当出ている国があることを考えると、時期の問題もあるかもしれませんが、ハードロックダウンが本当に死亡者を激減させるのかというと必ずしもそうではないようです。選択的な対策が必要だということになるのではないかと思います。

　アメリカの新聞では、なぜ日本だけが奇妙な成功をおさめているのかと問われていますが、いくつか理由が考えられます。先ほどの高齢者施設の対策の他、交差免疫の可能性があると思います。私たちが通常冬にかかる風邪の 3 分の 1 ほどはコロナ風邪なのです。コロナ風邪は東アジアを中心にはやっています。恐らく何年か前のコロナ風邪が今回の COVID-19 と割と近い免疫原性を持っており、東アジアの人口については、比較的類似免疫を持っていたことが感染者数を増やさない、もしくは重症者数を増やさないことにつながったと考えられます。

　家族内感染については、感染者がマスクをしていないと、家庭内で、4 家族に約 1 家族は家庭内感染を起こしてしまいます。BMJ[2]によれば、家庭内で感染者がマスクをしていると、約 8 割の家庭内感染を減らすことができるということです。

　通常、患者さんが出ると濃厚接触者は誰か、「前向き調査」をします。これは欧米どこでもやっています。ただ日本の特徴は、感染者がどこで感染したかを、2 週間前までの行動歴を綿密に調べて発生源を特定する「さかのぼり調査」を行いました。札幌雪祭りの屋台の中や大阪のライブハウスでの事例から、「3 密」という概念が創出されました。「3 密」をなるべく避けるようにお願いしてきたことは、「さかのぼり調査」を行ってきた日本の公衆衛生施策の 1 つの成功例だと思っています。

見えてきた課題

　COVID-19 の感染は、今では唾液や鼻咽頭でも検査できるようになりました。昔みたいに鼻の奥をぐりぐりやらなくても、自分で鼻の中に綿棒を入れて5回ほどぐるぐる回すだけ、もしくは、自分でつばを採取するだけで検査できます。唾液による検査方法により医療従事者の曝露のリスクは減っています。ただ、鼻腔や唾液から採取する場合に、そこにウイルスがいないと検出できないので、最もウイルスが多いときでも約20%は偽陰性となります。そういう意味では完全な検査ではありません。また、PCR の検査数が日ごとに上下するのは、検査のキャパシティが下がっているのではなく、実際に患者さんが検査に来ている数が減ったことが反映されているのです。キャパシティがないから検査ができてないというのは必ずしも正しくありません。

図表4

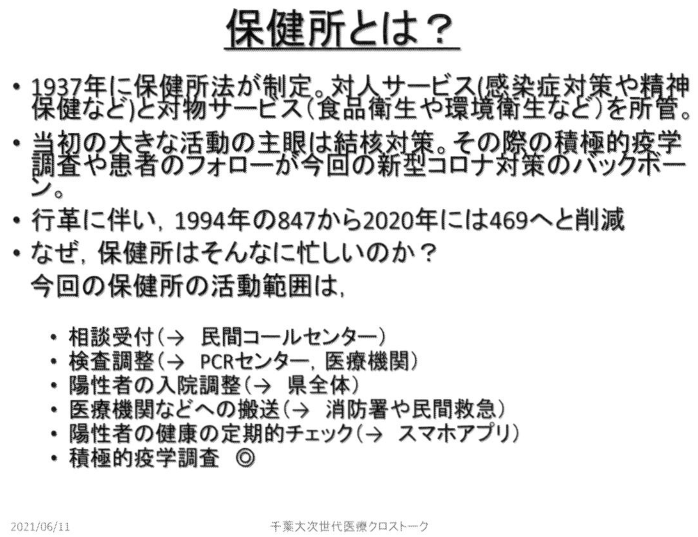

保健所とは？

- 1937年に保健所法が制定。対人サービス(感染症対策や精神保健など)と対物サービス(食品衛生や環境衛生など)を所管。
- 当初の大きな活動の主眼は結核対策。その際の積極的疫学調査や患者のフォローが今回の新型コロナ対策のバックボーン。
- 行革に伴い, 1994年の847から2020年には469へと削減
- なぜ, 保健所はそんなに忙しいのか？
  今回の保健所の活動範囲は,

  - 相談受付(→ 民間コールセンター)
  - 検査調整(→ PCRセンター, 医療機関)
  - 陽性者の入院調整(→ 県全体)
  - 医療機関などへの搬送(→ 消防署や民間救急)
  - 陽性者の健康の定期的チェック(→ スマホアプリ)
  - 積極的疫学調査 ◎

2021/06/11　　　　　　　千葉大次世代医療クロストーク

患者数当たりの検査数について、検査が欧米に比べて日本が少ないことが批判されていますが、患者数が少ないから検査が少ないということがわかります。

　保健所は、行政改革に伴い、1994年時点の847か所から約半数の469か所になりました。キャパシティがオーバーフローしてしまいましたが、**図表4**に示した業務を全部やっています。これでは患者さんが増えたときにパンクするのは当然です。最後の積極的疫学調査業務は保健所しかできないと思いますが、それ以外の業務は外部に委託すればいいと思います。

　新型コロナワクチンについては、1月末から4月の間で、EU（ヨーロッパ連合）からの新型コロナワクチンの輸出先は日本が圧倒的に多いことをご存じでしょうか（**図表5**）。つまり、新型コロナワクチン接種が遅れていたのは新型コロナワクチンがなかったからではないのです。新型コロナワクチンを日本に輸入することについては、かなり一生懸命に行われていたことを知っていただきたい。日本の新型コロナワクチン接種率は上がっており、多

図表5　Export Concentration

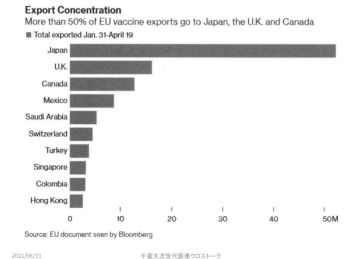

くの国を追い越そうとしています。

　新型コロナワクチンの反省ですが、もともと日本はワクチン先進国でした。しかし、子どもが減って、感染症が減ったことに伴い、少しずつ後ろ向きになっていきました。今回のメッセンジャーRNAワクチンが突然10か月でできたように思うかもしれませんが、実は、MERS [3]、SARS [4] のワクチンの開発の話もあり、長期間にわたって彼らは取り組み、最後にファイザーがベンチャー企業からピックアップしました。そういうことを日本も地道に取り組んでいかなければいけません。

　今回、たまたまヨーロッパもアメリカも人口以上にワクチンを作ることができたので日本に輸出してくれました。どんな国の大統領や総理大臣でも、自国の人口をカバーできないのに輸出をする人はいません。もしかしたら、日本に来るワクチンはゼロだったかもしれないのです。そういう意味では安全保障としてワクチンは確保しないといけません。

　また、人口比率でワクチンを分配していいのかという議論があります。これは保健所単位で人口当たりの患者数を見ると、圧倒的に少ない所と過密な所があります（**図表6**）。今の日本のやり方は、大規模接種をやっているので若干変わりますが、基本的には自治体には人口の頭割りでワクチンを提供しています。政治的に難しいとは思いますが、公衆衛生学的には、感染者の多い所から分配していくことが常道だと思います。

　感染者が多くなってくれば、緊急事態宣言などの感染対策を講じますが、これを長く続けると経済へのダメージが大きくなるため緩和します。また感染が拡大すると対策を講じ、また緩和する、これを繰り返す、いわゆる「ハンマー　アンド　ダンス」をします。その間に、ワクチンを国民に接種する。これが、一般的に各国がやっている政策です。

　人流は、1回目の緊急事態宣言はものすごく効きました。しかし、2回目の緊急事態宣言のときには2割程度しか効かなくなりました。緊急事態宣言の効果が薄れてきているということではないでしょうか。

　過去20年を振り返ると、4〜5年に1回はパンデミックが起こっていますから、有事には迅速に対応を拡大できるように準備しなければいけな

図表6　人口10万人当たりの7日間累積新規症例報告数マップ

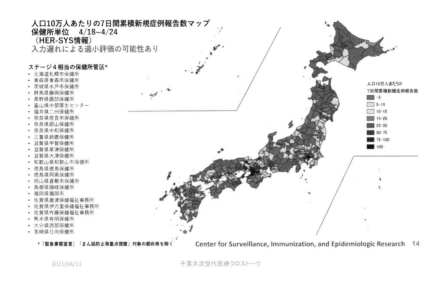

人口10万人あたりの7日間累積新規症例報告数マップ
保健所単位　4/18~4/24
（HER-SYS情報）
入力遅れによる過小評価の可能性あり

ステージ4相当の保健所管区*
- 北海道札幌市保健所
- 青森県青森市保健所
- 茨城県水戸市保健所
- 群馬県前橋保健所
- 長野県諏訪保健所
- 富山県中部厚生センター
- 福井県二州保健所
- 奈良県奈良市保健所
- 奈良県郡山保健所
- 奈良県中和保健所
- 三重県鈴鹿保健所
- 滋賀県甲賀保健所
- 滋賀県草津保健所
- 滋賀県大津保健所
- 和歌山県和歌山市保健所
- 徳島県徳島保健所
- 徳島県阿南保健所
- 岡山県倉敷保健所
- 島根県隠岐保健所
- 福岡県福岡市
- 佐賀県唐津保健福祉事務所
- 佐賀県伊万里保健福祉事務所
- 佐賀県杵藤保健福祉事務所
- 熊本県有明保健所
- 大分県西部保健所
- 宮崎県日向保健所

* 「緊急事態宣言」「まん延防止等重点措置」対象の都府県を除く

人口10万人あたりの
7日間累積新規症例報告数
- ~5
- 5~10
- 10~15
- 15~25
- 25~50
- 50~75
- 75~100
- 100~

Center for Surveillance, Immunization, and Epidemiologic Research　14

2021/06/11　　　　　千葉大次世代医療クロストーク

ということです。そういう意味では、良いかどうかは別にして、予備自衛官のように、潜在看護師[5] の方にトレーニングをしていただき、いざというときに貢献してもらうことも大事だと思います。

2020年前半の段階ではワクチンもなく、決定的な治療薬もない状況で、唯一感染をコントロールできるのは国民の行動変容だけでした。したがって、国民に如何に理解してもらい行動を変えてもらうかが重要になります。そこに、リスクコミュニケーションの大事さがあります。中井貴一[6] 氏は、勲章を受章したときに「COVID-19が人の体だけじゃなくて、心もむしばんでいるような気がする」とおっしゃいました。もちろん、必要な対策はしないといけないですが、過剰な反応、過剰な自粛が人々の生活をスローダウンさせていると思うので、過剰に反応することは避けるべきです。

2020年のゴールデンウィーク頃までは、マスク、ガウンの不足で医療現場にご迷惑をかけました。安くて質の良い医療材料を中国に依存していたところ、中国で感染が爆発したことに伴い輸出禁止になってしまいました。日

本でも需要が多くなったにもかかわらず、供給が少なくなり騒ぎになりました。我々は、5か月間海外からの輸入が途絶えても供給ができるように備蓄、もしくは、経済効率は悪くても日本国内の製造業者を補助しようと経済産業省と一緒に取り組んでいます。

　今回のようなパンデミックでは、全ての国が安全でなければ、どの国も安全を確保することはできません。これはオリンピック開催をする日本にとっては切実で、日本国内で感染が収まっても、海外から感染者が入ってきてしまえば元も子もありません。

　実は、2009年の新型インフルエンザのときに、我々は反省文を作りました。そこには、たとえばPCRのキャパシティの増加、保健所の機能の強化を記していました。しかし10年間、全く生かされませんでした。COVID-19では痛い目を見たわけですから、今度こそ反省を生かさかないといけないと思います。

　1962年に、ソ連[7]がキューバにミサイルを持ち込んだときに、ケネディ大統領[8]は13日間ホワイトハウスに缶詰めになって交渉し、最後はミサイルの撤去にこぎつけました。このときにケネディ大統領が、「君たち、クライシスは中国語でどう書くか知っているか。危機と書く。危ないの「危」とオポチュニティ（機会）の「機」だ」と言いました。つまり、これは危ない機会だったけれども、これを契機にアメリカの国防を見直し、ソ連との関係を見直すことができるということです。

　翻って言えば、COVID-19は、日本国民にとって確かに大きな危機でしたが、今回の教訓をもとに、今度こそ日本の医療制度を見直し、有事の際の反応、対応の仕方を見直す機会にすべきだと思いました。

▌医系技官
という存在

吉村　医系技官という職がありますが、この職はサイエンティストでありながら行政官でもあるという仕事です。いわゆる科学的なエビデンスと、令や制度との整合性をどう折り合いをつけてくかという仕事です。やりが

がある一方で難しさもありますが、医系技官として長く務めてこられた鈴木先生は、どういう考え方で仕事に対して向き合っていたのでしょうか。

鈴木　大事な、医系技官の存在意義が2つあります。1つが、サイエンスのロジックを行政の判断に持ち込むことです。官庁ですから、法や行政のロジックが当然あります。誰か1人が全てを治めればいいわけではなく、そのとき考えられる最善の解決策は何なのかを、皆で、異なったロジックの間で議論し考えていくことが大事です。サイエンティストとしての行政官である技官、技術官僚が非常に大事だということです。

　もう1つは、臨床や研究の現場と、行政や法律との間の橋渡しができることです。臨床は患者さんを前にして、その中で生も死もあります。子どもの誕生もあれば、様々な人間くさい、泥くさい現場があるわけです。必ずしも経済論理、法律論理だけでは割り切れないところがあるわけです。そういう意味で、現場の意向を生かし、現場を尊重するための通訳者、翻訳者としての役割が医系技官にはあります。

吉村　鈴木先生のやられた仕事の1つに、医系技官が現場での勤務を一定程度認める規制緩和があります。これは、医系技官にとって大切な制度変更だと思います。限られた時間ですが、「泥くさい」診療現場に出ることができます。鈴木先生の想いに起因する変更だと思いました。

▌今後の医療問題に 如何に備えるか

　今回のCOVID-19対応では、初期から陣頭指揮を取っていらっしゃったわけですが、非常に良いジャッジメントをしている部分がたくさんありました。それが、なかなかメディアで取り上げられなかったことは残念です。その辺りいかがでしょう。

鈴木　どうしても人は足りないところに目がいってしまうので、やむを得ないと思います。確かに、2020年の前半段階でPCRのキャパシティが足りないとか、保健所がオーバーフローしたことは事実です。その事実を真摯に見つめ直すことが必要です。その上で、今後も4〜5年に1回はパンデミックが必ず襲ってくる、そのときに慌てない体制をつくるために、今回の教訓を生かすべきだと思います。

吉村　国内でも新型コロナワクチン接種が迅速に進んでいます。私も集団接種会場で接種する側を経験しましたが、スムーズに問診から接種、その後の健康観察もされ、シリンジに充てんするところも非常に緻密でした。日本人は、こういった丁寧なところが素晴らしいと思いました。

　国の方針に従って、自治体が実行するオペレーションは非常に優秀な面があると心強く思いますし、誇るところだと思います。接種の状況などについていかがでしょうか。

鈴木　企業ベースの予防接種が始まれば、爆発的なスピードで接種が広がると思います。ただ反省点もあります。1つは自治体によっては、公平性をあまりに気にして、公平のためには多少遅くなっても仕方ないといったことになってしまいました。接種が早く進んでいる自治体は、とにかく早く打つという決意のもと、集団接種も個別接種も全部やっていました。あまり公平性にこだわるとスピードが遅くなってしまいます。そういう自治体は、全体を見た上で、バランスを取るべきです。

　ワクチンは来ていたのに接種に回らない原因は何かと考えると、これは冷凍であることや輸送の問題ではないのです。厚生労働省にいた身としては申し上げづらいのですが、承認まで2か月も遅れたということです。2か月早く今の状態になっていれば、東京オリンピックまでに、相当余裕をもって若い人も含め接種できたと思います。

　これができなかった理由は、特例承認をすぐしなかったことです。アメリカや他の国でも承認されているのに、日本では第3相試験[9]こそやりませんでしたが、第1・2相試験[10]にこだわりました。試験データをまとめて

審議会に上げることをやっていたら2か月は遅れてしまいます。ただ、これを本当にやる必要があったのかどうか。国会の附帯決議がありましたから、行政としては対応せざるを得ませんでした。むしろ、条件付き早期承認等を利用して、全例報告はさせるがとにかく早く承認することを、誰かが責任を持ってやらないといけなかったと思います。

吉村　公平性の過度な重視などが問題との指摘です。教えていただきたいのが、医療全体の公平性や安全性、有効性等、間違いのないようなスタイルを非常に重視するあまり、意思決定のあり方が徐々にスローになってしまったのか、あるいは、以前から日本は安全第一でやってらっしゃったのか、先生の目から見ていかがでしょうか。

鈴木　福島県の医療事故の訴訟[11] にもあるように、医療ですから事故が起こる可能性はあります。犯罪的行為や明らかな瑕疵は別ですが、そうではなくても通常の医療行為として事故が起こる可能性はゼロではありません。その際に医師個人の責任が追及されるようだと、その手技はやらない、もしくはその手技を避けるために過剰な医療をやるということになりかねません。これはコスト面だけではなく、医療へのアクセスや医療のクオリティの面で逆効果です。ですから、医療人だけではなく、検察や警察、一般国民も理解した上で、皆で最も良い医療をつくるにはどうしたらよいかを考えなければいけないと思います。

吉村　基本的に、医学的な因果関係は、個人単位で示すことは難しいことが多いと思います。したがって、公衆衛生の中で疫学という形で示していくという科学的な態度が重要になります。一方で、法的な因果関係は別のニュアンスがあり、社会の中での因果関係、裁判の中での因果関係があって、少し分かれた形で世の中に存在していると思います。医学的な因果関係と社会的な因果関係を比較すると、社会的な因果関係はどうしても犯人捜しのところがあります。問題が生じたらそこには一定のミスがあり、何か間違いがあったから悪い結果が起こったと考えてしまいます。そこにコミュニケー

ションの問題があると思っているのですが、いかがでしょうか。

鈴木　その反面、たとえば昨日まで元気な家族が入院して、医療を受けたら亡くなったというのは絶対納得できないという家族の感情もあると思います。そういう意味では、いわゆる無過失保障のような、個人に賠償を求めるのではなく、結果に対して国民全体として一定の弔意を表すという仕掛けを入れるべきだと思います。犯罪的行為やよほどの瑕疵がない限り、実際に医療を担当した者に責めを負わせないことが大事です。同じことがPMDA [12] の審査官にも言えて、FDA [13] の審査官は犯罪行為などがない限り下した判断について訴訟の対象にならず、免責の仕組みがあります。ところが日本のPMDAの審査官は、たとえそのときに是だと判断しても、後から求償されることがあります。そのため、事故が起こらないように時間をかけて非常に慎重に審査をすることになります。

佐藤　「公平性」と「利益の最大化」といった価値基準の大きな葛藤や議論があったと思うのですが、この2つの間の価値基準が今後どう変わっていくでしょうか。参考になるような国はあるのでしょうか。どこにもなければ、かつ日本独自という文脈でいえば、今までと価値観がどう変わっていくのか、その変化の中で医系技官として、サイエンティストとして、どう臨んでいけばいいかをお聞かせください。

鈴木　COVID-19の厄介なところは、世界の中のどの国にも勝者はいないことです。たとえば、一時期感染が収まっていたと思われる台湾やシンガポールでも今、非常に増えています。また、感染が収まった状況であるが故に、ワクチン確保が後手に回って、その国の政府が国民から批判を浴びています。他方、イスラエルは首相がファイザーに週何回も電話をして、ものすごい量のワクチンを確保し、あれだけのスピードで対応しましたが、これは国政選挙と時期が絡んでいたようです。どの国も試行錯誤をしながらパンデミックに備え、対応をしようとしているということではないかと思います。
　ただ、1つ言えるのは、先ほど申し上げたように、4〜5年に1回のパ

デミックに対する準備をサージキャパシティ、つまり、「何かが起こったときに迅速に対応できるような体制をどうつくるか」を成功させられるかが鍵になると思います。体制づくりには、人とモノの両面があると思います。人の面は、先ほどお話しました予備自衛官、潜在看護婦の活用です。

一方、モノの面で言えば、藤田医科大学の事例のように、古い病院から新しい病院に移転するときに、使わなくなった施設を利用させてもらったことがありました。その他、公民館などで、普段はイベントに使う場所を各自治体が便のいい所に、動線も確保できるような形で準備をしておくことも大事です。

日本は欧米と違って、中小規模の病院が多く、人、モノのどちらの観点からも、そこで患者さんを診ようとしても難しい側面があります。大規模病院以外では、公民館など臨時の医療施設のような所で、医師会も含めて人を出してもらい対策をするほうが、むしろ現実的ではないかと思います。

吉村　まさに現実解をいかに皆で考えて、実行していくかだと思いました。

少子高齢化、高度先進医療が加速する中で、多くの方が社会保険、健康保険の財源などの不安を抱いていると思います。その中で、この事態に直面する現場の医師や医療従事者は医療をどのように考えていけばいいか、以前、保険局長もされていたお立場としていかがでしょうか。

鈴木　2040年には、高齢人口、生産年齢人口、若者人口の比率がほぼ定常化する状況です。これからの20年間、定常状態になるまでの過渡期をどう乗り切るかということだと思います。この時期に起こることは幾つかあって、1つは、高齢者の絶対数は変わらないけれども、生産年齢人口が40％も減ってしまいます。したがって、生産年齢人口1人当たりの医療負担、介護負担は重くなります。これに対する対策については、実は良いニュースがあって、〇年前と比べると同じ65歳の人の生物年齢が約5歳若くなっていることで〇。身体能力を前提に考えるなら、65歳を全員定年退職にするのではなく、〇きたい、働ける人は70歳、75歳まで働いてもらえば分母である生産年齢〇口が増えるので、ここに着目して対策をとる必要があると思います。

もう1つ、2020年から2040年までに生産年齢人口が40%減るのですが、実はAIを産業に導入すると、40%の失業者が出るといわれています。つまり、40%の人がいなくなるが、40%の人がいらなくなるということです。これをうまく導入すれば、人口の変化に合わせて世の中を回していける可能性があります。ただ非常に難しいのは、医療や介護は労働集約的な産業で人手がかかる産業ですから、ロボティクスやICT、AI、センサーテクノロジーを使っていかに人手を減らせるかは、今後最も大きな課題だと思います。

若者への 3つのメッセージ

吉村　2040年に向けた、今後の20年の医療についてもお話しいただきましたが、教育機関である大学に移られて、人材育成にも力を入れてらっしゃいます。今後の若い医療職や学生に対して、鈴木先生からメッセージはありますでしょうか。

鈴木　3つあります。1つ目ですが、AIが40%の失業者を生むという話をしました。医療職の仕事として、可能性のある病気の診断名の選択肢を出してきて、その中で必要な検査を選んで、その結果に基づいて投薬等の処方をするといったことは、かなりAIに代替されると思います。人間としての医療職がやるべき仕事は、何がベストの治療的介入の組み合わせなのかということを、日常生活の聞き取りの中から導き出して、相手を説得し、さらに最後は責任を取ることだと思います。これは機械にはできません。このようなAIに代替できない仕事をするべきだと思います。

　2つ目は、医学や関連学問だけにとどまらず、幅広い学際的な攻め方をしないといけません。たとえば、アメリカの金融業でも、先物取引も含めて様々な商品が出ていますが、その主力の専門家は誰かといったら数学者なのです。実は経済学者ではないのです。それと同じように、たとえば医療職が中心になって健康増進アプリ等の開発をすることができれば非常にいいと思います。臨床の現場も大事ですが、そこだけにこだわらず学際的に仕事の

を広くするべきだと思っています。

　3つ目は、日本だけに拘泥するのではなく、アジアに目を向けるべきです。日本の市場に比べて、中国も含めてアジアの市場は非常に広く、世界の中で医薬品の売上が伸びているのは北米以外ではアジアしかありません。モンゴロイドの人が多いアジアは、我々にとって地政学的にも非常に優れた市場であると思うので、ぜひ視野を広げて勉強、研修をしてほしいと思います。

——クロストークを終えて——

決断し、明快に語る姿

　今回のクロストークは少しばかり特別な感覚、言うなれば緊張しました。それは、私が厚生労働省で勤務していた 2015 年から 2018 年に、鈴木先生とは「かなり上位の」省幹部として何度も接してきたからです。医系技官の懇親会で同じ高校の先輩後輩であることが話題になり、それ以来親しくお声がけもしていただきました。しかし、仕事となると話は別で、上司としての政策説明（いわゆる「レク」）では、鈴木先生の鋭い眼光と切れ味ある論理で何度となく言葉に詰まり、冷や汗をかいた経験が頭に残っています。そんな私の些細な「小市民的な」記憶とは関係なしに、雄弁に、闊達に語ってくださいました。

　鈴木先生の印象はいつも変わりません。課題を前にすると、幅広い分野、事象から具体例を出しながら論理展開します。そして元高級官僚とは思えないような「率直な表現」で明快に説明をしてくれます。このスタイル、失礼ながら「鈴木節」ともいえるプレゼンスタイルには興味を持ち、同時に強く惹きつけられました。内容はもちろんなのですが、声のトーンや間の置き方が絶妙なのです。本当は、ここも含めてクロストークの醍醐味なのです。文章や資料だけでは伝えきれない部分にこそ、その人物としての魅力や姿勢、そのもの」が出ると思うのです。そんなことも考えながらの、あっという間のクロストークでした。

　多くの修羅場を潜り抜けたからこそ、語る言葉にも迫力があります。医系

技官を含むテクノクラート（技術官僚）は「泥臭い現場」で起きていることを正確に知り、足りないところはできるだけ明確に想像して制度を作る必要がある、と。人相手の医療ですので、予測不可能の部分はあり、ゼロリスクは存在しません。とはいえ、何も手を打たなければより多くの人命が失われる場面も多くあります。そこで責任者として決断することは簡単ではありません。官僚の覚悟を持ってことに当たる姿勢をくみ取りました。「最後に責任を取ること、それは人間にしかできない、機械にはできない」と、後進に語ったことは刺さりました。

　これから仕事をする、生きていくのがもっと楽しみだなと思える時間をいただき、この日もまた「鈴木節」にしてやられたと思うのでした。

（吉村　健佑）

文献：
1）週刊東洋経済 2020 年 7 月 18 日号

第5章

多様な価値観を
受け入れ力にする
戦略

第5章 -1

生活から学び、生活へと還元する地域医療をめざして

【登壇者紹介】

高山 義浩（たかやま よしひろ）

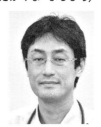

<プロフィール>

沖縄県立中部病院 感染症内科 地域ケア科 副部長
福岡県生まれ。東京大学医学部保健学科卒業後、フリーラ
イターとして世界の貧困と紛争をテーマに取材を重ねる。
2002年山口大学医学部医学科卒業、医師免許取得。国立病
院九州医療センター、九州大学病院での初期臨床研修、佐久
総合病院総合診療科での地域医療を経て、2008年より厚生
労働省健康局結核感染症課においてパンデミックに対応する
医療提供体制の構築に取り組む。2010年より沖縄県立中部
病院において感染症診療と院内感染対策に従事。2014年よ
り厚生労働省医政局地域医療計画課において高齢化を含めた
日本の社会構造の変化に対応する地域医療構想の策定支援に
取り組む。現在は、ふたたび沖縄県立中部病院に戻り、急性
期病院と地域包括ケアシステムの連携推進に取り組んでいる。

この内容は、2021年5月13日に開催された「次世代医療クロストーク！」の内容を基に作成されています。

システムではなく、文化としての地域ケアを追う

高山　沖縄県立中部病院の感染症内科の高山です。昔話も交えつつ、今後の課題となりそうなことについて、沖縄で仕事をしながら感じていることなど、皆さんと共有したいと思います。

　この沖縄らしい写真（**図表1**）は、伊平屋島という島です。人口が1,300人ほどの小さな離島です。沖縄最北端の島です。まさに離島の風景になりますが、沖縄なのに田んぼがあるのが沖縄らしからぬ風景でもあります。ここには集落があります。この話から始めようかなと思ったのは、この伊平屋島の役場でもなく診療所でもなく、この集落の中にある1本の路地の話をした

図表1　伊平屋島

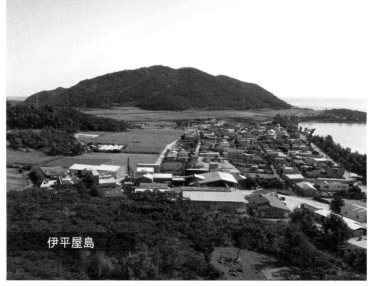

（出所：高山氏提供）

かったからです。その路地には1本の白線が真っすぐ伸びています。これは、1人で暮らす92歳の女性のために、自宅からスーパーまでの道順を示しています。これをたどって行けば、目の弱ってしまった彼女でも買い物に行けます。無理だ、駄目だと諦める前に、やったらいいのではないかと思えることをやってみるという柔軟さが、いろいろと制約の多い離島の暮らしに温もりを与えていると感じます。

「地域包括ケアシステム」[1] は、私は少し危うい言葉だと思います。その危うさとは、この言葉に含まれるシステムという社会制度に求められる「普遍性」にあります。たとえば、この白線をシステムにしたら、集落の高齢者の世帯から次々に白線が引かれ始めます。公平に白線を引くことが目的化して、やがて村が白線まみれになってしまうかもしれません。一方で、文化としての地域ケアであれば、仕方がない、白線でも引いてみようかと、特別な1本の白線を村に引くことができます。公平性をきちんと担保するのがシステムであるとすれば、地域文化の中で「あの人のためにちゃんとやってあげなきゃいけない」「あのおばあやっぱり心配だ、うちのおふくろがお世話になったおばあだから俺が頑張んなきゃいけない」などという想いで、特別なサポートが出てくるのが、文化の面白さでもあると思います。

実際に、このおばあちゃんは、ほとんど目が見えていません。しかし、地域の支えの中で、離島で明るく暮らしています。もともと、彼女は買い物に行くたびに道に迷っていました。それなら宅配サービスを始めたらいいのではないかと思うかもしれません。でも、村の人たちは、彼女は買い物に行きたいことを知っていました。宅配サービスを始めたら、おそらく家に引きこもってしまう。だから、白線を引いてでも買い物に行かせてあげたいと思ったに違いありません。システムに依存して生きる人々は、システムによって殺され得る人々でもあります。

ケアが普遍化されていくと、日本の高齢者というのは、病気だけではなく暮らしまでもシステムに依存させられることになる可能性があります。私たちが社会制度の議論をするときは、そういう危機感を持つべきです。システムによらずとも高齢者が暮らしていけるように、地域や家族の底力を高めていかなければなりません。それは、個別性とか多様性というものを容認し

て居心地よい場所をつくっていこうとする地域文化（カルチャー）です。システムというものは、柔軟性がありません。想定外の事態に対して非常に脆いのです。地震発生時などでは、日常的にカルチャーとして避難所が運営できているところと、システムで運営しようとしているところでは、脆さが圧倒的に違います。それは、災害支援の現場に行かれた方も実感されているのではないかと思います。

　たとえば、病院というものはシステムなのです。そこで、私たち医療従事者は想定外が発生しないように綿密にコントロールしようとしています。そうして、決まった時間にのみ食事が提供され、使用できるトイレは限定され、認知症の高齢者は抑制されていきます。

　一方、在宅診療の現場は、想定外の連続です。病院で剥奪されていたカルチャーを、高齢者は在宅で取り戻していきます。私は、在宅医療[2]もやっているのですが、悪性腫瘍の終末期で寝たきりとなっている高齢者の看取りに関わったことがあります。あるとき、ご自宅を訪問したら、彼のベッドの上で野良猫が子猫を産んだのです。野良猫はどこで産んでも良いのに、よりによって終末期の男性のベッドの上で産むことを選んだのです。その患者は私に、「先生、見ろ、猫が子どもを産んだ」と言って、すごく嬉しそうにしているのです。猫は粋なことをすると思いました。しかし、これが病院で起きたら大騒ぎです。病院では起こり得ないことが在宅では起きるのです。そういう想定外を否定せず、受けとめていかなければいけません。病院で働いている私たちが地域に出て行く上で大切なのは、この感覚だと思います。

　病院の患者は、感染管理をはじめ細かく運用されるシステムによって守られています。しかし、地域で暮らすお年寄りはカルチャーによって支えられているのです。今、コロナのことも含めて、院内感染対策的なものが地域に踏み込んでいっている時代です。そして、様々なことがシステム化されています。緊急事態宣言など、いろいろなシステム化によって感染管理を進めいこうとする。そして毎日、PCR検査[3]を行って、地域で何人コロナ患が出たのかとか、変異ウイルスがどれくらい出ているかとか言って、いわる、地域をシステム化しようとするキャンペーンが張られているわけで私は、それの旗振り役の1人でもあり、それはそれで大事だと思っていま

一方で、日本には高齢者や障害のある人たちも含めて、支え合うカルチャーというものが非常にたくましく生きてきたのです。それをつぶしてはいけません。セーフティーネットとしてのシステムも必要ですが、地域全体、日本全体を院内感染対策化することはできないはずです。むしろ、カルチャーの部分を見出し伸ばしていく地域づくりで乗り越えていくべき部分もあるのではないかなと思っています。

■ 高齢化によって、
今までのやり方が通用しなくなった

　図表2の写真は中部病院です。一次から三次までの救急医療を担う急性期中心の病院です。1学年30名ぐらいの研修医がここで研鑽を積んでいます。私も院内感染対策や、プリコーション[4]での診療を求められる局面で仕事をしています。今は、新型コロナ対策一色ですが、通常、感染症内科は総合

図表2　沖縄県立中部病院

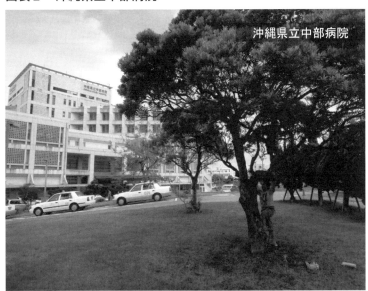

（出所：高山提供）

内科のようにいろいろな複合疾患のお年寄りやコンサルテーション[5]が中心だと思いますが、県立中部病院の感染症内科は、主治医として、ベッドで診療をしています。また、私は地域ケア科という在宅チームも立ち上げまして、もっぱら悪性腫瘍の終末期の患者の在宅緩和ケアにも取り組んでいます。今は2人しか在宅で診ていないのですが、多いときには10人ぐらいを担当して、主に看取りに向けた支援をしていました。県立中部病院は島医者を育てることも大事なミッションですので、在宅診療をやって、看取りまでやっています。島に渡った若手医師が、島のお年寄りを看取るときにも役に立つだろうという趣旨もあって、在宅診療を始めました。

　高齢化が急速に進んでいる中で、今までのやり方では通用しなくなっているというのはよくわかっています。新型コロナで病床が足りないと言われていますが、もともと足りなかったというのが率直なところです。救急が混み合ってきているということは、全国で常態化してきていると思います。もともと中部病院も病床稼働率[6]は95%でした。つまり5％しか空いておらず、しかも、それは救急患者用に必要な5％の空床です。なぜ沖縄県には急性期病床[7]6,000床もあるのに、100人、200人のコロナ患者を受け入れられないのかと指摘されても、そもそもお年寄りがぎゅうぎゅう詰めで入院していたのが現状です。

　では、ベッド増やせばいいかというと、確かにその選択肢もありますが、同時に医者も看護師も増やす必要が出てきます。一方でお年寄りのニーズを聞いていくと、必要なときには入院したいけども、早く家に帰りたいという人のほうが圧倒的に多いのです。地域包括ケアの底力を上げて、お年寄りが暮らし、死んでいけるような地域づくりが大事だということに気付いてきました。

　ある80代の女性が蜂窩織炎[8]で入院されました。感染症内科で、抗菌薬がよく効いて感染症は治りましたが、歩行は不安定なままです。私たちは入院してリハビリを継続すべきだと考えました。なぜなら、家の中に段差が多いと聞いていたからです。実際、お家は、沖縄では珍しくないトイレが外です。これでは家には帰せないと考えて、リハビリを提案したのですが、このおばあさんは家でやっていけると主張したので、一緒に帰って確認し

みることにしました。多くの場合、勝手知ったるわが家では、高齢者の動き
はスムーズになります。病院の廊下とは全く違う生き生きとした動きを見せ
てくれます。複雑な行程を、おばあさんはすいすいと4点杖を使いこなして
歩いていくわけです。こうしたものを研修医たちが目撃していくことも大切
なことです。このときは、このまま退院ということで、おばあさんを家に置
いて、家族が退院手続きをしていきました。

　別の例ですが、急性前立腺炎[9]で入院された70代の男性です。この方
は身寄りがなくて、火事で燃えたままの家に暮らしておりました。このおじ
いさんが12月の末ぐらいに退院しました。2人の研修医が12月28日の仕
事納めの回診が終わった後、「そういえば、あのおじいちゃんこの年末年始
は大丈夫かな」と呟いたので、翌日、昼間に行ってみたようなのですが、
「今から弁当を買いに行く」と言うので、弁当屋さんに行って、弁当を買い
ました。そして、弁当屋さんに「正月三が日は開いていますよね」と聞いた
ら、「いや、閉まっています」とのことでした。おじいさんに「弁当屋は閉
まっているのだけど、ご飯はどうするつもり？」と聞いたら、「この弁当の
残りをずっとかじっているさ」と言いました。これはまずいということで、
生活保護だったので担当者に連絡して、この年末年始はおじいさんを何とか
してほしいとお願いしました。

　こういうことは地域がやるべきだと言うかもしれません。しかし、地域の
人たちは、ゆっくり状態が悪くなっていくお年寄りに気付きません。病院に
来たときに、初対面である私たちは「これは良くない」と気が付きます。本
人は何とか今までぎりぎり工夫してきたから、これからも大丈夫だと誤解し
ている節があります。そこで初対面の私たちが「これ無理です」と言ってあ
げることは、結構大事です。そもそも、このおじいさんは前立腺炎になって
入院してきたわけです。それはSOSなのです。多くの感染症は何のバック
グラウンドもなく突然、急性前立腺炎や肺炎になりません。その人の生活リ
ズムが弱ってきて感染症を発症するというのが、私たち感染症医の感覚です。
そのため、その人をそのまま元の生活に戻しても、生活そのものを補正して
あげなければ、恐らくまた誤嚥性肺炎[10]を起こすし、腎盂腎炎[11]、肺炎
起こします。地域のリソースとなる人たちに声掛けをして生活のリズムを

立て直していくということは、感染症内科の仕事としてはとても大事なのです。

　他にも気付いたことは全部やるということも大切です。このおじいさんの家のテレビは映りませんでした。このような独居の高齢男性が、正月の間テレビも見られずにいたら認知症になってしまうことは必定です。調べてみると、天井のテレビアンテナが風に舞ってぐるぐると回っていました。これは固定しなければいけません。エアコンのスイッチが入らないと、熱中症につながるため、電池が切れていないか、コンセントが抜けていないか、買い替えが必要か、などといったことに攻め込んでいくことが必要なのです。

　もちろん、地域で微妙なバランスで支えられている部分があるので、あまり医者が生意気なことを言うものではないことも承知しています。しかし、気付いたときに気付いた人がしっかり言っていくことが、とても大事だと思います。

患者のニーズは地域にあり

　COVID-19では、厚生労働省の分科会の議論やアドバイザリーボードの議論を表面的に受けとめて報道されている面が見え隠れしていて不安です。リンクデータを分析しても、相関関係や因果関係が明らかになるということはなく、どこまでいっても推論作業の領域を出ないと思います。そもそも誰かが作った統計学的な解析のアルゴリズムには「価値観」や「利害関係」があり、個を埋もれさせようとする意図すら介在します。そのため、データが出てきたときに、データだけで何かが解決できると思うのではなく、地域で先に仮説をつくることが大事なのです。なぜこの地域ではCOVID-19が流行し続けているのかについて、データを見れば答えが浮かびあがってくるでしょうか。陽性者数のトレンドを見ていれば、やるべき対策が見えてくるというのは大間違いです。何をすべきかは、地域ごとに示していかなければならないのです。そこが、データの扱い方で少し不安に感じているところであります。

吉村 私もレセプトデータ[12]などを出発点にして公衆衛生の研究を始めていますが、おっしゃる通り、地域や現場で体感する「仮説」が重要です。現場の感覚や違和感といった直観的な考察がないと、データだけをいくら見ても課題は浮かび上がらないし、当然答えも出てこない。たとえば、現場の感覚で「胃ろう[13]」が多いと思ったら、やはりその地域の胃ろうの造設実績が多かった、または特定の薬剤の処方がこの地域に偏っていると感じたらその通りだったということを経験します。データは現場感覚を補強していくツールとして使うのが、まっとうなやり方だと感じます。

視聴者からの質問 テクノロジードリブンでなく、ニーズドリブンですね。学生でも患者さんのニーズを聞ける授業が欲しいです。

高山 大学の授業では患者のニーズは絶対にわかりません。ボランティアでも何でもいいので、現場・地域に出て行ってください。実は、学生から連絡があって「新型コロナワクチン接種のことで何かできることがないかと思っているのですが、大学で聞いてもできることが見えてこない」と言うので、それだったら、ワクチン接種の予約が取れなくて困っているお年寄りがいるはずだから、西原町の民生委員に相談して、困っているお年寄りのサポートをやりたい旨を伝えてみたらと私は言いました。結局、地域のニーズを知りたければ、黒板の前に座っていても絶対見えてきません。それは地域の中にどう切り込んでいくかであり、切り込んでいく際の強みが「若さ」だし、そこで失敗しても許されるのが、学生の特権だと思います。

吉村 すごくわかります。仮に学生が少し社会人のマナーがわからなくても、「まあ、学生だし仕方ないか」と言ってもらえます。これは特権ですよね。

視聴者からの質問 発展途上国では、教育により若者の自助の力が付いてくると思いますが、その自助が共助につながるには、教育は受けていないが、生きる力を持つ高齢者の知恵をいただいたらいいのではないかと思うの

です。高齢者の生きる力を若者に還元させるためのアドバイスなどはあるでしょうか。

高山　皆さんには、高齢者と会って話をしていますかと問いたいです。何かできるのではないかとか、何かもらえるのではないかとかいうのは、三段跳びの向こう側のことです。まずは高齢者とお茶を飲むとか交流する場というものを持つことが重要です。そういう場がないのであれば、つくることが出発点なのではないかと思います。

　ただ、実際のところ、日本ではいろんな制度的な制約があります。私の場合、日本の病院実習は、正直言ってあまり面白くありませんでした。しかし、ネパールに行って病院実習を受けたり、チベットに行ってチベットの西蔵医学研究所医学部の研究所などで実習を受け、本当にダイナミックに人間の体のすごさを感じたり、子どもにはこんなに回復力があるのだと驚かされました。だから、私は学生らしさという意味では、東南アジアや南アジアに行って、その地域のお年寄りと交流してみると、大きな気付きがあるだろうと思います。最後は日本に帰ってきてほしいと思っていますが。

▎神父の前と医師の前の
▎患者の姿は違う。
▎それでよい。

　思い出深いおじいさんがいます。そのおじいさんは、非常にダンディですが、がんの終末期で亡くなる2日前の話です。このおじいさんが、がんであることを伝えられ、医者は手を尽くし、もう手術もできない状況になってから始めたことが2つあります。1つは、たばこを吸い始めました。もう1つは、パチンコを始めました。それまで、タバコもパチンコもしたことないにもかかわらずです。

　かっこいいなと思いました。がんって言われてからパチンコを始めて、息子さんから毎日1,000円もらってパチンコをして帰ってくるというのが、彼の日課になりました。しかし、徐々に弱ってきてパチンコにも行けなくな

たばこも吸えなくなり、そろそろ看取りも近いかなというときに、本人が「パチンコに行きたい」と言い出した。在宅酸素[14]を吸っており、私もパチンコ屋にたくさん電話したのですが、在宅酸素を持ち込んでいいパチンコ屋は近隣にありませんでした。なぜなら、お客さんはたばこを吸っているので、酸素の持ち込みは無理ですということでした。おじいさんに、「パチンコ屋では、酸素を吸えないです」と言ったら、「いや、それでもやる」と言って聞かず、命がけのパチンコとなりますと言いました。ですが、やりたいならやればいいじゃないかということになり、私は、おじいさんに付き添って行きました。とにかく、おじいさんがスロットをしている間、「フィーバーしたら死ぬだろうと」思ったので、フィーバーしないことだけを祈っていました。サチュレーションも落ちていくのですが、何とかやり遂げて1,000円きれいにすってくれて、「先生、満足した」と言って帰って2日後に亡くなりました。かっこいいおじいでした。

　別の高齢男性の例です。対馬丸をご存じでしょうか。戦時中に、沖縄戦があるときに沖縄の子どもたちが学童疎開で本土に逃げました。その際に、対馬丸という船が沈没してしまう悲劇がありました。その生き残りがこの男性です。この方は敬虔なクリスチャンです。訪問診療をやっていた際に、カトリック神父が訪問礼拝していることを聞いていたので、一回ご一緒しませんかとその神父さんをお誘いして、訪問診療、訪問礼拝の共同訪問をやったときの話です。
　訪問礼拝というのは、教会に通えなくなった信者のために神父が在宅でお祈りをするのですが、この神父の礼拝が始まったときに、患者さんの背筋がすっと伸びて見たこともないほど顔が引き締まったのです。本当に驚かされたとともにショックを受けました。私の前では寝たきりだったのです。ところが、神父の前で端座位をとったのです。これが信仰の力なのかと感銘を受けると同時に、この領域に医療が踏み込まないほうが良いとも思いました。患者さんが神父に見せる姿と語りが、医者に見せる姿と語りとは違っていて当たり前です。これらをあえて重ね合わせる必要はないのです。
　内村鑑三[15]の言葉に、「真理とは2つの中心を持った楕円である」とい

うのがあります。どうしても私たちは中心が1つの真円として構造認知しようとするくせがあります。しかし、本当は真理というのは2つの、あるいはいくつもの中心を持っています。真円だと考えると不条理なことも、楕円だと思うと納得がいくことも多くあります。行政と臨床とか、様々なことがせめぎ合います。そのときに、真実は1つだと考えるとうまくいかないのですが、行政の中心と臨床の中心があって、その楕円で地域医療は回っている感覚は、私は大事だと思います。どちらかだけを決めようとしたり、中心を1つに寄せようとしたりしても、患者は救われません。

　地域文化の中で支えられている患者さんは、いくつもの中心の中で暮らしています。お嫁さんの前でとる姿、長女の前でとる姿、医者の前でとる姿は、全然違います。多職種連携 [16] や地域包括ケアにおける各種連携会議などがありますが、そこで、このおじいさんの真実とは何だろうという議論をすることは、本当にやめたほうがいいです。ヘルパーに対して言っていることはヘルパーに対して言っていることであって、医者に対して言っていることではありません。医者に対して延命医療 [17] はいりませんと言っていても、長女の前では「俺は死にたくない」と泣いているかもしれないのです。それはどちらも真実なのです。

　神父の前のこの患者さんの姿と医者の前の患者さんの姿があんなにも違うことは、私にとって大事なことでした。多職種連携と言えば聞こえはいいですが、患者さんにとっては分けておきたい領域もあるはずで、それぞれの役割を果たしていけばいいのです。このときも結局、私たちは静かに世間話だけをして、訪問礼拝と訪問診療を終えて、もう一緒にやることはないというふうに思いました。

▌外国人労働者の夢を 一緒に追っていく姿勢が大事

　高齢化が急速に進んできていて医療は大変ですが、実は、介護も非常に大変になってきています。高齢者が急増している中で、介護業の人材が足りいため、外国人労働者に頼っています。そのため、介護領域にたくさん外

人労働者を入れようという話になっています。今回の COVID-19 では、ぎりぎりセーフだったと思っていますが、今後、外国人の介護従事者たちが30万人の時代に新たな感染症が出たら、高齢者施設を守るのは大変だろうと思います（**図表3**）。

　渡航制限がかかっている今、なぜ日本は多くの外国人の行き来を認めているのかというと、それは中小の地場産業や介護現場が、外国人材が入ってこないと支えられなくなってきているからです。外国人の介護従事者はまだ数万人規模ですが、今後数年で30万人とか、もっと増えていくかもしれません。そのような時代に、どうやって感染対策を取っていくのか、難しいミッションが待っています。ですから今回、高齢者施設の感染対策をこれだけ議論できたことは、本当によかったと思っています。

　今、私は30人規模で集団感染が起きた高齢者施設に支援で入っています。

図表3

政府の外国人労働者受け入れ見込み（14業種、政府の試算）

受け入れ見込み数	初年度（2019年度）	今後5年間（19~23年度）	人材不足の見込み数 現時点 ➡ 5年後	
介護業	5000人	5万~6万人	6万人	30万人
ビルクリーニング業	2000~7000人	2万8000~3万7000人	5万人	9万人
素形材産業	3400~4300人	1万7000~2万1500人	3万人	6万2000人
産業機械製造業	850~1050人	4250~5250人	1万2000人	7万5000人
電気・電子情報関連産業	500~650人	3750~4700人	7000人	6万2000人
建設業	5000~6000人	3万~4万人	2万人	21万人
造船・舶用工業	1300~1700人	1万~1万3000人	6400人	2万2000人
自動車整備業	300~800人	6000~7000人	1600人	1万3000人
航空業	100人	1700~2200人	1400人	8000人
宿泊業	950~1050人	2万~2万2000人	3万人	10万人
農業	3600~7300人	1万8000~3万6500人	7万人	13万人
漁業	600~800人	7000~9000人	5000人	2万人
飲食料品製造業	5200~6800人	2万6000~3万4000人	4万3000人	7万3000人
外食業	4000~5000人	4万1000~5万3000人	4万人	29万人
合計	3万2800~4万7550人	26万2700~34万5150人	58万6400人	145万5000人

時事ドットコムニュース・2018年11月14日

所：時事ドットコムニュース　2018年11月14日）

そこで働いているスリランカ人たちに防護服の着方など多岐にわたって教えないといけないのですが、これはテキストでは伝えられません。行って直接教えるしかありません。

　沖縄にとって参考になる事例として、お隣の台湾があります。台湾では25万人以上の外国人が介護労働者として働いています。これは1984年に台湾が国の方針として、高齢者の介護については外国人に委託し、台湾の若者たちは科学技術の発展に寄与する人材に育成していくことを決めたのです。そのためにどんどん外国人を入れています。

　当初は、パスポートを取り上げたり、性的な搾取が横行したり、様々な残念なことがあったのですが、それから20年、30年を経る中で、非常に洗練されてきています。

　現在、とてもよい活動をしている、「ワンフォーティー」というNPOがあります。このNPOがやっていることは、外国人の労働者たちのための学校運営です。政府がかなりお金を出しています。たとえば、介護でインドネシア人が来ていますが、彼らは台湾に骨を埋めてずっと台湾の高齢者を介護するために来ているわけではありません。台湾でお金を稼いだら、国に帰って別に何かしたいことがあるのです。台湾は、それが何かということに気付いてあげることが、すごく重要だと気付いたのです。日本の介護現場は、技術や日本語を一生懸命教えたら、ずっと定住してくれるのではないかという幻想を抱いてますが、そんなはずはないのです。彼らはお金を稼ぎに来ているのです。

　台湾に来ているインドネシア人たちに、あなたは国に帰って何をしたいのですかと聞くと、「自転車屋を始めます」「裁縫屋さんを始めます」「喫茶店を始めます」とか、いろんなことを言います。彼らが母国に帰って、やりたいことが成功するように支援するのが、「ワンフォーティー」の仕事なのです。

　家1軒建つような大きなお金を台湾で稼いで母国に帰っても、お金の使い方やビジネスの仕方がわからなくて結局失敗して元の木阿弥になってしまケースが多かったのです。そうではなく、台湾にいる間にビジネスの基本接客などを教える、加えて、インドネシアに帰国後も、インドネシアにあ

台湾領事館が、さらにビジネスのサポートを行い事業を成功させる。そうすると、あの人は台湾に行ってお金を稼いで帰ってきて、喫茶店の経営をうまくやっている、ということが噂になります。そうなれば、次にまたいい人材が台湾に来てくれるという、良い循環が始まることに台湾は気付いたということです。

　沖縄のある高齢者の介護施設でフィリピン人が働いています。私はそのフィリピン人に、東京や大阪もあるし、なんだったらドバイもあるのに、なぜ沖縄を選んだのかと聞くと、沖縄には米兵がいっぱいいるので結婚できるかもしれないと言っていました。確かに、フィリピンは英語圏で、米軍キャンプがいっぱいあったのだけれど今は減っており、米兵との出会いの場がなくなっています。それで、米兵との出会いの場を求めて沖縄に働きに来ているわけです。

　そのときに、雇用側は何をしないといけないかというと、金曜日は夜勤を入れないといったことに気付かなければいけない。もっと気を利かせて、米兵との合コンを那覇市がセットするなどが必要だと思います。

　外国人労働者が、何を求めて来ているのかをフォロー・サポートしていく、夢を一緒に追っていくという姿勢が必要だと思います。

■ 地域の弱者を核にして
　地域づくりが始まる可能性

　感染症は社会の脆弱なところをねらって襲います。エイズもそうでしたが、COVID-19により、恐らくキャバクラや介護現場等で働くシングルマザーや外国人の生活が脅かされています。逆に言うと、COVID-19が流行したことは、私たちの社会の脆弱なところを教えてくれてたので、そこをメンテナンスしていくことがすごく大事です。その先は、外国人との共生社会やジェンダーなど様々な偏見を乗り越えたり、あるいは、高齢者とのコミュニティをもう一度確固たるものにし、独居の高齢男性がスナックに行って晩ご飯を食べているという現実を見直していくことも必要だと思います。

吉村　高山先生は厚生労働省に2度も出向していますね。なかなか珍しいですよね。システムを作る側の行政に対して、先生はどんな思いで身を置き、活動されたのか教えてもらえますか。

高山　私は留学のようなつもりで行きました。地域医療をやっていると、行政の中に矛盾を感じることもありました。仕組みを変えてやるというよりも、何をやっているのだろうという好奇心のほうが大きかったです。地域での仕事の仕方に参考になる部分もあるかなと思い、最初は健康局 結核感染症課に行き、2回目は医政局 地域医療計画課で仕事をしました。あえて、健康局と医政局に分けて行きましたが、それぞれで、どのように行政が回っているのかを学びました。国会議員の方々と議論していると、医師の論理が国民の考え方と合っていない部分があることにも気付かされました。

吉村　2回目の2014年頃には、高山先生は地域医療計画課で地域医療構想[18]の担当をされていました。私は2015年から厚生労働省に行き、保険局でNDB[19]を担当していました。その頃、地域医療計画課には松本晴樹[20]医師がいて、レセプトデータを使用した医療の需要推計などについて一緒に作戦会議をしました。

　データに基づいたシステムや制度を構築する側として地域や現場に適応していく設計図を書いていくことと、現場の状況・個別のケースからあるべき姿をイメージして立ち上げていくことは、高山先生の中でも共存しているのでしょうか。

高山　これは溶け合うのがなかなか難しい領域です。新型コロナ対策で同じですが、結局、データで対策を考えていかなければいけない。ビッ〔グ〕データの時代なので、政策的な制御を行ったときにどういうフィードバッ〔ク〕が起きているのかということを、データでしっかりと捉えていくことは大〔事〕です。

　日本は、世界に冠たる保健医療統計がたくさんあり宝の山なのです。し〔か〕も、住民の方々も医療従事者もきちんと報告をしてくださるので、実〔態〕

あったデータがあると思います。ただ一方で、まさに地域医療計画課は、データの中に埋もれて仕事をするようなイメージです。それぞれのデータには、本当は多くの患者さんの息遣いがあるのですが、それらが全部棄却されて、患者を駒にしてしまっている側面がどうしてもあります。

　これは、新型コロナの陽性者の報告にも同じことが言えます。たとえば那覇で50人の陽性者が出たときに、キャバクラで働いているシングルマザーの20人と、高齢者施設でアウトブレイクを起こした30人では全然意味が違うのに、「今日の那覇市でのコロナ陽性者は50人でした」で終わってしまいます。そういう危うさがあります。行政は、データによる制御をしていくのですが、その一方で、臨床とか地域は、質的なフィードバックをきちんとかけながらやらないと対策はうまくいきません。これは2025年に向けた医療提供体制をどうするのかという議論にも共通する課題だと思います。

吉村　公衆衛生の分野では、しばしばシンク・グローバリー、アクト・ローカリー（いわゆる「グローカル」）という言葉が使われます。広い視野で考えて、実際の行動は身の回りから、と読み替えられますかね。高山先生の話を聞いて、データで全体を捉えた上で、実際の臨床の現場で活動するという構図で対比しながら理解しました。先生が最初に挙げた「システム」と「文化」の対立軸にも共通するものがあると思いますし、先生の考え方が一貫性をもって見えてきました。

　私も医学部で留年しまして、時間が空いたのでアメリカの病院に4か月留学し、臨床実習をしました。そのときの経験は鮮烈でした。別の文化で医療が営まれると、全然違うことが起こるのだと感じました。「仕組みの違いが医療を変える」ことを実感し、今の医療政策研究につながっていると思います。

山　けしかけるつもりはないのですが、今、私が非常に心配していることは、シリア難民です。新型コロナのことで、世界中が頭いっぱいになっています。しかし、シリアの問題も続いているわけです。私はシリア難民キャンプに抗生剤を支援で送ったこともありますが、その後、私が勤める病院の

若手研修医が「自分も行きます」と言って、その翌年にシリア難民キャンプで活動してきたことがあります。本当に厳しい所で必死に頑張っている医療従事者と、難民キャンプのような所に行って時間を共に過ごすというのは、若手の医師にとっては本当にいい経験になると思います。

吉村　学生では、自分1人ではなかなかきっかけをつくれないと思いますので、このようなプロジェクトは大事ですね。

高山　中部病院のOBの嘉数真理子先生[21]が、カンボジアのプノンペンから北のほうに行った所で小児病院をやっています。皆さんの周りにも、発展途上国で一生懸命、汗をかいている日本人医師は意外といます。このような先生からたどっていくのもいいかもしれません。

視聴者からの質問　介護保険を利用するまでにいかない独居高齢者に出会うことはよくあると思います。そのときの地域包括ケアシステムで工夫されていることや解決策など、臨床現場に直面している医師をはじめ医療従事者にアドバイスをいただけますか。

高山　地域にどういうリソースがあるのかを確認されたほうが良いと思います。確実にいるのは、地域包括のケアマネージャーや市町村の保健師です公的なサポート体制もあるのですが、それに漏れてしまっている人たちがいます。
　独居の90代女性を在宅で看取りをしたケースで、私はこの人を家に帰すには、地域の人たちのサポートが必要だと伝えました。そこで、訪問看護師が一軒一軒回ってノックしてくれました。そして、このおばあちゃんのことを話し合いしたいから、地域住民の人たちに来られる人は来てください言ったら、結構集まってくれました。しかも、その中には引退後の看護師とても頑張ってくれる人もいました。こうして、このおばあちゃんを支えいくためのチームができたのです。
　地域にこういう高齢者とか社会的な弱者がいるということは、チャンス

と思います。なぜなら、そういう人を核にしてもう1回地域づくりが始まる可能性があるからです。実際、このおばあちゃんの看取りを終えた後、「今度は俺の親でもできるな」と言ってくれました。我々は、このようなチームが地域づくりの核になり得るのではないかと、自信を持ってもいいと思います。

吉村　新たな関係性を構築するチャンスですね。私も精神科医をしながら「医療とは、一番弱い者のペース、一番ゆっくり歩く者の歩調に合わせて進むもの。殿（しんがり）を取るような仕事だ」と先輩から教わりました。だから患者のペースにまず合わせなさい、というトレーニングを受けたことを思い出しました。高山先生の言葉を聞きながら、あらためて臨床っておもしろいよな、と思い直しました。どうもありがとうございました。

高山　語り尽くしました。ありがとうございます。吉村先生には、新型コロナワクチンなどの情報を提供していただき、日本を引っ張ってくださり、臨床現場でも仕事をしながら有難いと思っています。引き続きよろしくお願いします。

——クロストークを終えて——

医療の「一回性」という原点

　高山先生のことは以前から一方的に知っており、医療政策に関する仕事ぶりやSNSでの適切な情報発信を見て、その内容に感銘を受けていました。これが、今般のパンデミックで毎週のようにオンライン会議でご一緒することになり、一緒に政策研究を進めることにもなりました。良いことの少ない感染症禍で、これは自分にとって数少ない良い点でもありました。

　「コロナの話は疲れたから」との言葉で始まった高山先生との対談は、不思議な安心を感じる時間でした。それは、高山先生は自分の話の中に登場する人物を、誰1人として否定することがないからです。高山先生は様々な国

や地域を渡り歩きながら、その関心事項の先は人であり、それぞれの人が織りなす営み、つまり文化なのだと感じました。普段はデータを駆使したエビデンスベースを語りながら、同時にナラティブの名手でもあります。出てくる個別のケースはどれも印象深く、中には涙を誘うような、強く胸を打つものもありました。

　次世代の医療をどうするか！？という肩に力の入った、我々のモダニズム的・現実的なテーマに対し「そんなに力むな」と、優しい口調で諭されてしまった感じです。地域・患者から立ち上がる感覚を大事に、そこにある「一回性」を考えよ、と。「システム」という言葉に対する強い懸念には、明確に強い意志、あえて誤解を恐れずに言えば「反骨」に近いものも感じました。システムなんかに押し込めてはいけないのだという、明確な人間観のような。長い間、政策立案側にいながら、同時に医療の「一回性」を強く押し出すこの姿勢はなんでしょうか。包み込むような口調の中で、ついこちらも心をゆるしてしまう力、まさに高山先生、恐るべしです。

　対談で解決したこともあるものの、もっと大きな宿題ももらった気がします。結論めいた言葉はそぐわない気がします。またお会いするまでによく考えておきたいと思います。そんなまとめでご勘弁をいただきたく思います。

（吉村　健佑）

第5章 -2

患者・市民とつくる
次世代の医療

【登壇者紹介】

武藤 香織（むとう かおり）

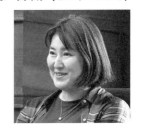

<プロフィール>

東京大学 医科学研究所 教授
1993 年慶應義塾大学文学部卒業。1995 年同大学院社会
学研究科修了（社会学修士）。1998 年東京大学大学院
医学系研究科国際保健学専攻博士課程単位取得満期退学。
2002 年博士（保健学）取得。財団法人医療科学研究所
研究員、米国ブラウン大学研究員、信州大学医学部保健
学科講師を経て、2007 年 4 月より東京大学医科学研究
所准教授、2009 年 4 月より医科学研究所研究倫理支援
室室長兼務、2013 年より現職。現在、新型コロナウイ
ルス感染症対策分科会構成員、厚生労働省新型コロナウ
イルス感染症対策アドバイザリーボードメンバー、東京
都 iCDC 専門家ボード構成員として対策にあたっている。
専門は医療社会学、研究倫理・医療倫理。

この内容は、2021年5月17日に開催された「次世代医療クロストーク！」の内容を基に作成されています。

近未来の
医療への課題は何か

武藤　本日は『患者・市民とつくる次世代の医療』ついて話をします。今、私の立場で思っている、2030年から2040年頃の近未来の医療の課題は3つあります。

1つ目の課題は、基礎研究から医療への実装（医療費を左右する保険点数決定のプロセスなど）に至るまで、医学領域の専門家のパートナーになれる人文・社会科学系の人材が必要ということです。そのための患者・市民人材を育てたいと思っています。

2つ目の課題は、医療倫理[1]を皆さんが鬱陶しい、単なる手続きだと思っていることです。たとえば、インフォームド・コンセント（IC）[2]は、様々な価値判断をはらみながら意思決定をするための大切なプロセスですが、同意書を取ったかどうかが重要だと考える医療従事者もおられます。医療倫理は、患者さんの意思決定、あるいはその意思を尊重して最善の代理決定ができる人を支える、医療の本質的なものなので、全ての医療従事者にインストールしたいと思っています。

3つ目の課題は、今回のCOVID-19でも露呈している、リスクコミュニケーションです。具体的には医療従事者が患者に、あるいは専門家が市民にリスクに関する話をするときのコミュニケーションの実施体制です。これは政府・医療関係のいろいろな部署・地域・さらには医療従事者がいない地域の集まりなどでも必要なもので、これなくして近未来の医療を安全・安心に享受するのは難しいと思います。

文学部出身の私がなぜこの道に来たかについてお話する中で、これら3つの課題の理由を述べつつ、解説したいと思います。

なぜ医療政策への
患者・市民の参加が
必要か

　高校生のとき、一夫一婦制は無理ではないか、血縁中心主義はおかしいのではないか、ロマンチック・ラブ・イデオロギー[3]（人々が結婚をするときに恋愛というプロセスを経るのが理想だというイデオロギー）にとらわれ過ぎているのではないか、などを問題に感じていました。このため家族社会学を勉強しようと文学部に入りましたが、バンドとバイトとデートに明け暮れる日々を過ごしていました。

　そのような中、大学3年生のときに軽い誤診を経験しました。かなり具合が悪くなり微熱も続き、つらかったため病院を受診しましたが、なかなか診断してもらえませんでした。ひたすら検査を行い、採血の本数も増えるばかりで、お金もなくなるし、不安も増していきました。担当の医師はコミュニケーションを取れる雰囲気を醸していませんでしたが、我慢も限界となり、勇気を出して「先生は何の病気だと思ってこのような検査をしてるのですか」と聞いてみました。そうしたら、医師は急に不機嫌になり、「悪性リンパ腫[4]だと思ってるんだよ。患者には関係ない話だ」と言われました。同席していた家族はショックを受けていました。

　私は、なぜそんなに怒られなければいけないのかわかりませんでしたが、いずれにせよ、この病院にはもう通えないと思い、家族が探した2つ目の病院を受診しました。その病院の医師は、「事情はわかった。大変だったね。申し訳ないけど1本だけ採血させてくれ」と言われ、その結果、病名が「伝染性単核症」と判明しました。

　その医師はもう1つ気の利いたことをしてくださいました。最初に、母と別で、私自身のみに「最近、誰かとチューしなかった？　これは唾液とかで感染しますので、気を付けてください」と教えてくださいました。その後、母に対しては差し支えない範囲で、別の感染経路を言って安心させてくれました。

この2つの極端な受診経験を経て、医療の倫理とは何かを考え始めました。図書館に行っていろいろと調べました。その結果、「インフォームド・コンセント」という言葉があること、しかも海外ではよく行われていること、そして医療倫理は1つの研究分野であることを初めて知りました。しかし、医療倫理を学ぶ研究室は日本にはまだ存在しませんでした。そのため、大学院修士課程では外部の専門家の方、科学史家の米本昌平[5]氏など多くの方々に応援してもらい、イギリスにおける生殖補助医療法制の立法課程分析を研究しました。1990年にイギリスで法律を成立させる過程を調べることが、日本で生殖補助医療の法律を作るときに参考になるのではないかと勧められたからです。実際には、そこから約20年間日本では何も法律ができず、今も最低限の親子関係を規定する民法の特例法1)ができただけという状況ですが。

　当時、イギリスに滞在してこの法律のことをいろいろ調べましたが、日本とイギリスで決定的に違うのは、イギリスでは疾患の当事者も政策の議論に参画して、どういう医療を実現したらいいかを議論していたということです。さらに生殖補助医療の次の課題として遺伝医療をどう規制するかが大きな話題になっていました。一方で、日本で遺伝医療の未来を考えるとき、遺伝性疾患の当事者は一体どこにいて、どのような意見を持っているのかが全くわからない状況でした。しかも、旧優生保護法[6]の中では、遺伝性疾患などの疾患のリストが挙げられ、本人の同意がなくても医師の意見と都道府県の判断で優生手術を実施することが可能な時代も長く続いていました。社会的にリスクを負わされた人たちが遺伝学的検査を医療上の利益だと考えられるかどうかも全くわかりませんでした。どうしたらいいのかを考えているときに、米本先生から助言をいただき、九州に多くの患者さんが在住している「家族性アミロイドポリニューロパチー[7]」という病気を研究対象とすることとしました。

　そこで、博士課程に入るとき、私は九州に引っ越し、九州大学大学院の公衆衛生学教室に間借りをさせていただいて、現地のフィールドワークを行いました。疫学を勉強したのは、この大学院の博士課程になってからなので、東京大学と九州大学でいろいろと勉強しつつ、遺伝性疾患の当事者のお話

伺い、その考えや困り事を知り、どういう要因があるのか、どうしたら解決できるのかについて研究しました。

そのときに、ハンチントン病[8]という遺伝性の神経難病に関して、1994年に出されたある文献を知りました。それは、将来、ハンチントン病になるかどうかを調べる発症前遺伝学的検査のガイドライン[2]を、ハンチントン病の専門家と患者会[9]、それぞれの国際的なコミュニティが一緒に作ったという論文でした。このガイドラインで議論された内容は、今でも、発症前遺伝学的検査や遺伝カウンセリングの礎になっています。この論文には、ガイドライン作成に向けて協力した様々な国の患者会のリストがありましたが、日本の患者会は入っていませんでした。日本には、そもそもハンチントン病の患者会が存在しませんでした。そこで、日本でハンチントン病を研究されていた、金澤一郎[10]先生の所を訪問して、なぜ海外ではそうした議論ができて、なぜ日本ではできないのかを質問したこともありました。

その後、偶然、日本のハンチントン病のリスクを持った方から、「もっと同じ立場の人と話したいし、検査のことも議論したい」というお手紙をいただきました。この論文を取り仕切ったオランダの国際患者会の本部にも行きましたが、日本から医師以外の人が来るのは初めてだ、きちんと患者会を作りなさいと励ましていただきました。そうか、頑張らないといけないなと思い、2000年に日本でハンチントン病の当事者団体を作るお手伝いを始めました。そこから日本の、特に遺伝性疾患の当事者が、医療や生命倫理の議論に自分から声を出して専門家と対話をするという試みを行い、これを制度化することができないかということをライフワークに据えたのです。

そこから派生していろいろなことをやってきています。現在は、COVID-19の対策について政府に助言する専門家グループの一員ですが、感染症やウイルスの専門家の方々の中で私は異色の委員です。マイノリティー委員なりに見えることが何かあるのではないかと思い、特に政治と科学の関係、それから報道の関係、あるいはリスクコミュニケーションについて考えています。たとえば、感染者に関する情報の公表というのが都道府県や特別区、保健所設置市で行われています。本来、感染症法は、感染の拡大を防止する趣旨で、報の公表をすることを規定しています。しかし、実際には、感染の防止に

資する内容ではないのに、やたらと詳しい情報を公表する自治体もありました。こうした情報の公表、そして報道によって、人々には「誰が悪い」「誰が持ち込んだ」という関心を呼び起こすようになってしまい、偏見や差別、誹謗中傷の原因になってしまいます。どのように表現したら感染症法上問題なく、かつ偏見・差別を軽減できる情報の公表になり得るのかを考えています。また、COVID-19 の当事者の声を政策に入れることが大切ですが、なかなかうまくいっていません。COVID-19 後遺症[11] の方々の活動や、宿泊療養体験者の声を聞く調査などを実施し、より主体的に当事者が政策提言に関われる道はないか模索しています。

またゲノム医療[12] や再生医療[13] という比較的新しい医療について、基礎研究の段階を経て医療に発展させるというプロセス、特にその中でも倫理的・法的・社会的課題について考えています。研究分野としては、ELSI（Ethical, Legal and Social Implications/Issues）という名称で呼ばれています。もともとの由来としては、米国でヒトゲノム[14] を解析する大規模な事業が発足した際に、ワトソン[15] 氏らが、「ゲノムの解析を始めることは、優生国家の再来ではない。ゲノム解析の結果が社会に応用される前に倫理的、法的、社会的な課題を解決しておかないと人々は安心してその医療を利用できないだろう」と述べたことから始まっています。このように、ゲノム医療や再生医療などもまだ実現に至っていない基礎研究の段階から、社会に応用される場合を想定していろいろな人と一緒に議論をすべきだという機運が高まりました。現在では他の領域にも広がり、特に基礎研究や萌芽的な段階での技術を医療に応用するまでの長い道程の中で、法律や倫理、社会的な課題を解決しようという学問として成立しています。

先ほど例示した、患者の意見を取り入れてルールを作る話は、現在は一定の制度化が進んでいます。イギリス式の言い方では、Patient and Public Involvement（PPI）と呼びます。**図表1**はイギリス式の整理ですが、既にデザインが決まった臨床試験などの研究に患者・市民が研究参加者として入ることが「参加：Participation」です。研究終了後に結果や知識などを社会に普及させることが「Patient engagement」です。そして、トップの「企画：Involvement」は、患者・市民が研究者とパートナーシップを結びな

図表1

「研究への患者・市民参画（patient and public involvement in research; PPI」

http://www.invo.org.uk/

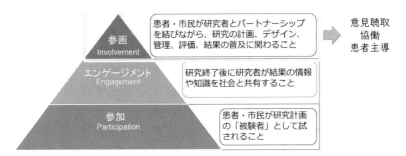

ら研究の計画、デザイン、管理、評価、結果の普及に関わることを意味しています。イギリス以外のヨーロッパ諸国や北米だと「Patient engagement」という言葉が幅広く使われており、参画まで含めて示す場合もあります。

　医療で議論される患者・市民参画の起源は、アーンシュタインによる「市民参加の8つのはしご」です（**図表2**）。行政と住民を例にとったものですが、患者・市民といわゆる素人（非専門家）の方々が関わるときに、どのような関わり方をすれば真に関わったことになるのか、という段階を示しています。たとえば一番影響力がないどころか、むしろ有害なのが、**図表2**の一番下の相手の意思や感情をあやつる形式です。ただそこにいるだけの「形式的な参画」でもダメです。目指したいのは、意思決定の過程に情報を持った上でしっかり関与するというプロセス、つまり**図表2**の一番上を目指すべきといわれています。

　患者・市民参画は研究においてのみではなく、いろいろな文脈・用語で用いることができます。どの医療技術に対してどこまでの医療費を公費で負担するかを決めるとき、地域の事情に応じた医療計画を立てるとき、診療ガイドラインを作成・改訂するとき、あるいは製薬企業が開発や製品に関して患者の意見を聞きたいとき、または健康に良い行動を周知する（ヘルスプロモーション[16]）のに多くの人に響く方策を考えるときなど、いろいろな文

2　患者・市民とつくる次世代の医療　　285

患者・市民参画の根源的な価値

- ■起源は、住民による政策への関与のあり方に関する議論
- ■従来、臨床医や研究者、企業が独占的に主導してきた研究開発の領域に、患者・市民の立場から影響を与える、その確信の付与にこそ民主主義的な価値がある

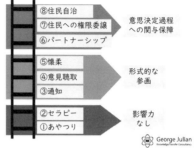

市民参加の8つのはしご（1969 アーンシュタイン）

図表3

研究に限らない、文脈もいろいろ、用語もいろいろ

- ■科学技術の研究開発で市民が求めるものに予算を優先するとき
- ■どの医療技術にどこまでの医療費を公費で負担するかを決めるとき（医療技術評価）
- ■地域の事情に応じた医療計画を立てるとき
- ■診療ガイドラインを作成・改定するとき
- ■製薬企業が開発や製品に関して患者の意見を聞きたいとき
- ■健康によい行動を周知するのに、多くの人々に響く・刺さる方策を考えたいとき

限りある資源の配分方針
視点やアイディアのインプット

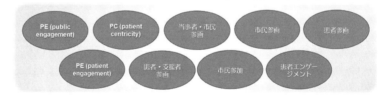

脈で使われています。このように、今までお話したことが、今後もっと普遍的に医療全体に広がっていくと思います。実際に科学技術の研究開発予算においては、研究者が求めるやりたいことよりも、市民が望むものに対して算を付けるという考え方も導入されています。医師が思いつく研究に対す予算だけでなく、患者が望む医療を目指す研究に対して予算を付けること

広がるかもしれません。

　国内でも、このような患者・市民参画は、いろいろなところに盛り込まれるようになりました。がん対策推進の基本計画 3)、免疫アレルギー疾患の10カ年戦略 4) などで盛り込まれていますし、医療の研究開発の費用を助成する日本医療研究開発機構（AMED）[17] でもガイドブックが作られました。医薬品、医療機器の製造・販売について審査している医薬品医療機器総合機構（PMDA）[18] にも、患者参画・検討ワーキングができました。研究の入り口の部分から、新しい医薬品や医療機器が承認される段階まで、いろいろなところで素人（非専門家）の声を聞いていくという流れができつつあります。

　しかし、患者・市民参画の受け止めは様々です。医療従事者や研究者、企業、行政官のなかには、当然の民主主義的な潮流だと思っている人もいれば、感情的な拒否反応がある人もいます。理由を聞くと、過去に患者会からひどい目に遭った経験があるので嫌だ、的外れな患者の要望に応じる羽目になったら嫌だ、と考えている方もいるということです。そのため、今はまだ、患者・市民参画を通じて、研究や医療のありかたを変えたいと思っている人たちを応援する形で好事例を増やしていく段階だと思います。興味がある研究者や医療従事者と、そして興味のある患者・市民が上手に出会い、パートナーシップを交わして創造性のある取り組みが進むことが大事です。そして、これを進めていく上では患者・市民の心構えや啓発、教育なども当然重要ですが、医療従事者や研究者が、診察室内の患者とのコミュニケーションとは別のものとして患者・市民参画を認識して取り組むための研修も必要だと考えています。

佐藤　イギリスは民主主義の歴史が長いだけあり、どういうふうに議論するのか、どのようにバランス、多様性を保つのか考え続け、アップデートし続ける文化は日本が目指す方向だと考えます。現状、なかなか日本はそのようなことをやってきておらず、制度としてもまだ十分ではないので不安に感じる人が多いと思います。

武藤　現時点では制度として完成されておらず、未熟です。患者・市民の人材としては、患者団体も大事ですが、患者団体に入っていない人のほうが圧倒的に多く、埋もれている市民がたくさんいると思います。そういう人を発掘することも是非やりたいと思います。

民主的な 意思決定プロセスの 効果と課題

　研究においては、普通は専門家が研究のベネフィットとリスクの評価をします。ここで患者・市民の視点を研究に入れることは、患者にもベネフィット予測とリスク予想をしてもらえるという意義があります（**図表4**）。そして、専門家による過大評価や過小評価に対して患者が調整、是正をすることで、より患者に負担の少ない研究実施体制や医療を確立できるのではないかと指摘されています。また、患者・市民と一緒に考えることで、専門家側の責任、想像力の部分を補えるという利点もあると思います。

　患者・市民参画の副次的効果として、被験者の募集期間が短くなる、同意

図表4

研究に患者・市民の視点を入れる意義

専門家によるベネフィット評価
＋患者によるベネフィット予想
専門家によるリスク評価
＋患者によるリスク予想

専門家の過大・過小評価に対して、
患者による調整・是正が期待できる
そして、より患者にとって負担の少ない
実施体制を確立できるのではないか？
（副次的な効果として、募集期間の短縮、同意撤回や脱落の減少）
新たな課題についてもともに考えることができる
（全ゲノム解析データの利活用など）

撤回・脱落が減るといったこともあるかもしれません。しかし、決してこれが主たる目標ではありません。民主的にともに協働できるというプロセスの副次的な結果として、これらがあると考えています。

　では、患者・市民参画の考え方は、COVID-19対策においてどうなっているのでしょうか。全く新しい病気の知識を得るわけなので、当事者の意見や経験談を尊重しながら、専門家が考えていくしかないという、患者・市民参画の原点のような出来事であるはずです。しかし、新興感染症対策は非常に大規模かつ迅速な意思決定が必要な公衆衛生政策ですので、いろいろなステークホルダーがいるなかで、特に非専門家の意見を聞きながら対策を講じることは難しくなっています。既に患者・市民参画の制度が普及しているイギリスなどでも大変困難であったようです。多くの研究者が、市民の助けも得たいところであるが、それを得る時間・助力がないということを指摘していました。しかし、パンデミック[19]に立ち向かっていくための知識・知恵は当事者と一緒にコデザイン、コプロダクションという発想でつくっていかないといけないと指摘されています。

佐藤　当事者あるいは市民の介入は大事な半面、専門家や意思決定者側も不安だと思っています。一方で、いわゆる過大、過小の是正、補正になるかもしれませんが、いわゆる患者としての想いが強く出過ぎてしまいニーズが青天井になってしまうかもしれません。あるいは客観的な評価が難しくて、難しい最終意思決定になってしまうという不安があるかもしれません。当事者あるいは市民が、意思決定をしていく上での人材を育成していくという観点で必要なことについて、どのようにお考えでしょうか。

武藤　そのようなご指摘はよく受けます。ただ、先行している国を見ていると患者・市民の中から目的に合う適切な人を、適切に選んでいます。「手を挙げた人が誰でもできる」とか「声の大きい人が発言権を得る」という仕組みは適切ではなく、事前に研修を受けてもらう機会を設け、「選ばれる」プロセスを設けないといけません。そのなかで、ニーズを声高に主張することだけではパートナーシップは結べないということを学んでいただく必要が

あるでしょう。申込用紙や面接において、動機やどのようなことで貢献できると考えているのか、どういったことが苦手なのかといったことも客観的に説明できる方を選ぶほうがよいと思います。また、患者・市民には利益相反[20]の申告や守秘義務の契約もしてもらうべきです。こうした義務を負うことで、パートナーとしての自覚も生まれるかもしれません。可能であれば関係性を歪めない金額の謝金は払い、搾取しない関係性が必要だと思います。

吉村 あえて、患者・市民参画のリスクはどのようにコントロールするかについて質問します。多様性のある中で物事を決定するというのは、他のクロストークでテーマになっています。多様性の中でどのように社会を前進させるかということの1つに、患者・市民の立場の方の参加は有意義である一方で、あまりにも基礎知識が乖離している人たちが集まって議論しようとしても、最初の議論に戻らないといけなかったり、基本的なところの知識の確認に時間を費やしてしまったりと、意思決定が遅れてしまうことがあり得ると思います。

　そのような専門家と非専門家の溝を埋めるには、それこそ専門的な教育を何年も受けなければならないかと思います。たとえば1つの領域について言うならば、大学での教育がそれに当たると思いますが、その溝をどのようにカバーしながら、最終的に対等に意思決定をする、そこまで準備することが大変なのではないかと思います。その労力は許容できるのか、社会的な損失というものは存在しないのかということについて、どのように考えたらよいでしょうか。

武藤 もちろん、専門家だけでやったほうが、早く、何らかの成果は出るかもしれないです。しかし、被験者側の視点が欠けている計画であったために被験者募集の段階で時間をロスしたり、頓挫したりすることもあるでしょう。さらに、成果が社会に受け入れられなかったら元も子もありません。もっと早めに意見を聞いておけばよかったと考えることになるかもしれません。

　重要なことはコストをかけ過ぎずに確認していくことだと思います。こ

摘のような批判は確かによく出てきますが、本来私たちの社会は多様な人たちの多様な価値で構成されていて、専門家には専門家の役割があるが、素人も物事の大枠を理解した上で、素人にしかわからない知識・知恵というものを伝える役割があると思っています。

吉村　その点の想いが聞けて良かったです。そこは1つのチャレンジかと思います。今までやっていないことだと思いますし、武藤先生がおっしゃったように、慎重な態度をとる専門家や会議体・意思決定機関はたくさんあると思います。

武藤　患者・市民が議論に参加するにあたり、なるべく多様にすることが求められています。やりやすい人といつまでもやり続けるのは駄目です。イギリスは多様な人材が関与する仕組みの実現に対して、かなりコストをかけています。それでも、イギリスの研究機関で患者・市民参画の担当職員として働いている方に聞くと、どうしてもコケージャン・高所得者・リタイアした女性が多いことが悩みであると言っていました。そのため、別の民族的あるいは社会経済的背景をもった人々の意見を聞きたいが、政府や医学を信用してくれないコミュニティも多く、募集をしてもなかなか応募してくれる機会がないそうです。そこで、自分たちからそうした人々の住む地域まで出掛けて行き、一生懸命説明して、パートナーになってくれと頼んでいると言っていました。そこまでの努力をして成り立っている制度です。

吉村　日本はそこにきちんと時間を割き、手順をちゃんと踏むべきという意見かと思います。私は精神科医をやっていたときに、千葉の郡部のほう保健所で嘱託医をやっていました。そこで地域住民向けのセミナーがあり、事者や家族教室での講演などを行いました。これが多分、自分が引き受け仕事の中で今でも一番難しい仕事だったと思います。患者さんのご家族、とえば息子さん、娘さんが統合失調症[21]で、何十年も療養されているよな親御さんにどんな言葉を掛けるかというのは、医学の専門知識のようなではいけないわけです。こういう病態で、こういう治療がこう効きます

という説明を彼らは求めているわけではないのです。もっと希望が持てるような、冷静でありながら、明日も頑張ろうとか、家に帰ってまた家族と一緒に過ごそうと思えるような言葉をどう掛けるかというのが、すごく難しかったです。ただ、やっていると皆さんからもいろんな意見が出て、当事者同士でのコミュニティができていって、お互いに「うちはこうしてるよ」みたいな話を参加者同士でされ始め、非常にいい空気になっていきます。こういうのは武藤先生がおっしゃったことに少し通じるものがあるかなと思いました。患者会とか、ピア治療のような、お互いの当事者同士の治療はどういうふうに考えたらいいのでしょうか。

武藤 同じ経験や感情を分かち合える当事者同士で支えあうことは大切で、価値あるものだと思います。しかし、当事者だけのコミュニティに閉じてしまうと、専門知が欠けてしまい視野が狭くなってしまいます。当事者同士が共有する場とは別に、当事者と専門家が互いに学べる場も確保することがとても大事です。そのプロセスが快適にいくかどうかは進め方のルールによります。ルールなしでやるのは、私は反対です。たとえば、患者・市民側が、今それは議題ではないのになという事柄について長々と発言している場合に、専門家側が遠慮して全部聞いてしまおうとすると、ストレスが溜まってなかなか長続きしないと思います。「今はその議題ではありません」「発言時間は2分程度でお願いします」といったことを遠慮なく言える関係を築かないといけないです。1回やって終わりではないので、無理のない形で、前回の対話のどこが良くて、どこが反省点かも皆でフィードバックして、次回どうすればいいかも忌憚なく言うというのが大事だと思います。患者・市民の指摘を受けて、「気付かなかったことを気付かせてもらった」という成功体験のある専門家は、またやりたくなると思います。

　疑念が先に立って前に進まないよりは、失敗しながらでも反省しつつ前進んで、やってよかったと思える体験を積み重ねていかないといけない時かと思います。たとえば、最初はお互いに遠慮しており、研究者は研究者して自説を唱え、患者・市民の発言を、ただ「貴重なご意見をいただき勉になりました」と反応するだけの上下関係のある関係性は、退屈ですし、

も生み出しません。ですが、しばらくそういう時間を過ごしたとしても、反省と改善を繰り返すことで信頼関係が醸成され、徐々にそれぞれフラットな関係になり、いろいろなものが生み出せるようになったという事例は多々あります。いきなり両者がぶつかるのが難しかったら、コーディネーターとなる役割の人を入れ、全員でルール作りもした上で、それを共有しながら進める方法も良いと思います。

意思決定プロセスとしての リスクコミュニケーション

　現在、COVID-19により面会の制限などが続いています。通常の診療とCOVID-19の診療のバランスのあり方も課題ですし、集中治療のほか、救急搬送などいろいろな医療資源の配分についての考えは、今の段階からかなり国民的な議論をしないといけないことだと思います。これを政府だけ、あるいは医療の専門家だけで決めていくというのは非常に酷なことです。みんなで決める、みんなで議論するという体制が作られたらいいと思います。

　それを考える上で必要なのがリスクコミュニケーションです。リスクコミュニケーションの定義は、文部科学省が出しているレポート[5]によると「リスクのより適切なマネジメントのために、社会の各層が対話、共考、協働を通じて多様な情報および見方の共有を図る活動」です（**図表5**）。リスクコミュニケーションというのは、終始「プロセス」なのです。いろんな層の人たちが対話をしたり、一緒に考えたり、働いたりすることを通じて新しい情報を得たり、あるいは提供した情報がどう受け取られたのかを確認したり、相手は何をより重いリスクだと思っているのかを知ることを続けることで、より適切にみんなが判断できるようになるということが目指されています。

　このリスクコミュニケーションがうまくいかないと、たとえば2020年で感染症に対する偏見・差別の問題が生まれました（**図表5**）。差別の担い手にはその人なりのリスク認知があり、他者を攻撃すること自体も、そのリスク回避への表れでもあります。難しいことですが、そこを理解しようと

図表5

リスクコミュニケーションとは？

（文部科学省安全・安心科学技術及び社会連携委員会（2014）『リスクコミュニケーションの推進方策』）

■定義：リスクのより適切なマネジメントのために、社会の各層が**対話・共考・協働**
を通じて、多様な情報及び見方の共有を図る活動

■目的：
①　個人のリスク認知を変え、リスク対処のために適切な行動に結びつけること
　　（ステークホルダーの行動変容）
②　地域社会において一般市民とともに潜在的な問題を掘り起こしてリスクのよ
　　り適切なマネジメントにつなげていくこと（問題の発見と可視化）
③　ステークホルダー間で多様な価値観を調整しながら具体的な問題解決に寄与
　　すること（異なる価値観の調整）
④　リスクを伴う不確定な事象に係る行政の意思決定について適切な手続を踏ん
　　で社会的合意の基盤を形成すること（リスクマネジメントに関する合意形成
　　への参加）
⑤　非常時の後に被害者や被災者の回復に寄り添うこと（被害の回復と未来に向
　　けた一歩の支援）

努力することは、不可欠だと思います。

　専門家は、現状を分析して、その評価を政府に提言するというのが基本的
な役割で、政府は専門家による助言を採用するかどうかを決めて、その政策
を実行することに責任を負うわけです。しかし、リスクコミュニケーション
については、政府が主導しないといけません。専門家はこれを応援するとい
う関係性がいいでしょう。残念ながら、新しい事態や新しい技術に対するリ
スクコミュニケーションの専門部署は、政府内には存在せず、専門の人材も
いません。これは、新型インフルエンザの総括会議の報告書[6]でも、早く
専門家を育成して設置するようにと書いてあるのですが、全く実現に至らず
に COVID-19 の流行を迎えました。

　今回の COVID-19 については、感染対策も長期化していますし、流行の
地域差があることも考えると、小さなコミュニティ内での対話の促進とい
のがさらに重要になってくると思います。一方的に、誰かが大きい声で、
人数に向かってリスクを説明するだけでは駄目で、それぞれのコミュニテ
の中での対話をたくさんしていくことが大事です。私たち個人がリスク
ミュニケーションの担い手になって、有事の分断をできるだけ小さくす
いうことを、目指さないといけないのではないかと思います。

図表6

感染症と偏見・差別に関する論点
（新型コロナウイルス感染症対策分科会　第1回偏見・差別とプライバシーWG資料より）

① 隔離措置が与える影響
　➤ 隔離措置は、人々に対して、菌やウイルスではなく、感染した人やその近親者に対して穢れや恐れを感じさせやすくなってしまう

② 潜在的な被差別構造
　➤ その感染症が出現する以前から存在していた、その社会における差別の構造を、感染症の流行が顕在化させる可能性

③ 知識の絶えざる更新の要請
　➤ 知識を更新する意欲よりも、感染症への恐怖感や忌避感が上回ってしまうと、人々の間で古びた知識に基づく振る舞いが定着してしまい、差別的な言動の維持に

④ 過度な対応の正当化や容認
　➤ 感染症への恐怖に加え、感染を発生させた場合の社会的制裁への恐怖も広がると、適切な水準よりも過度な対応が取られる

⑤ ハイリスクな行動や環境への差別の正当化
　➤ 研究の進展や事例の積み重ねにより、感染や感染拡大のリスクが高い行動や環境などが絞りこまれ、周知されると、そうした行動や環境に対する偏見やスティグマが広がる恐れ

⑥ スティグマの内面化
　➤ 自己が感染した事実を他者と共有することや、感染後の自己を肯定することが困難となり、結果的に早期介入の遅れや自己に対する否定的攻撃的な感情などの帰結

> • 差別の担い手には、担い手なりのリスク認知が存在
> • しかし、他者を攻撃することは正当化されない

次世代の医療に必要な私たち1人1人にできること

佐藤　日本に限らず欧米も性差別、人種差別含めて複雑性が増していますが、イギリスなどではそこに真っ向から取り組んでいる話もあります。私も実際当事者として、地域医療構想について、これからこの地域に病院がどれぐらい必要かという問いや、費用対効果の評価が関わっていて、NICE[22]のアプレイザル（総合的評価）の実際などを見ています。議長も然ることながら、患者会や製造販売業者も、自らの立場や役割を理解しながら取り組んでいます。そこでどうやって準備、進行をしているのか伺うと、実はステークホルダーの方々は、もともといろいろな組織で人事交流[23]をしていたということでした。政府の人だから政府だけで働いているわけではないし、製薬業にいるから製薬企業だけで働いているわけでもない。官民で行き来してると、その中でバランスを取って、それぞれの立場で、相手を理解してコントしていると聞きました。

武藤　人的交流が盛んになると、相手が背負っている役割や立場が想像できるようになりますね。自分を客観視する語り方などのトレーニングにつながると思います。「どうぞ意見を言ってください」に答えるとき、自分がどの立場で発言するのか、どういう立場の人を配慮できない発言をするのか、自らの発言の限界を予め伝えることは、自分の立場を客観視できているということでもあります。小学校からでも、みんなでやったらいいと思います。

　私がお話したことはすぐに解決できないことですし、すぐに結果が出るものではありません。しかし、やらない理由を探すよりも前に一歩出たいというのが20代の頃から自分で考えてきたことです。医療従事者の方、特に若い方々に期待しているのは、一般の方々との翻訳を担う存在であってほしいということです。今、医療従事者の方々もCOVID-19に関してそれぞれいろいろな意見があります。ワクチンについても、自分はワクチンを受けたくないという医療従事者もおり、そういう意見を発信している方もいます。医師・医療従事者の価値観というのは人々にものすごく影響を与えるものです。自分が持っている価値観というものを自分で客観的に見ていただいた上で、専門的な知識をしっかり翻訳して、人々にわかる言葉でいろいろな対話を続けていただきたいと思っています。

——クロストークを終えて——

議論がニガテな日本だけど…

　武藤先生のお話を伺い、イギリスの（前）下院議長であるジョン・バーコウ氏（在任中、「オーダー！」を1万4,000回も繰り返した名物議長であり、Brexit（イギリスのEU離脱）国民投票時の下院議長）を思い出しました。

　バーコウ（前）議長は、議会において議員が質問する機会をできるだけ多く設けることを心掛けてきました。バーコウ氏は、「人々の意見を代表し、法律を作り、国の統治を機能させていくことが民主主義の本質であり、人々の合意が簡単に得られない課題に対してこそ重要である」と、退任した日のインタビューで答えています。「決められない政治」「決められない組織」

いう批判があることや、有事においては当てはまらない等、一概に全てに言えることではありませんが、多様な価値観を持つ者同士が議論をし尽くすこと自体にはやはり価値があるのだと思います。

　パブリックヘルスにおいて、たとえば、COVID-19 を例にあげるとわかりやすいですが、国民の生命・健康を守るための感染症対策、それに伴う国民の行動の自由、プライバシーとの間には、ジレンマあるいはトリレンマの関係があります。たとえば、個人の行動の自由を犠牲にして、感染症対策の実行とプライバシー保護を優先するのか、プライバシーを犠牲にして感染症対策の実行と個人の行動の自由を優先するのか、あるいは感染症対策の実行を犠牲にして、プライバシーと個人の行動の自由を優先するのか。この価値観は個人と個人の間（集団）でも異なり衝突することがありますが、同じ個人の中でも状況によって異なる価値観が衝突します。価値観に一貫性がないことは誤りではありません。むしろ価値観は一貫性がなく変化するものだからこそ、専門家と専門家以外の多様性ある議論と合意形成は成熟する社会に向けて間違いなく必要な要件です。そのプロセスにかける時間、手順、教育研修を含めた土壌づくりは長い時間を要するチャレンジかと思います。

　次の世代に向けてチャレンジしている武藤先生と、それに続く研究者の活躍を引き続き注目していきたいと思います。

（佐藤　大介）

文献：
1）e-Gov 法令検索　生殖補助医療の提供等及びこれにより出生した子の親子関係に関する民法の特例に関する法律
　　https://elaws.e-gov.go.jp/document?lawid=502AC0100000076（参照 2021-12-14）

2）International Huntington Association and the World Federation of Neurology Research Group on Huntington's Chorea. Guidelines for the molecular genetics predictive test in Huntington's disease. J Med Genet. 1994 Jul; 31(7)：555-9.

）厚生労働省「がん対策推進基本計画」

https://www.mhlw.go.jp/stf/seisakunitsuite/bunya/0000183313.html（参照
2021-12-14）

4）厚生労働省「「免疫アレルギー疾患の10カ年戦略」について」
https://www.mhlw.go.jp/content/10901000/000472536.pdf（参照 2021-12-14）

5）文部科学省「リスクコミュニケーションの推進方策」
https://www.mext.go.jp/b_menu/shingi/gijyutu/gijyutu2/064/houkoku/__
icsFiles/afieldfile/2014/04/25/1347292_1.pdf（参照 2021-12-14）

6）厚生労働省「新型インフルエンザ（A/H1N1）対策総括会議報告書」
https://www.mhlw.go.jp/bunya/kenkou/kekkaku-kansenshou04/dl/
infu100610-00.pdf（参照 2021-12-14）

第5章 -3

コロナ時代、
情報発信は
どうあるべきか

【登壇者紹介】

市川　衛（いちかわ　まもる）

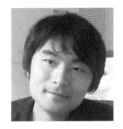

<プロフィール>

READYFOR 株式会社　基金開発・公共政策室長
2000 年東京大学医学部健康科学・看護学科卒業後、NHK 入局。医療・健康分
野を中心に国際的に取材活動を展開。主な作品に NHK スペシャル「脳がよみが
える」(2011 年)、「医療ビッグデータ」(2014 年)、「睡眠負債が危ない」(2017)、
「" パンデミック " との闘い～感染拡大は封じ込められるか～」(2020 年) など。
2016 年スタンフォード大学客員研究員を経て、2021 年に NHK を退職。
READYFOR 株式会社基金開発室長として社会課題の解決のため活動する団体
の支援基金の企画運営を行う傍ら、医療ジャーナリストとしても活動。Yahoo!
ニュース個人オーサー、NewsPicks プロピッカーなどとしてヘルスケア分野を中
心としたニュース・専門知識の解説を行っている。また、広島大学医学部・客員
准教授として医師や医学生を主な対象に教育活動を行っている。2019 年、医療
健康分野での継続的な情報発信が認められ、Yahoo! ニュース個人オーサーアワー
ド特別賞を受賞。

この内容は、2021年5月28日に開催された「次世代医療クロストーク！」の内容を基に作成されています。

市川 まずは私がどのようなことをやっているのか、自己紹介含めてお話します。たくさんクイズを出しますので皆さんも当てられるかもしれません。自分が答えるつもりで考えてみてください。

今、「医療の翻訳家」と名乗って活動をしています。 READYFOR株式会社[1]という企業の室長をしています。2021年までNHKのチーフディレクターをしていたのですが、メディアとして伝えることを、もっと先に進めて、想い・熱意のある人にその活動の助けになるところまでやりたくなり転職しました。メディアの活動も続けており、Yahoo!ニュース個人オーサーなどのウェブメディアのほか、テレビやラジオなど伝統的メディアでも活動しています。そしてコミュニティ活動として、医療者やメディア関係者、当事者、支援者の方も含めて、どうやったら医療健康情報の質を高められるかを考える一般社団法人「メディカルジャーナリズム勉強会」の代表もしています。

■ ヘルスコミュニケーション

市川 いきなりですが質問です。一般の人は、医療や健康の情報をどこから得ているでしょうか？　一般の人代表として、次世代医療構想センター事務局の森田さんに訊きます。いかがでしょうか。

森田 割とテレビが多いと思いますし、かかりつけの医師に訊くこともあると思います。

市川 さすが、良いところを突いています。答えのまえに、実はこの質問の結果の傾向がEU諸国と日本では全然違う、ということはご存知でしょうか。まずEU諸国の結果です。2015年に報告された調査では、医療専門家以外の一般の方が、しばしば、もしくはよく医療健康情報を得るソースについてEU諸国の人に訊き、その中央値が調べられました。複数回答可です

図表1

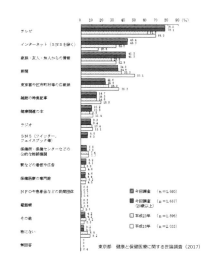

保健や医療に関する
情報の入手方法

▼ネット・SNS時代においても
テレビは圧倒的な存在感

▼10年前からの変化でいうと…
「テレビ」　　　　　　　9ポイント増
「インターネット」　27ポイント増
「家族・友人など」　9ポイント増

**「医師・薬剤師」は
選択肢に存在すらしない**

東京都　健康と保健医療に関する世論調査（2017）

その結果は、1位は「家族・友人」で、そして2位は「医師」でした。いわゆる家庭医（General practitioner）[2]です。3位が「薬剤師」となっています。そして4位が「テレビ」です。

　これが日本はどうかというと、2017年の東京都の健康福祉局がとったアンケート調査ですが、圧倒的1位が「テレビ」なのです。「テレビ」が8割、2位が「インターネット（SNS含まず）」で4割です。そして「家族、友人、知人からの情報」が約4割となっています（**図表1**）。

　今は2021年なので、もう少しインターネットが増えているかもしれないですが、やはり日本においてテレビの影響力はすごい、ということがわかります。そしてポイントは、「医師」や「薬剤師」が調査の選択肢にすら存在しないということです。もちろん、EUの調査と選択肢が違うのだから比較してはいけないと言う指摘があるかもしれません。しかし私は、この違いは一つ象徴的なことを示していると思います。日本には、医師や薬剤師、看護師などのプロフェッショナルが、「病気ではないときに医療健康情報を教えてくれる存在」や「気軽に相談していい存在」であるという習慣・文化が存在しないということです。この点は、今後20年の日本の医療やシステムを考えていくときに、押さえておくべきポイントになるのではないかと思って

います。

　今、インターネットやSNSなどの普及の中でヘルスコミュニケーションの形は非常に多様化しています。一方で日本では、医療情報を求めている人への医療者からの直接的なコミュニケーションは普及していません。その結果、一般の人の健康情報の取得はどうしてもメディアを頼らざるを得なくなります。マスメディアにせよSNSにせよ、拡散する情報はどうしても偏りがある、尖った内容になりがちです。今回の新型コロナウイルス感染症のパンデミックにおいても「インフォデミック」[3]と呼ばれる事態が起きたと指摘されています。

　これから20年、日本の医療は、様々な意味で曲がり角を迎えます。その中でいかに、適切で役に立つ情報を多くの人に届けるかという点が重要になっていきます。医療者による直接のコミュニケーションが、どうしたらもっと「普通」のことにできるかを考えなければいけないと思っています。

　では、どうすれば良いのか。それを考えるために次の質問です。「ヘルスコミュニケーション[4]で一番大事なことは、正しい情報を伝えることである」と言われることもありますが、これは正しいでしょうか？　森田さんお答えください。

森田　場合によると思います。正しいことが全て受け入れられるかというとそうでもない気がします。

▌情報発信は
▌正しいだけでは
▌だめ

市川　なるほど、かなり良いところを衝いていると思います。さきほどの調査で、たとえばEU諸国と違って、日本においては、医療者などプロフェッショナルは情報ソースとして日本では考えられていないと話しました。私は今後を考えるときに、日本の医療者が発信力をつけて、新聞テレビな

図表2

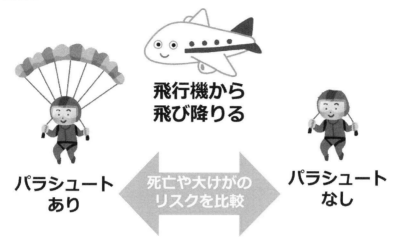

のマスメディアだけに頼らない直接なコミュニケーションによる情報発信することがすごく大事になってくると思います。

医療者に「専門家としてヘルスコミュニケーションを行う上で、何をポイントとして思っているか」と聞くと、「正しい医療情報を伝えること」と答えられることが多くあります。

その認識は、本当に適切なものかどうか、次にそれを考えるための研究をご紹介しましょう。

雑誌『the bmj』に2018年に発表されましたハーバード大の研究チームによる論文です。題名は「航空機から飛び降りたときの死亡および命に関わるような外傷を防ぐためのパラシュートの使用、ランダム化比較試験 randomized controlled trial)[5]」というものです。ランダム化比較試験と言えば、エビデンスのピラミッドの中でもかなり信頼性が高いと言われているものですよね。「正しい医療情報」と言えるかもしれません。

この調査で調べられたことは、飛行機から飛び降りるときに、パラシュートをつけて飛び降りる群と、パラシュートをつけずに飛び降りる群の死亡やけがのリスクを調べたら、どうなるか？　ということです。研究対象者が人いましたが、ランダム化に同意した人が23人しかなかったという恐

ろしい研究です。パラシュートなし、パラシュートありという人を2群に分けて「飛行機から飛び降りた直後」「5分後」「30日後」の死亡や大けがのリスクを調査しました。死亡や大けがのリスクが高かったのはどちらだったでしょうか（**図表2**）。

　実はですね、結果は「有意差なし」。すわなち、パラシュートをつけて飛び降りる群と、パラシュートをつけずに飛び降りる群の死亡や大けがのリスクは変わらなかった、という結果が報告されました。吉村先生、この研究についてご存知でしたか？

吉村　知らないですね。パラシュートなしの群でも死亡や大怪我のリスクが変わらない？？　不思議です。

市川　それは、なぜだったのでしょうか。

吉村　パラシュートを使ってないけど、別の何か物を使ったとか？

市川　かなりいいところをいっていますが、種明かしをすると、「飛行機はそもそも、飛んでいなかった」という前提があったのです。飛んでいない小型飛行機の操縦席から飛び降りても、その落差は1m未満。なので、パラシュートを付けていようがいまいがそもそも怪我をする人がいなかった、ということです。

吉村　なるほど！！！（笑）

市川　この試験の結果は、たしかに実験を基に出されたもので、「正しい」ものです。でも、これを真に受けて、パラシュートをつけずに飛んでいる行機から飛び降りる人がいたら大変なことになるわけです。たとえ正しい療情報でも、その前提条件をわかるように伝えないと、不適切な行動を生でしまう。少し考えると、実際の臨床の現場でもそれに近しいことって起

ると思いませんか？「正しい医療情報『さえ』伝えればいい」と考えることは、実は、非常にリスキーなことなのです。

■ ヘルスコミュニケーションの 難しさ

市川 もう1つ、ヘルスコミュニケーションの難しさについてお話します。たとえばHPVワクチン（子宮頸がん予防ワクチン）、接種率が低いということで、大きな課題になっています。医療者がどういう情報を一般の方にお伝えしたら、行動変容し、接種をしようという人が増えるのだろうかという質問です。これも過去の研究があります。

　小児科の国際専門誌『Pediatrics』に載った「ワクチン接種促進のためのメッセージとして効果的なものは何か？ランダム化比較試験」[1]という論文です。子どもを持つ1,759人をランダムに5群に分けて介入しました。MMRワクチンは麻しん、風しん、おたふくかぜの3種混合ワクチンです。日本では3種混合ワクチンではなく、MRワクチンという2種混合ワクチンが使われています。世界的に標準的に使われているのが3種混合ワクチンです。これを打つと自閉症になりやすくなるという噂がありましたが、今は否定されています。しかしその噂によって子どもに接種させたくない人が未だに多くいます。そういう人たちにどういうメッセージを伝えたら、ワクチンを打ってもいいと思うようになるかということをランダム化比較試験したものです。

　それぞれに示されたのは次の5つのメッセージです。まず1番のグループには「MMRワクチンと自閉症の関連性はない」というデータが示されました。

　2番には、これを打たないと麻しん、風しん、おたふくかぜという恐ろしい病気になってしまいますと。そしてまれに、難聴になってしまうようなこともあるよといった「打たないことのリスク」が伝えられました。

　3番には、重症化した子どもを持つ母親の語りを聞いてもらいました。ワクチンが怖くて子どもに打たせなかったのです。でも、ある日、急に

熱を出して、真っ赤になって救急車で運ばれて、私は本当に後悔しました」というようなストーリーを聞いてもらったわけですね。

4番は視覚に訴えたケースです。おたふくかぜで耳下腺が膨れて苦しそうにしている赤ちゃんなどの写真を見せて、あなたのお子さん、ワクチンしないとこうなりますよ、というふうに伝えました。

5番は対照群で、「鳥に餌付けをすることのメリットとデメリット」。要は、ワクチンと全く関係ない情報を聞いてもらったケースです。

全員に対して、メッセージを聞いてもらう前後で子どもにワクチンを接種させたいかについてアンケート調査を行いました。そして、5番と比べて有意に接種への意欲を高められたメッセージはどれでしょう？　ということを調べたわけです。

これも一般の方の代表として森田さんに答えていただきたいと思います。複数回答OK です。

森田　自閉症は困るかなと思ったので1番かなとは思いました。3番と4番は違う気がしました。写真を見て考えが変わるか疑問でした。

市川　1番ではないかということですね。では佐藤先生どうですか？

佐藤　どれも上がりそうに見えるけれど、3番のような気がします。

市川　ストーリーを聞かせるということですね。では正解はといいますと、「全部、効果なし」という結果でした。また引っ掛けかよ、と感じられたらごめんなさい。

この論文、非常に有名な論文なのですが、それは公衆衛生の世界でよく使われるメッセージに、単に「意味がなかった」ことを示したからだけではありません。たとえば、1番目の「MMRワクチンと自閉症の関連性を否定したデータを示した」ケースについて、そもそも子どもに打たせたくないと言っていた人たちを調べてみると、接種意欲が有意に「低下」していました。もう1つ、佐藤先生の選んだ3番目のケースですが、語りを聞かせたあと

重大な副作用を心配する人が有意に「増えた」という結果になりました。4番目の写真を提示したケースでは、ワクチンと自閉症の関連を疑う人が有意に「増えた」という結果になりました。

　つまり、この4つのメッセージの伝え方は、ワクチンを打ってほしいと思う側からすると伝えたいメッセージなのですが、伝えた結果、逆効果になっていたというわけです。

　いったいなぜか。考察の中で研究チームは2つの人間の心理のくせというものをその理由として挙げています。

　1つはBackfire effect（逆噴射効果）です。人間は自分の信条を否定されるデータが提示されるとかえって自分の信条を強く信じ込んでしまうというものです。わかりやすく言うと、私がワクチンを打ちたくなかったとします。ワクチンを打ちたくないんですよと、吉村先生に言ったら、有害事象とワクチンには関連がないというデータがありますよと言われたとします。ひねくれ者の私は、「そうなのか、俺ばかだったな。やっぱりワクチンを打とう」とは思わず、「あんなこと言っていたけど本当かな」とスマホを取り出して「ワクチン　副反応」と調べます。そうすると今のご時世、自分に都合の良い情報、つまり「副反応でこんな恐ろしいことが起こる」、「製薬企業の陰謀だ」などと主張する情報にすぐたどり着けてしまうのです。それを見た私は、「吉村先生は製薬企業にお金をもらっているに違いない、あの医師の所に行くことはやめよう」と思い込んでしまうかもしれません。良かれと思ってデータを示されたことをきっかけに、よりワクチンを怖がり、自分の信条を信じ込んでしまうことが起きうるということです。

　もう1つはDanger-priming effect（恐怖プライミング効果）です。恐怖や不安を提示されると人間は感情的な部分の方が強いので、文脈に関係なく忌避感を抱くということです。詳しくお知りになりたい方は『ファスト＆スロー』（ダニエル・カーネマン）[2]がお勧めです。ヘルスコミュニケーションを考える上では絶対に読んでおいた方が良い1冊です。

　この研究では「ワクチンを打たないとこんな怖いことになる」と伝えたので、文脈ではなく感情が勝り、「ワクチンってなんか怖い」という気持ちになってしまったということです。何かを勧めたい場合には、恐怖訴求は逆効

果になります。逆に言うと、何かをやめてほしい場合は恐怖訴求が効くということが言われています。よく言われる事例として、たばこのパッケージに肺がんの写真を貼り付けるものがあります。これは実際に、ある程度、効果があることが示されています。怖いものには近づきたくないという気持ちを呼び起こすからです。たとえば、たばこの消費量を減らそうみたいなときは恐怖訴求というのは、倫理的にどうかということは考える必要がありますが、実際効果があると言われています。

　この論文を発表した研究チームは、「現状のワクチンに関しての公衆衛生上のメッセージは効果的ではないかも知れない」と言っています。そして、「感染症に対する恐怖、関心を高め、ワクチンに関する間違った考え方を正そうとするやり方は、逆効果になるのではないか」と指摘しています。これは重要な論点かと思います。

　たとえば、マスメディアでニュースに「コロナウイルスの恐怖」みたいな恐怖訴求のタイトルをつけたりします。実際、多くの人が読んでくれるのですが、こういう恐怖をあおるタイトルの記事でたとえワクチンを推奨したとしても、「何かワクチン怖い」とこう風になってしまいかねない。むしろ「ワクチンを打つことはかっこいいぜ」、「すてきだぜ」というようなコミュニケーションのほうがいいのではないかと最近は言われています。最近ではこびナビで、医療者の人がワクチンを自分が笑顔で打たれている写真をSNSなどに投稿することを勧めていますが、まさに理にかなっていると思われます。

　ここまでをまとめます。ヘルスコミュニケーションを考える上で、「正しい医療情報を伝える」ことが大事と言われます。しかし、たとえ正しい情報であっても、不適切な行動につながってしまうこともある。ですのでコミュニケーションの方法を考える上で、過去のエビデンスを参照してどういう報の伝え方をしたら、意図する行動変容というのが起きやすいのかを戦略に考えていくことが大事だということです。

　今、マスメディアやSNSが普及する中で、ヘルスコミュニケーション形が多様化しています。今後20年を考えたときに、もちろんテレビや新

などの伝統的メディアがなくなるわけではないのですが、これまでの「伝統的メディアが医療健康情報の普及を担う主力である」という状況が今後、変わっていくと個人的には思います。SNSを使った形になるのか、それとも直接のコミュニケーションになるかわかりませんが、コミュニケーションの特徴を理解しながら、適切な情報をどうやったら届けられるかを実践していく医療者の方が増えること大事なのではないかと思います。

■ インフォデミロジスト

市川 「他人に意図通りに物事を伝える」というのは非常に難しいことで、これまでお伝えしてきたものの他にも様々な落とし穴があります。一方で、医療のトレーニングの中に、そうしたことを体系的に学べる機会はないのが現状です。それは当然なことで、医療者の方は医療のことを勉強し、実践するだけでもめちゃくちゃ忙しいので、全員が情報発信をやる必要はありません。たとえば、吉村先生とか佐藤先生のように興味を持つ方が出てきたときに、情報を伝えることは1つの専門性があり、学ぶべきノウハウがあることを知ってほしいと思っています。その専門性は、私のようなメディアの世界から来た人間は詳しいです。難しい情報を、多くの人が興味を持つよう「翻訳」する作業と近い話なのです。

吉村 発信すること、伝えることには専門の知識や技術があるということですね。医療従事者は、そういうトレーニングを受ける機会がないので、多くの場合は患者に対して情報を1対1で口頭で告知をする、あとは病状と治療方針について説明をする練習はします。実際にそれは日々やっていると思います。しかし、まだ疾患になっていない健康な方に対して病気の知識を説明する。これはトレーニングとしてはほぼ無いです。

川 仕方ないですよね。日本大学の腫瘍内科の有名な勝俣範之[6]先生と議論して、おっしゃっていたのですが、WHOは「インフォデミック」というものを提唱して、パンデミックと同じように情報によって人々の行動が

悪い影響を受けてしまうというケースがあると言っています。それに対抗する専門家として「インフォデミオロジスト」というものを、提唱しています。情報発信やコミュニケーションに関して専門性を持つ医療専門家のことです。新型コロナウイルス感染症のようなパンデミックが起きたときなど、YouTube や TikTok、Twitter などを含めて情報の発信が多様化している中で、専門性を持った医療専門家が必要なのではないかと言っていて、確かに日本でもそういう専門家がいたほうがいいのではないかと思います。

吉村　インフォデミオロジストというのは新しい概念ですね。一般の方向けに、市川さんが執筆された『教養としての健康情報「それ」本当に信じていいですか?』(講談社　2019)³⁾では、常識と思われるようなことが、科学的エビデンスをもとに説明されています。たとえば、高齢者になると記憶力が落ちるのは本当なのか等です。このような活動を市川さん自身が、進めているモチベーション、つまり一般向けに、このような医療の翻訳家として活動するその想いは何でしょうか。

市川　もともと僕は、いわゆる保健学科と呼ばれるところですが、医学部を出て、疫学や統計などのデータ処理をやりたいと思いました。移り気な人間でテレビのディレクターが面白そうと思い、テレビ局の NHK に就職してしまったのです。しかし、5年、10年経ったときに自分は何も専門性が無いことに気が付きました。このままでは人の役に全然立てないと思ったときに、大学時代に立ち戻って私は医療、健康の情報を伝えることをやろうと考えました。テレビの仕事を通じて誤解されたり、ちゃんと伝わらないことが原因で、不幸な決断をしてしまったりする人がいるとことを見聞きしていました。私は医療の知識も中途半端ながら持っており、メディアの伝える技術も知識と経験は持っています。この2つの専門性を持っている人は、少ないのではないかと思って、難しいとか誤解されがちな医療、健康の情報を、活の役に立つ形に変えることを専門性にしたいと考えました。そうこうしているうちに、「医療の翻訳家」というふうに名乗るようになったというわけです。

吉村 ご自身の専門性は無いとおっしゃいましたが、幅広い経験を積んだ中で、自分のコアとなるものを見つけ出して、磨いていくというスタイルは専門家そのものですね。

市川 こういう活動を5、6年やってきたら、最近、発信に興味のある医療者がどんどん増えてきて、そうすると私より断然、上手な人がたくさん出てきてしまったから、もう大丈夫かなと逆に思っているくらいです。もちろん吉村先生もお上手ですし、「こびナビ」のメンバーは本当にすごいです。スライドの作り方、動画の作り方からしてすごいと思って、尊敬しています。

吉村 「こびナビ」では、お互いにコンテンツをレビューします。お互いに修正を出し合ったり、アイデアを出し合ったりして、それでよりシンプルでよりわかりやすいものは何かを考えます。説明する順番や力点の置き方など意見を出し合った後、世に出していることが多いです。重要なプロセスだと思っています。

市川 「こびナビ」の活動は今、皆さんが手弁当でやっているではないですか。必要な支出については、クラウドファンディングで、ある程度予算が取れたかもしれないですが、これで皆さんの収入になるわけではありません。私は医療職の皆さんの発信が望まれるといった一方で、それをやってもお金にならず、ボランタリーに頼ることの限界もあると思います。吉村先生、この情報発信を考えた場合にどういう姿があったらいいと思われますか？

吉村 今は緊急事態であり、国難という状況です。持続可能性や収益は、優先順位としては下になると思います。まずは今の事態を収束させることが最優先事項です。それを達成するためにはボランタリー、無償でやる枠組みでスタートしたほうがいいだろうと思いました。速度重視でやっています。
　ただ、市川さんのおっしゃる通りで、長く活動を続けるにはちゃんとした予算とポジションが必要です。たとえばメンバーの雇用を準備し、かつ人材育成をきちんとして続けていき、次の世代も育てなければなりません。

市川　2009年の新型インフルエンザのときの総括報告書というものがあって、それは国が出しているもので、そこに今回の新型コロナウイルス感染症の課題が全て書いてあったとよく言われるところです。その中の一節に、感染症に関する緊急的な情報を伝えられるスポークスパーソンを育成しなければならないと書いてあります。それは新型インフルエンザのときから問題視されていました。しかし、10年後の新型コロナウイルス感染症の感染拡大のときまでに、そういう人がアサインされることはありませんでした。それを買って出たのが専門家、当時の専門家会議の人たちで、東京大学の武藤香織先生や尾身茂[7]先生のような方がスポークスパーソンをなさっているわけです。本来の姿は、そういう人を育成してポジションをつくり、実際に例えば台湾でされたように、スポークスパーソンが毎日会見をすることが大事なのです。

　台湾の会見は大臣がやりましたが、さすがに日本で大臣がやるのは厳しいところもあるので、危機管理、それこそインフォデミオロジストのような方の育成を考えていかなければいけないと思います。

佐藤　個人の行動変容や、大きな組織の意思決定においても、いろいろな質の良い情報を発信し、どんどん受信されていく社会になっていかなければいけないと思います。ただ、この先の10年、20年のヘルスコミュニケーションを考えた場合に、課題も多いと思います。市川さんに聞きたいのですが、何か革新的に解決する方法はあるのか気になりました。

市川　これは完全に私の意見ですけど、受け手側のリテラシーに期待するのは、限界があると思っています。というのは、医療や健康のことは専門家にとってはすごく大事なのですが、それ以外の人にとっては、アイドルグループについて考えることのほうがめちゃくちゃ大事だったりするわけで。たとえ話ですが、アパートを借りるときに自分でアパートのことを全て調べようとは思わないですよね。基本は街の不動産屋に行って、どのアパートがいいですかと専門知識をもつ人に訊いて決めていくと思います。医療も、問があれば病気でなくてもクリニックや薬局で専門家に相談するのがある

き姿だと思います。しかし現状の日本では患者さんが多すぎて、なかなか話す時間も取れず、医療情報の提供が十分できてません。その点をどうするか考えることが大事です。

　どんな情報を信じて良いか迷ったときに一番大切なことは、知識を持って信頼できる人が身近にいて相談できることです。しかし、今の日本で街の医師や薬剤師にすぐに相談できるかというと、医療保険制度の問題もあってできません。ですから、一番いいのは、情報発信やコミュニケーションに興味のある医療者が1人でも増えることではないかと思います。そういう医療者が1人増えれば、その周りの10人、30人、もしかしたら100人1,000人という人に影響が広がります。

　今、SNSなどがありますから、ある人が情報発信ができて信頼されれば、その人の周りに数千人の島ができると思います。その数千人の島をつくることができる人を増やしていくことが、最も効率的な方法なのではないでしょうか。

コミュニケーションスキルを 身に付ける

佐藤　少し話を進めて、たとえば自分が発信する側になろうとしたら、どのように行動したらいいのでしょうか。

市川　まずは先人に習うというのが一番いいと思います。私自身は、今まさにメディカルジャーナリズム勉強会という非営利の団体を主催していますが、それは医療健康情報の発信に興味のある医療者の人や、メディアの人、当事者の人、誰でも入ってもいい団体として活動しています。そういうコミュニティがいくつかあります。石井洋介先生が運営しているSHIPのような同じ問題意識を持っている人たちのコミュニティがあります。そういったコミュニティに入ってみるのが一番いいかと思います。そういう形のある団体ではなくても発信好きな医療者が何となく集まっているTwitterやコミュニティがありますので、そういうところに1回顔を出してみるのもいいと思

います。

吉村　コミュニティを見つけて、そのメンバーになる。インフォデミオロジストは、たとえばコロナの件については感染症専門医が情報発信し、がんの件はがんの専門医が情報発信するなど、それぞれの分野に必要なのでしょうか。それともTwitterを統括するように全てを翻訳して説明できる人がいた方がいいのでしょうか。

市川　個人的な印象としては、むしろ総合診療医に近い専門性をお持ちの方が一番合っている気がします。イギリスでいうと『BBC』や『チャンネル4』などのテレビ局で家庭医（GP）が活躍しています。家庭医が、ラジオ番組やテレビ番組の司会をやっているケースもあります。家庭医は実際にいろいろな患者に会い、幅広い専門性を持っています。患者さんからいろいろな困り事の相談を受けますので、コミュニケーションの経験が豊富ですし、トレーニングのなかでもコミュニケーションについてしっかり勉強されています。日本でも家庭医、総合診療医という専門性を持った人がたくさん出てきており、発信に興味がある人も少なくありません。こうした人の中に情報発信の専門性を突き詰めていく方が生まれたら良いのではないかと思います。

吉村　医学部や看護、コメディカルの卒前教育や卒後の初期、医師なら臨床研修のようなタイミングで、コミュニケーションのトレーニングがあっても良いですね。1か月間で、如何に情報を発信するか、どう伝えるかを練習実践するタイミングがあっても面白いし必要でもあります。

市川　チャットで、「医学部の2年生に授業の中でワクチンを拒否する祖父母にどうやって働きかけるかというディスカッションセッションを予定しています」とのコメントをいただきました。これはすごく大事です。ちょうど午前中に産業医大で、まさに2年生向けに、友達がワクチンを副反応が心配だから打たないと言ってきた場合にどう答えようかみたいなことをディスカッションしてもらいました。最近の2年生はすごくて、否定はせずに、

りにはワクチンを打っている人がたくさんいますよと体験談を伝えるなど、受け手の心情を考えたアプローチが自然にできる人が多く感動しました。今の若い子たちはSNSコミュニケーションに慣れているから可能性はすごく感じています。

吉村 確かにそういう問いは、学生だけでなく医療者にも必要です。コミュニケーションを医学生の頃から考えることは非常に大事です。病院に行って中で専門的治療を病院の中で患者にだけ提供するあり方から、様々なところで自分のやっていることのバリューを説明することは絶対必要だと思います。

小野崎耕平先生とのクロストークの中で、自分がやっている医療がなぜ大事なのかを社会に対して説明する必要があるとおっしゃっていました。理由は、税や保険など公的なお金によって運営されている事業だから。その説明責任は、これから強く医療従事者や専門職側に求められると思います。恐らく重要さが増す分野ですね。その先駆者としての市川さんの役割は重要です。

市川 本当に上手な人がどんどん出てきているので、私も頑張らないとと思っています。未来は明るいなとは思っているのですが、更に増えたらいいと感じています。

吉村 そういうスキルが、これから当たり前に身に付くと良いですね。

市川 特に思いのある医療者の中に、そういう専門性を持つ人が増えていったらすごくいいとは思います。

吉村 医療を充実させたり、問題を解決しようとしたら、仲間も予算も必要だし社会からの承認が必要です。これをやることは価値があると説明をしなければいけません。多分その力が恐らく課題解決に繋がりますし、新しい値を生み出すと思います。

市川　新しい薬や新しいワクチンを開発しようと思ったら、何十年の研究と何千億円という予算が必要になると思います。でもコミュニケーションの工夫は、基本的に予算がほとんどなくてもできるし、学びさえすればすぐに活用できます。そんな意味でも、興味を持つ人が増えたらと思います。

▌メディアの
▌役割

佐藤　若い世代にそういう人が増えていってほしいと思う一方で、既にそういった基盤を持っている大手メディアやテレビなどの影響力に関する質問です。

　大手メディアやテレビは変わっていかないのでしょうか。たとえばアメリカだと、パブリックリレーション系の組織がいろいろとガイドライン作っていたりしますが、日本ではその辺りの動きがあるのでしょうか。スモールグループの新しい動きも大事な一方で、やはり冒頭にあった7割、8割が見ているテレビや大手メディアに対する変化というのもこれから求められていくとは思っているのですが。

市川　これは一朝一夕に変わらないところではあります。それもあって私はまずは自分にできることをやろうと思うのです。私は2016年にメディカルジャーナリズム勉強会というコミュニティを立ち上げ、小さい所帯ながらコツコツやってきました。

　今回、新型コロナウイルスに関してメディア向け勉強会をやりたいみたいな話がこびナビさんから出てきて、勉強会をそのコミュニティの主催でやりました。すると全国の新聞やテレビ局の人たちが来て聞いてくれています。結構、影響力のあるジャーナリストも中にいっぱい入っています。びっくりするような解説員の方が入ってくださっていて、その人たちがこびナビの皆さんの話を聞くわけです。

　私のコミュニティは小さいのですが5年もやっているので結構メディア中でも思いのある人は知ってくれているようになってきています。メディ

関係者のなかにも、しっかりとした情報を伝えたいという思いを持つ人はたくさんいます。そういう人たちに適切な情報を知っていただく機会を作れば、結構、実際の報道にも反映されいきます。

　私のような活動がどこまで影響しているかわからないですけれど、今のメディアにおける新型コロナウイルスワクチンについては、ある程度、冷静な報道がされているように思います。たとえば、HPVのときのようなことは起きていないと思っています。

　メディアのあり方を大きく変える、たとえば、いきなり「医療専門テレビ局を結成しよう」っていうのは難しいかもしれません。一方で、あきらめずに粘り強くアクションを続けていくことで変えられるところもあるのではないかと個人的には思います。

吉村　まさに市川さんと同じ思いで、私もメディアの方ともコミュニケーションが増えました。その方々と話すことで、少しずつ報道の姿勢も変わっていくように思います。そういったチャネルを持って開いてくれている市川さんのお陰だと思います。

　次世代医療構想センターでは、千葉県の医療の提供のあり方をどう変えていくかという研究をしています。約2年取り組んでいますが、そこも発信が重要だなと思っていて、我々のチームに成瀬浩史先生に入ってもらい、発信についてもトライアンドエラーを繰り返しています。なので、政策を大きく変えるときには特に、大きな発信のコミュニケーションが重要と思っています。今後も市川さんに教えてもらってコミュニケーションの仕方を知りたいです。

市川　本当にあっという間の時間でした。ありがとうございました。

——クロストークを終えて——

困難を前にしても柔和な姿勢

　市川さんは「医療の翻訳家」という独自の肩書を発案し、健康情報の発信と啓発活動を続ける、パイオニアであり、先輩です。私自身も「こびナビ」の活動を通じ、「医療の情報」は自分や家族の健康や命に直結するが故、人を感情的にさせ、ヒステリックにさせる力を持つと感じています。発信には入念な準備ときちんと計算されたセッティングが重要です。つまり、どのタイミングで・誰から・どんな媒体で・どれくらいの時間をかけて発信するのかを考え抜く必要があります。この作業は間違いなく、専門的な知識、経験、そして実践を通じた知恵が求められます。完成を見るのはとても困難であり、全ての人を満たすことは不可能とすら感じます。その活動を少なくとも大学卒業後、20年かけて訓練してきた第一人者だと思っています。市川さんとは、そのように希少な、貴重な人材です。しかし本人の語り口はどこまでも柔和で、謙虚です。深く、オリジナルな内的な世界を感じます。なぜなのでしょうか。

　オーストリア出身の精神科医アルフレッド・アドラー（1870-1937）は、こんな言葉を遺しています。「目標がある限り、劣等感があるのは当然のこと（個人心理学講義　一光社　1996）[4]」と。目標を高く持ち、それに近づこうとするからこそ、自分の足りなさ、劣る部分が見えるのであり、劣等感自体は否定すべきではない、と読めます。

　市川さんが、医学的な情報を「正確に」発信したいと欲したとき、「常に万人にとって完璧な発信はなく、不完全な情報発信の成果と、自分自身の限界」に気付いたのかもしれません。そして、それに真摯に向き合う姿こそが市川さんの柔和さと謙虚さを生んでいるのかと、勝手ながら感じました。しそうだとしたら、本当にすごい方です。

　市川さんの著書『教養としての健康情報』（講談社　2019）の中にはこうあります。「『健康情報リテラシー』は、今後の生活を少しでも豊かに、幸せにするために必須な能力だ」と言い切っています。その能力を多くに人に

に付けてもらうべく、「医療の翻訳家」の道をひた走っているのかもしれません。これからも応援しています！

（吉村　健佑）

文献：

1）Pediatrics. "Effective Messages in Vaccine Promotion: A Randomized Trial" https://publications.aap.org/pediatrics/article-abstract/133/4/e835/32713/Effective-Messages-in-Vaccine-Promotion-A?redirectedFrom=fulltext

2）ダニエル・カーネマン／村井章子（翻訳）『ファスト＆スロー（上）（下）　あなたの意思はどのように決まるか？』早川書房　2014

3）市川衛『教養としての健康情報「それ」本当に信じていいですか？』講談社　2019

4）アルフレッド アドラー／ Alfred Adler（原著）、岸見一郎（翻訳）『個人心理学講義—生きることの科学』Adlerian Books　1996/4/1

第2章-1

[1] **国際経営開発研究所 (International Institute for Management Development : IMD)**
スイスのローザンヌに拠点を置くビジネススクール。企業経営幹部の育成に重点を置く。毎年、国際競争力ランキングを発表している。

[2] **榊原記念病院**
東京都府中市にある、公益財団法人日本心臓血圧研究振興会が運営する循環器専門病院。創設者の榊原仟は日本の心臓外科の開拓者の一人。

[3] **FuWai Hospital (阜外病院)**
中国医学科学院心血管病研究所、中国医学科学院協和医科大学付属阜外心血管病医院。中国国内で最大の症例数を持つ心臓専門病院。

[4] **NCD (ナショナルクリニカルデータベース)**
2010年に外科系臨床学会が設立した、外科手術・治療に関する治療の効果やリスクに関する手術症例データベース。ほぼ全ての手術施行病院が参加するビックデータとなっている。

[5] **騰訊 (テンセント)**
中国のインターネットによる各種サービスを展開する企業。1998年11月に中国深センで設立され、メッセンジャーサービスやSNSを提供した。現在では動画配信やオンラインゲームも提供し、時価総額は世界10位 (2021/12/21時点)。

[6] **アリババ**
中国の電子商取引最大手企業。通販・オークションや決済など幅広く手掛け、どの
サービスも中国国内では圧倒的なシェアを持つ。

[7] **ウェルビーイング**
個人の権利や自己実現が保障され、身体的、精神的、社会的に良好な状態にある
とを意味する概念。1946年の世界保健機関 (WHO) 憲章草案において、「健康」
定義する記述の中で「良好な状態 (well‐being)」として用いられた。

[8] **共有価値**
企業が経済的価値を創造しながら、社会的ニーズに対応することで社会的価値も
造するというアプローチ・理念。企業の社会的責任 (Corporate so
responsibility、CSR) より踏み込んだ、直接的な課題解決を図る概念として共有
値創造 (Creating Shared Value、CSV) として用いられる事が多い。

[9] **ブラック・ライブズ・マター（Black Lives Matter：BLM）**
黒人に対する暴力や人種差別に抗議する運動、またはその合言葉。2013 年から
2014 年にかけて米国における反人種差別運動の合言葉となり、20 年 5 月末の米国
での黒人男性死亡事件からの抗議運動と共に、米国全土から世界へと広がった。

[10] **テックジャイアント**
世界で支配的な影響力を持つ IT 企業群の通称。一般的にはアメリカの Alphabet
（Google）、Apple、Meta（Facebook）、Amazon、Microsoft の 5 社 を 指 し、
GAFAM やビッグ・ファイブと呼ばれるが、近年中国の騰訊（テンセント）やアリ
ババも含まれる事がある。

[11] **大阪・関西万博**
2025 年に大阪で開催予定の万国博覧会。「いのち輝く未来社会のデザイン」をテー
マに、5 月 3 日から 11 月 3 日までの 185 日間、大阪市の人工島「夢洲（ゆめしま）」
で開催される。大陸での開催は 1970 年以来 2 回目。

[12] **社会契約論**
1762 年の J・J・ルソーの主著。封建制度の隷属的人間関係を強く批判し、人間の
基本的自由を指摘し、自由な人間が全員一致の約束によって形成する理想的な国家
形態を主張した。フランス革命に大きな影響を与えている。

[13] **SDGs（Sustainable Development Goals：持続可能な開発目標）**
2015 年に国連サミットで世界 193 カ国が合意した、世界が 2016 年から 2030 年まで
に達成すべき 17 の環境や開発に関する国際目標。日本では「持続可能な開発目標」
と訳される。

[14] **ピアレビュー**
学術雑誌や学会誌などに投稿された論文を、同じ研究分野の研究者（ピア）が評価
すること。学術研究の質を担保する上で非常に重要。査読ともいう。

[15] **ミレニアル世代**
狭義にはアメリカで 2000 年代の初頭に成年期を迎えた世代のことをいう。明確な
定義はないが、概ね 1981 年から 1996 年に生まれた人々を指す。

第2章－2
1] **メイヨー・クリニック**
アメリカ合衆国ミネソタ州ロチェスター市に本部を置く総合病院。US News &
World Report による病院ランキングでは米国全体で第 1 位に選ばれている。

] **マサチューセッツ総合病院（MGH）**
マサチューセッツ州ボストンにある総合病院。ハーバード大学医学部の最大の教育
機関である。

] **TAVI（カテーテル治療：Transcatheter Aortic Valve Implantation）**
経カテーテル的大動脈弁留置術。重症の大動脈弁狭窄症に対する新しい治療法で従

来の開胸による人工弁置換術に比べて、体への負担が少ない。

[4] **PMDA（Pharmaceuticals and Medical Devices Agency：医薬品医療機器総合機構）**
医薬品の副作用や生物由来製品を介した感染等による健康被害の救済に関する業務、薬機法に基づく医薬品・医療機器などの承認・審査関連業務、およびそれらの安全対策業務を行う非公務員型独立行政法人。

[5] **中心静脈の挿入**
内頸静脈や鎖骨下静脈、大腿静脈などの太い静脈にカテーテルを入れること。末梢静脈から投与できない薬剤や中心静脈栄養の投与の際などに中心静脈を使用する。

[6] **大動脈バルーンパンピング（Intra-Aortic Balloon Pumping：IABP）**
急性冠症候群、心原性ショックなどで用いられ、胸部下行大動脈にバルーンが付いたカテーテルを挿入し、循環動態をサポートする。

[7] **こびナビ（Cov-Navi）**
日米の医療従事者による COVID-19 やワクチンに関する正確な情報を国民に届けるプロジェクト。

[8] **次世代医療構想センター**
2025 年以降の地域医療ニーズを見据え、持続可能で質の高い医療の実現に向けて研究活動を行う、千葉大学医学部附属病院に設立されている寄附講座。

[9] **オードリー・タン（1981-）**
台湾のプログラマーでありデジタル担当大臣（2021 年現在）。リアルタイムでマスクの在庫が分かるシステムなどを打ち出し話題となった。

[10] **DX（デジタルトランスフォーメーション）**
進化したデジタル技術を浸透させて人々の生活をより良いものに変革させるという概念。2004 年にウメオ大学（スウェーデン）のエリック・ストルターマン教授が提唱。

[11] **駒崎弘樹（1979-）**
2004 年に NPO 法人フローレンスを設立。病児保育事業などを運営し、共働きやひとり親の子育て家庭をサポート。内閣府「子ども・子育て会議」委員などを務めている。

[12] **公衆衛生大学院**
専門職大学院の 1 つ。公衆衛生の実務に指導的立場で貢献する専門職を育成するが目的であり、修了すると公衆衛生学修士の資格が得られる。日本では平成 12 から設置されている。

[13] **加藤浩晃（1981-）**
厚生労働省に出向後、デジタルハリウッド大学大学院特任教授。遠隔医療、IoT などデジタルヘルスを専門とし、眼科専門医として眼科遠隔医療サービスを開発。AI 医療機器開発のアイリス株式会社共同創業者・取締副社長

［14］ **アンガーマネジメント**
上手く怒りと付き合うための心理トレーニング。怒る必要のあることは上手に怒り、
怒る必要のないことは怒らなくて済むようになることを目標としている。

［15］ **HPV（ヒューマンパピローマウイルス）ワクチン**
HPVは子宮頸がん等、様々な病気の発生に関与。一部メディアでワクチンの副反応
が取り上げられ、2013年に積極的勧奨接種を中止後の接種率は1％以下であった。
その後、厚生労働省は2022年4月からの積極的勧奨接種再開を決定。

［16］ **石井洋介（1980-）**
株式会社omniheal代表取締役。おうちの診療所目黒、秋葉原内科saveクリニック
共同代表。「日本うんこ学会」を設立した後、厚生労働省の医系技官として勤務。

［17］ **鈴木裕介（1981-）**
秋葉原内科saveクリニック院長。内科医として高知県内の病院に勤務後、一般社
団法人高知医療再生機構にて医療広報や若手医療職のメンタルヘルス支援などに従
事。

［18］ **ブレインストーミング**
1950年頃に誕生した複数人で行う会議の手法。会議の参加者が、それぞれ自由にア
イデアを発案し、参加者同士で刺激を与え合うことができるクリエイティブな発想
手法。

［19］ **高山義浩（1970-）**
第5章−1のプロフィール参照。

［20］ **西浦博（1977-）**
京都大学大学院医学研究科社会健康医学系専攻教授。COVI-19の感染拡大に際して、
「数理モデル」で感染拡大の状況の特徴を明らかにする疫学研究に取り組んでいる。

［21］ **谷口俊文（1975-）**
第4章−3のプロフィール参照。

第2章−3

1］ **NTT**
日本電信電話株式会社の通称。日本最大の電気通信事業者。1985年に民間の株式会
社になったのを機に、日本電信電話公社から日本電信電話株式会社に名称を変更し
た。

　］ **IOWN（innovative optical and wireless network）構想**
NTTが提唱する次世代ネットワーク技術構想。電気通信に代わり、ネットワーク
から端末にいたるまでの様々な段階に光通信や光デバイス技術を導入するもので、
低消費電力・低遅延の処理やサービスの実現を目的とする。

　］ **デジタルツインコンピューティング**
デジタルツインは、モノやヒトをデジタル表現することによって、現実世界（リア

ル）のツイン（双子）をデジタル上に構築すること。NTT はこれを発展させ、多様な産業のデジタルツインも掛け合わせることで、未来予想を行う技術としている。

[4] **オールフォトニクス・ネットワーク**
ネットワークから端末まで、すべてにフォトニクス（光）ベースの技術を導入し、これにより現在のエレクトロニクス（電子）ベースの技術では困難な、圧倒的な低消費電力、高品質・大容量、低遅延の伝送を実現する技術。

[5] **コグニティブ・ファウンデーション**
あらゆる ICT リソースを全体最適に調和させて、必要な情報をネットワーク内に流通させる機能。

[6] **インプランタブル**
体内に埋め込むタイプのセンサー・ロボット・チップ。

[7] **デジタルトランスフォーメーション（Digital Transformation：DX）**
情報技術を有効かつ継続的に活用することで、企業の業務のあり方から組織・文化・風土までを変革し、それによって企業が新たな価値を創出し、社会や人々の生活を向上させるという考え方、またはそうした取り組みのこと。定義は一様ではない。

[8] **2025 年の崖**
企業が老朽化した情報システムを放置することにより、2025（令和 7）年頃に生じるとされる問題。各種基幹システムのサポートが終了するのがこの頃である事が問題の主軸。

[9] **医療情報**
医学・医療に関わる情報。薬剤情報や医学文献情報のデータベース、心電図やコンピュータ断層撮影などの医用波形や画像、患者の病歴、検査結果、処方、会計など病院内で分散的に発生する情報など幅広く含まれる。

[10] **秘密分散技術**
ある機密とする情報を複数個に分け、1 つ 1 つは無意味なデータとすることで、1 つの情報だけが漏出しても、解読が不可能にする暗号化技術。

[11] **秘密計算**
秘密分散、準同形暗号等を用いて暗号化したままの状態で計算を実行する技術。データの中身を実際に見えない状態で計算をすることが可能になるため、企業間で機密データを持ち寄り、計算するなどの手法が可能になった。

[12] **国立研究開発法人　医薬基盤・健康・栄養研究所**
厚生労働省所管の国立研究開発法人である独立行政法人。医薬品技術及び医療機器等技術に関し、医薬品及び医療機器等並びに薬用植物その他の生物資源の開発に資することとなる共通的な研究、並びにその振興を行う。

[13] **レパトア（repertoire）**
レパートリー（repertory）と同義のフランス語。異なる免疫細胞の受容体のレパートリー総体を指す。

---

[14] **サイトカイン**
炎症の重要な調節因子で細胞から分泌される低分子のタンパク質の総称。様々な細胞が放出し、また受容することで、様々な生体の反応のシグナルとして機能している。

[15] **ポストゲノム**
ヒトゲノム解析研究で得られた成果を活用して行われるゲノム研究の総称。2003 年のヒトゲノム解析完了後、ゲノム研究の段階が進んだとしてこのように呼ばれるようになった。

[16] **カスタマージャーニー**
顧客がある製品やサービスを知り、実際に購入するまでの過程。どのように製品やサービスを認知し、競合製品との比較などを経て、購入に至ったのかを旅にたとえたもの。

[17] **機械工学**
機械の設計・製造に関係する学問の総称。材料力学や熱力学、流体力学などが含まれる。

[18] **肺気腫**
肺の末梢組織である肺胞が喫煙などにより破壊され、大きな空洞（気腫）を形成した状態。ガス交換面積が減少するため、酸素化効率が悪くなり、息切れなどをきたす。

[19] **肺血栓塞栓症**
主に下肢などで形成された血栓が、何らかの原因で血管を移動し、心臓を経由して肺動脈を塞栓した状態で、致命的になることも多い。エコノミークラス症候群。

[20] **ビッグデータ**
インターネットの普及や、コンピューターの処理速度の向上などに伴い生成される、大容量のデジタルデータを指すが、定量的な明確な定義はない。

[21] **IoT（Internet of Things）**
建物、電化製品、自動車、医療機器など、コンピューター以外の多種多様な「モノ」がインターネットに接続され、相互に情報をやり取りすること。

[22] **AI（Artificial Intelligence：人工知能）**
人間が持っている、認識や推論などの能力をコンピューターでも可能にするための技術の総称。

[23] **ロボティクス**
工学の一分野。制御工学を中心に、センサー技術・機械機構学などを総合して、ロボットの設計・製作および運転に関する研究を行う。ロボット工学。

[24] **Google Photos**
Google によって提供されている写真、動画用クラウドストレージサービス。

[25] Tay
マイクロソフトによる人工知能を用いたおしゃべりボットであり、19歳の米国人女性という設定であった。主に twitter への投稿を行ったが、学習内容の問題から差別的・性的発言が頻発し、わずか数日で閉鎖された。

[26] アノテーション
あるデータに対して関連する情報（メタデータ）を注釈として付与すること。転じて、その付与したデータを指すこともある。

[27] ミクロアグリゲーション
元データをグループ化した後、同じグループのレコードの各属性値を、グループの代表値に置き換えること。匿名化の技法の1つ。

[28] トップ・ボトムコーディング
数値属性に対して、特に大きい、もしくは小さい属性値をまとめる。たとえば、100歳以上の人は「100歳以上」とすること。

[29] k－匿名性
同じ属性の組み合わせを持つデータが、少なくともk個存在するため、ある組み合わせのデータからではk人未満に絞り込めない状態のこと。個人情報の扱いにおいて、これを担保することで特定個人のデータ特定が困難となる。

[30] ディープラーニング
層の数が多いニューラルネットワークを用いた機械学習を意味し、深層学習と訳される。より層が多く、情報を処理できるため、認識精度などが飛躍的に向上する。

[31] **倫理審査**
特にヒトを対象とした研究などを行うにあたり、研究対象者の人権擁護のため、研究の倫理的妥当性及び科学的合理性が確保されるように研究計画書を作成し、研究機関の長の許可を受け、計画に即して研究を遂行すること。

[32] インフォームド・コンセント（Informed Consent：IC）
手術などに際して、医師があらかじめ病状や治療方針、今後の見通しなどを説明しその上で患者の同意を得ること。

[33] チェ・ゲバラ（1928-1967）
アルゼンチンの革命家、医師。1959年キューバ革命の成功後はキューバの市民権与えられて、同1959年国立銀行総裁、1961年工業大臣などの要職につき、新しキューバの建設に貢献。

[34] **Google Colaboratory**
Google の提供する、ブラウザから Python を記述、実行できるサービス。

[35] **本田圭佑（1986-）**
日本のプロサッカー選手。現在はイタリア AC ミランに所属し、ポジションはドフィールダー。

第3章－1

[1] **ギラン・バレー症候群**
何らかの感染症の罹患後、自己の末梢神経を攻撃する抗体が誤って形成されることにより、手足の脱力・知覚障害から、重症例では呼吸筋麻痺を起こす自己免疫疾患。若年成人と高齢者に多く、多くが数ヶ月かけて回復するが、回復が不良な例もある。

[2] **糖尿病性神経障害**
糖尿病による代謝障害や血管障害が長期にわたり持続することで生じる慢性合併症の一つ。網膜症・腎症と並ぶ合併症。末梢の感覚不良などを起こし、他の合併症と合わさり足壊疽などの原因にもなる。

[3] **POEMS 症候群**
Crow-Fukase 症候群とも呼ばれる。多発神経炎、臓器腫大、内分泌障害、M 蛋白血症、皮膚症状を特徴とした全身性疾患であり、多発神経炎と形質細胞の腫瘍性増殖が存在する。血中の血管内皮増殖因子（VEGF）の高値が認められ、病態に寄与していると考えられている。

[4] **PMDA（Pharmaceuticals and Medical Devices Agency：医薬品医療機器総合機構）**
p.322：第2章－2［4］参照。

[5] **医師主導治験**
医薬品や医療機器の有効性・安全性を確かめ、承認申請を行うために、医師や歯科医師が主体となって計画し実施する臨床試験。2003 年の薬事法改正により行える様になった。これに対し企業が行う薬事承認の為の治験は企業主導治験と呼ばれる。

[6] **血漿交換療法**
血液を血漿分離器で血球成分（赤血球・白血球・血小板）と血漿成分（それ以外）に分離した後に、病気の原因物質を含む血漿を廃棄して、健常な血漿を入れて置き換える治療法。

[7] **免疫グロブリン療法**
IgG という免疫グロブリンのみを健常者の血液から分離し、投与する治療法。感染症・免疫不全の治療に加え、自己免疫疾患の治療でも用いられる。

[8] **先駆け審査指定**
先駆的医薬品等指定制度。一定の要件を満たす画期的な新薬等について、薬事承認に係る相談・審査における優先的な取扱いの対象とするなどの制度的優遇を図り、迅速な実用化を支援する制度。

[9] **第3相試験**
臨床試験における、製造販売前最後のフェーズ。一般的に数百～一万人規模の大掛かりな試験であり、この試験で有効性・安全性が確認され、PMDA が承認すれば販売が可能となる。

[ ] **『Life Shift』**
リンダ・グラットン、アンドリュー・スコット著。人生 100 年時代に対する人生設

計を問いた。邦訳版は池村千秋訳で東洋経済新報社から 2016 年に発売されている。

[11] **クランボルツ（1928-2019）**
アメリカの教育心理学者。スタンフォード大学大学院教育学研究科名誉教授であり、Mitchell, K. E., Al Levin とともに、計画的偶発性理論を提唱した。

[12] **村木厚子（1955 －）**
日本の厚生労働官僚、津田塾大学客員教授。2013 年～ 2015 年まで厚生労働事務次官（女性では 2 人目）。在任中に冤罪事件にて一時被疑者となった。

[13] **スコット・アダムス（1977 －）**
漫画『ディルバート』の作者として知られるアメリカの漫画家。MBA 修了後、通信エンジニアの職での経験を基に執筆し、話題となった。

[14] **国民所得倍増計画**
1960 年 12 月に池田内閣によって決定された長期経済計画で、1961 年度から 1970 年度までの 10 年間に実質国民総生産（実質 GNP）を年率平均 7.2％増、実質国民所得を倍増しようというもの。

[15] **ジョー・バイデン（Joseph Robinette Biden, Jr、1942 －）**
第 46 代米国大統領（民主党）・弁護士。第 47 代米国副大統領（バラク・オバマ大統領）を 2 期 8 年務めた後、2020 年大統領選挙で共和党現職のドナルド・トランプを破り大統領となった。

[16] **医師法第 1 条**
「医師は、医療及び保健指導を掌ることによつて公衆衛生の向上及び増進に寄与し、もつて国民の健康な生活を確保するものとする。」との条文。

[17] **公衆衛生大学院**
p.322：第 2 章－ 2 ［12］参照。

[18] **乳幼児死亡率**
1 歳に満たない乳児および、満 1 歳から小学校就学前の幼児の死亡率。通常出生児 1000 人に対してで表す。公衆衛生や医療の水準を表す指標とされ、日本は現在世界最低レベルである。

[19] **福沢諭吉（1835-1901）**
江戸～明治時代の啓蒙思想家、慶應義塾創立者。代表作に「西洋事情」「学問のすゝめ」が存在する。

[20] **MBA（Master of Business Administration）**
経営学修士。ビジネス・スクールなどで企業の経営に役だつ実践的戦略などを学として修得したことへの認証。転じて、専門職大学院としてのビジネススクール体の事も指す。

[21] **病態研究**
疾患の原因や成り立ちを臓器・細胞・物質動態・分子動態などから解明する研究

[22] 臨床研究
医薬品・医療機器等の開発候補物質が実用化可能かを解明する研究。創薬や病態解明を目的とした、基礎研究・病態研究と対比して扱われる事もある。

[23] 東日本医科学生総合体育大会
東日本の医学部生の殆どが参加するスポーツ大会。参加人数で見れば、国民体育大会、西日本医科学生総合体育大会に次ぐ規模である。

第3章－2

[1] MBA（経営学修士：Master of Business Administration）
経営に必要な高度な知識とスキルを得た者に授与される。人的資源管理、財務会計、情報・マーケティング、統計学、経済学などを学ぶ。

[2] 地域医療構想
超高齢社会にも耐えうる医療提供体制を構築するため 2014 年に制度化された。2025年の医療需要と必要病床数の推計や目指すべき医療提供体制の実現のための施策を行う。

[3] 医師の働き方改革
改革の中心は 2024 年に施行される医師の時間外労働の上限規制である。勤務医の長時間労働の状況を是正するのが目的である。

[4] 医師偏在対策
現在医師の地域偏在や診療科偏在が問題でありその解消が課題である。対策として地域枠の設置や専門研修におけるシーリングの設定などがある。

[5][6]タスク・シフト／シェア
医師の働き方改革の労働時間短縮策の一つ。医師の仕事の一部を看護師など他の職種に任せること。

[7] 主治医制
休日や夜間を含め担当患者に何かあれば主治医が対応する体制。責任の所在がはっきりし、患者との信頼も得やすい一方、夜間の呼び出しなど医師の負担は大きい。

[8] 複数主治医制
担当医師が複数いる体制。一人の医師が不在でも業務がスムーズに進む点や、チーム内で治療方針の相談ができるメリットがある一方、責任の所在が曖昧になるなどの可能性がある。

[9] ヒュー・コートニー
米メリーランド大学教授。ハーバード・ビジネスレビューに発表した論文によると、ビジネスの世界において4つのレベルの不確実性があるとのこと。

[10] 周産期母子医療センター
産科・小児科を備え、常時、母体・新生児搬送受入体制を有し、母体の救命救急への対応、ハイリスク妊娠に対する医療、高度な新生児医療等を担う医療機関。

[11] **臨床研修制度**

現在の制度は 2004 年から施行された。医師としての人格を涵養し、プライマリ・ケアの基本的な診療能力を習得するとともに、アルバイトせずに研修に専念できる環境を整備することを基本的な考え方として、制度が構築された。

[12] **新専門医制度**

2018 年 4 月に開始した。　従来の専門医制度では各学会が独自に運用していたため基準の統一性や質の担保に懸念があった。中立的な第三者機関（専門医機構）が専門医の認定などを行うようになった。

[13] **パラダイムシフト**

その時代に当然と考えられていた物の見方や考え方が劇的に変化すること。「パラダイム」（paradigm）は、ギリシャ語で範例を意味する paradeigma に由来する。

[14] **トーマス・クーン（1922-1996）**

アメリカ合衆国の哲学者。業績の一つに 1962 年に発表された主著『科学革命の構造』があり、その中でパラダイムシフトを指摘している。

第3章－3

[1] **地域包括ケア**

厚生労働省が、団塊の世代が 75 歳以上となる 2025 年をめどに実現を目ざしている、地域に生活する高齢者の住まい・医療・介護・予防・生活支援を一体的に提供するためのケアシステム。

[2] **プライマリーバランス**

文教、医療・福祉、公共事業、外交・防衛などにかかる行政費用を、借金せずに、税収などの歳入だけでどの程度まかなえているかを示す指標。財政健全化の指標の1つとされる。

[3] **Social Determinants of Health（健康の社会的決定要因）**

健康の格差は、個人のみに要因があるのではなく、社会、経済、政治的要素と深く関係するという考え方。寿命の延伸した先進国においてなお、収入と寿命・疾病の頻度に関連が有ることが指摘されている。

[4] **社会保障制度改革国民会議**

2012 年から 2013 年にかけて、社会保障制度改革に関する審議の為に設けられた会議。医療・介護・年金・少子化対策などについて 20 回の会議が行われ、1 年後に設置期限を迎え廃止された。

[5] **厚生労働省と LINE の全国調査**

「新型コロナ対策のための全国調査」を指す。LINE の全利用者に対して配信され体調や経過についての調査が行われた。これにより、医療機関でフォローできないデータも分析されている。

［6］ **職業感染、針刺し事故**

医療現場においては感染症を多数扱い、適切な感染対策がなければ医療従事者自身
が感染する可能性があり、このような感染を指す。代表例は患者に刺した針を、
誤って自己に刺す針刺しであり、特に血液感染する肝炎・HIVなどが問題となる。

第4章－1

［1］ **健康寿命**

ヒトが心身ともに自立して活動し生活できる期間。自力で食事、排泄（はいせつ）、
入浴、更衣、移動などの日常生活動作（ADL：activities of daily living）が可能で、
かつ認知症などを伴わずに自分の意思によって生活できる期間。（⇔平均寿命）

［2］ **メディケア（Medicare）**

アメリカ初の公的医療保険制度。65歳以上の高齢者や身体障害者・慢性腎臓病患者
が対象で、1965年の社会保障法改正で実施。他の公的医療扶助制度として、生活保
護受給者や低所得者・身体障害者などを対象とするメディケイドがある。

［3］ **バラク・オバマ（Obama、Barack Hussein、1961 －）**

第44代米国大統領（民主党）・弁護士。米国初のアフリカ系大統領（2009-2016・
2期8年）。2009年ノーベル平和賞。主な功績として、イラク戦争の集結・医療保
険制度改革・環境政策の見直しがある。

［4］ **ヒラリー・クリントン（Hillary Clinton、1947 －）**

米国政治家・弁護士。第42代大統領　ビル・クリントンの妻。2008年米国大統領
選挙にて民主党候補者選をバラク・オバマと争い、同政権では国務長官を務めた。

［5］ **明るい社会保障改革推進議連**

自由民主党の有志議員による議員連盟。民間サービスの拡大を通じた社会保障改革
を目指す。「明るい社会保障改革研究会」を発展させる形で、2019年11月に発足。

［6］ **NDB（レセプト情報・特定健診等情報データベース）**

「高齢者の医療の確保に関する法律」に基づき、医療費適正化計画の作成、実施及
び評価のための調査や分析などに用いるデータベースとして、レセプト情報及び特
定健診・特定保健指導情報を格納・構築しているもの。汎用性の高い基礎的な集計
表が「NDBオープンデータ」として厚生労働省により一般公開されている（要申
請）。

［7］ **プログラム医療機器（ソフトウェア医療機器）**

医療機器としての目的性を有し、かつ、意図したとおりに機能しない場合に患者
（又は使用者）の生命及び健康に影響を与えるおそれがあるもののうち、特定のハー
ドウェアではなく、ソフトウェア・プログラムとして提供されるもの指す。

［8］ **GAFA**

いずれも米国を代表するIT企業である、グーグル（Google）、アップル（Apple）、
フェースブック（Facebook →現在はMeta）、アマゾン（Amazon）の4社のこと。

[9] **機械学習**（machine learning）
コンピューターやロボットなどの機械に自動的に概念や行動プログラムを学習させること、ないしその研究分野。AI（Artificial Intelligence、人工知能）の一分野と捉えられる。ディープラーニング（Deep Learning）はこの中に含まれる。

[10] **有識者会議**
学識経験者や実務経験者などで構成される会議。主として国・地方自治体などの諮問機関として設置される。幅広い観点から議題について検討することで、行政の方針の参考となる議論を提供する。

[11] **オン・ザ・ジョブトレーニング**（On-the-Job Training、OJT）
業務知識・能力の習得において、職場での実践を通じて業務知識を身につける育成手法のこと。対義語は Off-the-Job Training であり、研修やマニュアルによる学習のことを指す。

[12] **アラン・ケイ**（Key、Allan Curtis、1940 -）
米国のコンピューター科学者。「パソコンの父」として有名であり、コンピューターを個人が用いる「パーソナル・コンピューター」とし、Apple の躍進に貢献した。

第4章－2

[1] **AMDA**（アムダ：Association of Medical Doctors of Asia）
アジア・アフリカ・中南米などの開発途上諸国の恵まれない人々への医療支援活動などを行う国際医療ボランティア組織。

[2] **『ブラックホーク・ダウン』**
2001 年のアメリカの戦争映画。実際にソマリアで起こった「モガディシュの戦闘」（米軍を中心とする多国籍軍とゲリラとの市街戦）を描いている。

[3] **政府開発援助**（ODA：Official Development Assistance）
開発途上国の経済や社会の発展、国民の福祉向上や民生の安定に協力するために行われる政府または政府の実施機関が提供する資金や技術協力のこと。

[4] **ペルーの日本大使公邸人質事件**
1996 年、ペルーの日本大使公邸に反政府革命運動グループが乱入、青木大使をはじめペルー政府の要人や各国の大使らを人質にとった事件。

[5] **リーシュマニア**
寄生虫のリーシュマニア原虫がサシチョウバエによって媒介され生じる感染症。皮膚障害や臓器障害を来たし死亡することもある。

[6] **シャーガス**
寄生虫のクルーズトリパノゾーマがサシガメによって媒介され生じる感染症。心や消化器の障害が発生することがある。

[7] **Double burden**（二重負担）
途上国においてエイズ・結核・マラリアなどの感染症のコントロールが優先課題

ある一方、生活習慣病が急速に広がっていること。

［8］ **マラリア**
マラリア原虫がハマダラカによって媒介され生じる感染症。ハマダラカの生息地域である亜熱帯・熱帯地域を中心に流行している。特有の熱発作、貧血及び脾腫を主徴とする。

［9］ **デング熱**
デングウイルスがネッタイシマカやヒトスジシマカによって媒介され生じる感染症。亜熱帯・熱帯地域で流行している。2014 年に約 70 年ぶりに国内感染が確認された。

［10］ **ユニセフ（国連児童基金）**
すべての子どもの命と権利を守るため、最も支援の届きにくい子どもたちを最優先に、約 190 の国と地域で活動している国連機関。

［11］ **エイズ（AIDS：Acquired Immunodeficiency Syndrome）**
後天性免疫不全症候群の略称。HIV に感染した人が、免疫能の低下により指標疾患である合併症のいずれかを発症した状態のこと。

［12］ **結核**
結核菌による感染症。空気感染する。日本国内でも感染者は減少傾向だが近年でも約 2 万人の感染が報告されている。

［13］ **ユニバーサル・ヘルス・カバレッジ（UHC）**
「すべての人が、適切な健康増進、予防、治療、機能回復に関するサービスを、支払い可能な費用で受けられる」ことを意味し、すべての人が経済的な困難を伴うことなく保健医療サービスを享受することを目指している。

［14］ **JICA（Japan International Cooperation Agency：独立行政法人国際協力機構）**
日本の政府開発援助（ODA）を一元的に行う実施機関。開発途上国への国際協力を行っている。

［15］ **人獣共通感染症**
同一の病原体により、ヒトとヒト以外の脊椎動物の双方が罹患する感染症。世界では約 150 種が報告されている。狂犬病やエキノコックスなどが有名である。

［16］ **ウエストナイル熱**
ウエストナイルウイルスが蚊を媒介して生じる感染症。脳炎を引き起こすことがある。1937 年ウガンダのウエストナイル地方で確認され、アフリカ、中近東、欧州、米州で流行している。

［17］ **世界銀行**
貧困削減と持続的成長の実現に向けて、途上国政府に対し融資、技術協力、政策助言を提供する国際開発金融機関。

［3］ **オペレーションズリサーチ**
意思決定にかかわる科学的なアプローチ。ある問題に対して数理モデル、統計的な手法、アルゴリズムなどを用いて分析し、適切な解決法を見つけること。

[19] **BCG**
結核を予防するワクチン。ワクチンを開発したフランスのパスツール研究所の研究者の名前を冠した菌：Bacille Calmette-Guerin（カルメットとゲランの菌）の頭文字をとったもの。

[20] **クリティカルマス**
マーケティング用語として「広告で商品やサービスが普及するのに必要とされる供給量」として用いられる。由来は物理化学用語の「臨界質量」である。

[21] **藤原和博（1955-）**
義務教育改革実践家。著書に『100万人に1人の存在になる方法　不透明な未来を生き延びるための人生戦略』（ダイヤモンド社）などがある。

[22] **出口治明（1948-）**
ライフネット生命保険株式会社創業者。立命館アジア太平洋大学学長。著書に『人生を面白くする本物の教養』などがある。

第4章－3
[1] **臨床研修**
医師臨床研修制度における、初期臨床研修医を指す。一般的には医師1～2年目が該当し、国家試験合格後、専門診療科を決めずに2年のスーパーローテート研修を行う。これの修了が保険医療を行うには必須とされている。いわゆる研修医といえばこれを指す。

[2] **ジョン・レノン（1940-1980）**
英国のロック音楽家。元・ビートルズのメンバー。妻は小野洋子。暴漢に射殺された。

[3] **後期研修医**
一般的には医師3～6年目が該当する。専門診療科を決めて行う研修であり、各専門診療科における基礎的な能力を習得し、専門医試験の受験資格を得る過程。専攻医・専修医・レジデントとも。

[4] **産学連携**
産業界と学校（特に高専・大学）が互いに協力し、共同研究、商品開発、技術教育、学校の持つ特許の使用などを促進すること。

[5] **医系技官**
医師免許を持ちながら官僚として勤務する医療行政官。公衆衛生・医療制度など医療に関する行政業務を担当し、主に厚生労働省に所属する。現職の人数は約25～300名。

[6] **TED Talks**
TED は Technology Entertainment Design の略称で、学術・エンターテインメント・デザインなど幅広い分野の専門家による講演会を主催している米国の非営利

体。これの主催する講演会を TED Talks と呼ぶ。

［7］ **マイクロソフト**
世界最大級のアメリカのコンピュータ・ソフトウェア会社。同社の開発する OS（オペレーション・システム）である Windows はシェア 85％を誇る。

［8］ **ビル・ゲイツ（1955-）**
マイクロソフトの創業者の 1 人で、会長兼チーフソフトウェアアーキテクト。米ハーバード大学在学中の 1974 年に友人のポール・アレンと Microsoft を創業した。2008 年に同社の経営からは退き、現在は慈善活動を中心に行う。

［9］ **エボラ出血熱**
1976 年 6 月末、スーダンにて発見された、エボラウイルスによる致命的出血熱。以降、赤道アフリカを中心に現在も流行が続いている。死亡率は 50％を超え、2014 年のアフリカでの大規模流行では WHO が「国際的に懸念される公衆衛生上の緊急事態」を宣言した。国内では一類感染症として扱われる。

［10］ **2009 年の新型インフルエンザ**
2009 年 1 月〜 2010 年 3 月にかけ、豚由来インフルエンザである A（H1N1）pdm09 型による、世界的パンデミック。全世界に感染が拡大したが、現在は季節性インフルエンザと同様の扱いとなっている。

［11］ **感染症指定医療機関**
感染症法（感染症の予防及び感染症の患者に対する医療に関する法律）で規定されている感染症（一類・二類・新感染症）の中で、危険性が高く特別な対応が必要な感染症の患者を治療する医療施設。特定・第一種・第二種に分けられる。

［12］ **二類感染症**
感染症法（感染症の予防及び感染症の患者に対する医療に関する法律）で規定されている感染症の分類。呼吸器感染症が多く分類され、結核・重症急性呼吸器症候群（SARS）・中東呼吸器症候群（MERS）・鳥インフルエンザの他、急性灰白髄炎（ポリオ）・ジフテリアが含まれる。

［13］ **ヤンセン**
ベルギーに本部を置く、ジョンソン・エンド・ジョンソンの医療法医薬品部門。日本法人としてヤンセンファーマ株式会社が存在する。

［14］ **DNA ワクチン**
病原体を構成するタンパク質の設計図である DNA をワクチンにしたもの。タンパク質自体を用いない為、AIDS（HIV ウイルス）などでの実現が期待されているが、現時点でヒトに実用化されているものは存在しない。

［15］ **組み換えタンパクワクチン**
病原体を構成するタンパク質を、遺伝子組み換え技術によって人工的に作り出し、ワクチンとして用いるもの。B型肝炎ワクチンなどで実用化されている。

[16] **レムデシビル**
　　米の製薬会社ギリアド・サイエンシズ社が開発した抗ウイルス薬。当初エボラ出血
　　熱に対する薬剤として研究されたが、コロナウイルスの一種である SARS や MERS
　　に有効であり、新型コロナウイルスに対しても重症患者へ利用されている。

[17] **ワクチンパスポート**
　　新型コロナウイルス感染症において、ワクチンを接種したことを証明する証明書と
　　して機能する書類／アプリを指す。国際的な渡航時の利用や、国内において一定の
　　サービスを提供する事が想定されている。

[18] **コンサルタント**
　　ある特定分野において専門的知識と経験を有し、顧客の持込む問題に対して相談に
　　応じたり、助言を提供したりすることを職業とする人をいう。

[19] **DPC データ**
　　DPC は Diagnosis Procedure Combination の頭文字であり、急性期病院における診
　　療行為を、実際に用いた資源に対する支払い（＝出来高払い）ではなく、疾患によ
　　り包括的に１日当たりの金額で決める手法。これに関して厚生労働省が収集し管理
　　する情報を DPC データという。

[20] **遠隔医療**
　　インターネットなどを用い、遠隔地を結んで行う医療のこと。広義には、医師間の
　　画像の遠隔読影、医学教育なども含まれる。狭義には後述のオンライン診療を指す。

[21] **オンライン診療**
　　遠隔医療のうち、医師が情報通信機器を通して、患者の診察および診断を行い診断
　　結果の伝達や処方等の診療行為を、リアルタイムで行う行為。かつて医師法では認
　　められていなかったが、1997 年に厚生省の通達で認定され、1998 年には再診や緊
　　急時という条件で健康保険が認められた。

[22] **電子カルテ**
　　医療従事者による診療記録（＝カルテ）をデータベースとして一括して電子的に保
　　存・管理し、各職種間で診療情報を共有して業務の効率化を図り、医療の質と安全
　　性、患者サービスの向上につなげようとする医療情報管理・運営システムの総称。

[23] **日本病院会**
　　日本の病院の全ての経営主体が参加する広範な会員組織である一般社団法人。日本
　　医療法人協会・日本精神科病院協会・全日本病院協会を含め四団体で「四病院団体
　　協議会（通称：四病協）」を組織する。

[24] **NDB（レセプト情報・特定健診等情報データベース）**
　　p.331：第４章－１［６］参照。

[25] **アビガン**
　　一般名ファビピラビル。RNA 依存性 RNA ポリメラーゼ阻害薬であり、当初はイ
　　ンフルエンザ治療薬として開発された。新型コロナウイルスに対する効果も期待さ
　　れたが、臨床試験での結果は分かれており、一定の結論が得られていない。また催

形性（胎児に奇形を起こす性質）が存在する。

[26] **RECOVERY 試験**
英国 176 カ所の NHS 医療機関において、新型コロナウイルスによる入院患者を対象に、いくつかの治療薬候補の効果を評価することを目的として実施されたオープンラベル比較試験。この試験でデキサメタゾンなどの効果が示された。

[27] **アビガンの臨床試験**
国内でアビガンの発売元である富士フィルムが施行した臨床試験。主要評価項目である「症状の軽快かつ PCR が陰性化するまでの期間」は 3 日短縮したが、試験方法が単盲検であり、厚生労働省による承認は見送られたという経緯がある。

[28] **公衆衛生大学院**
p.322：第 2 章－ 2 ［12］参照。

第4章－4
[1] **スペイン風邪**
1918 ～ 19 年に大流行したインフルエンザウイルス　A 型（H1N1 亜型）。20 世紀最大の規模で、死亡者数では人類史における最大級の世界的流行（パンデミック）に数えられる。

[2] **BMJ（British Medical Journal：英国時事ジャーナル）**
英国医師会の発行する医学雑誌。世界五大医学雑誌に数えられる。

[3] **MERS（Middle East respiratory syndrome：中東呼吸器症候群）**
MERS コロナウイルス（MERS-CoV）による急性呼吸器感染症。重症化率・死亡率が高い。2012 年にサウジアラビアで発見され、現在も流行が継続している。2015 年に韓国での流行がみられた。日本では二類感染症として扱われる。

[4] **SARS（Severe acute respiratory syndrome：重症急性呼吸器症候群）**
SARS コロナウイルス（SARS-CoV-1）による急性呼吸器感染症。重症化率・死亡率が高い。2002 年に中国で起きたアウトブレイクを皮切りに、世界に拡大したが、日本国内でのアウトブレイクは認められず、2003 年に WHO により封じ込め成功が発表された。

5] **潜在看護師**
看護師のうち、免許を持ちながら、看護師としては働いていない人を指す。看護師全体の 30％程度いるとされる。

] **中井貴一（1961-）**
日本の俳優。主演男優賞などを数多く受賞しており、2020 年度紫綬褒章受賞。文中の「勲章」はこれを指す。

] **ソ連（ソビエト社会主義共和国連邦）**
1922 年に旧ロシア帝国に誕生した社会主義国家。東欧・社会主義国家の指導的地位であり、東西冷戦構造をもたらしたが、1991 年に崩壊。ソビエトはロシア語で「会

議」の意味。

[8] ケネディ大統領（John Fitzgerald Kennedy、1917-1963）
米国第35代大統領（民主党）。キューバ危機の回避・米ソ直接対決の回避などの功績を残したが、在任中の1963年にテキサス州ダラスで暗殺された。

[9] 第3相試験
臨床試験における、製造販売前最後のフェーズ。一般的に数百〜一万人規模の大掛かりな試験であり、この試験で有効性・安全性が確認され、PMDAが承認すれば販売が可能となる。

[10] 第1・2相試験
臨床試験における初期フェーズ。第1相試験は健康成人に対して投与して薬効・安全性・副作用を調べる。第2相試験は患者が対象となり、前期試験と後期試験により有効率や副作用が調べられる。

[11] 福島県の医療事故の訴訟
福島県立大野病院における、産科医逮捕事件を指す。2004年に帝王切開を受けた産婦が死亡し、これにより執刀医が業務上過失致死罪で立件・逮捕されたが、福島地方裁判所で無罪判決が確定した。

[12] PMDA（Pharmaceuticals and Medical Devices Agency：医薬品医療機器総合機構）
p.322：第2章−2［4］参照。

[13] FDA（Food and Drug Administration：米国食品医薬品局）
米国保健・福祉省に属し、食品、食品添加物、化粧品、タバコ、玩具、医薬品、生物製剤、医療機器、動物用医薬品、飼料など製品の品質、衛生管理、宣伝広告などについての規制・認可権限をもち、違反の取締りを行っている組織。

第5章−1
[1] 地域包括ケアシステム
高齢者の尊厳の保持と自立生活の支援の目的のもとで、可能な限り住み慣れた地域で、自分らしい暮らしを人生の最期まで続けられるようにする、地域の包括的な支援・サービス提供体制のこと。

[2] 在宅医療
医師の指示のもとそれぞれの医療職が連携し自宅等を訪問することで専門的な医療サービスを受けられる医療体制。

[3] PCR検査（正式名称：ポリメラーゼ連鎖反応、Polymerase Chain Reaction）
検査したいウイルスの遺伝子を専用の薬液を用いて増幅させ検出させる検査方法

[4] プリコーション
感染予防策。医療現場ではスタンダード・プリコーション（標準予防策）を行ういる。

［5］ **コンサルテーション**
専門外領域のプロブレムに対して、他科の医師やチームの専門医に診察や助言を頂くこと。

［6］ **病床稼働率**
運用病床数に対して入院患者がどのくらいの割合で入院していたかを示す指標。

［7］ **急性期病床**
病気を発症して間もない時期など患者の状態が急速に悪化する時期（急性期）に必要な医療を提供するための病床。集中治療室（ICU）など、さらに高度な医療を提供する「高度急性期病床」もある。

［8］ **蜂窩織炎**
皮膚に細菌が入り込み、真皮層からその下にある皮下脂肪織にかけて広い範囲に細菌が増えて炎症が生じる病気。

［9］ **急性前立腺炎**
細菌が前立腺に感染して起こる疾患。前立腺は腫大し、排尿時痛や発熱の症状が出る。

［10］ **誤嚥性肺炎**
口腔内内容物や逆流した胃内容物を誤嚥することで発症する肺炎。再発を繰り返す。高齢者や意識障害の患者に多い。

［11］ **腎盂腎炎**
細菌による腎実質、腎盂、腎杯の感染症。急性の場合は発熱や悪寒、戦慄などの全身症状強く現れる。

［12］ **レセプトデータ**
診療報酬明細書の通称。保険医療機関が患者の傷病名と行った医療行為の詳細を、その個々の請求額とともに審査支払機関を通して保険者に請求する情報。

［13］ **胃ろう**
腹腔外と胃内腔をつなぐ瘻孔のこと。広義の意味では胃瘻を利用した栄養補給法。

14］ **在宅酸素**
慢性の呼吸不全患者が在宅で酸素を吸入すること。適応は高度慢性呼吸不全、肺高血圧症、慢性心不全、チアノーゼ型先天性心疾患である。

5］ **内村鑑三（1861-1930）**
キリスト教思想家。主著の『代表的日本人』では日本独自の無教会主義を唱えた。

5］ **多職種連携**
異なった専門的背景をもつ専門職（医師、看護師、薬剤師、理学療法士、栄養士など）が、共有した目標に向けて共に働くこと。

］ **延命医療**
病気の回復ではなく延命を目的とした治療。

[18] **地域医療構想**
超高齢社会にも耐えうる医療提供体制を構築するため 2014 年に制度化された。2025 年の医療需要と必要病床数の推計や目指すべき医療提供体制の実現のための施策を行う。

[19] **レセプトデータベース（NDB）**
p.331：第 4 章 − 1 ［6］参照。

[20] **松本晴樹（1980-）**
厚生労働省の医系技官。2020 年から新潟県に出向し福祉保健部長として活躍されている。2006 年千葉大学医学部卒。

[21] **嘉数真理子（1978-）**
小児血液腫瘍科専門医。NPO 法人であるジャパンハートがカンボジアに設立している、ジャパンハートこども医療センターの小児科部長。

第5章−2
[1] **医療倫理**
医療の科学技術化・発展と人権意識の双方の観点から、生命、とくに人間の生命に対する干渉の是非を検討する学問。

[2] **インフォームド・コンセント（Informed Consent：IC）**
手術などに際して、医師があらかじめ病状や治療方針、今後の見通しなどを説明し、その上で患者の同意を得ること。

[3] **ロマンティック・ラブ・イデオロギー**
愛と性と生殖とが結婚を媒介とすることによって一体化され、人々が結婚をするときに恋愛というプロセスを経るのが理想だというイデオロギー。

[4] **悪性リンパ腫**
全身のリンパ組織に発生する進行性・悪性の腫瘍（がん）。進行すると全身のリンパ節・骨髄に進行し、血液中にもがん細胞が出現する。

[5] **米本昌平（1946-）**
科学史・科学論・バイオエシックス（生命倫理）の研究者であり、東京大学先端科学技術研究センター特任教授。医療倫理・バイオエシックスを米国から日本に導入した。

[6] **旧優生保護法**
現行母体保護法の改正前の法律。優生学上不良な遺伝のある者の出生を防止し、た妊娠・出産による母体の健康を保持することを目的として、優生手術、人工妊娠中絶、受胎調節および優生結婚相談などについて規定した法律をいう（昭和 23 法律 156 号）。

［7］ **家族性アミロイドポリニューロパチー**（Familial amyloid polyneuropathy：
FAP）
常染色体優性の遺伝性疾患で指定難病の１つ。血中蛋白質の変化により、全身にア
ミロイド（線維構造のたんぱく質）が全身の臓器に沈着し、機能障害を起こす全身
性アミロイドーシスの一種。

［8］ **ハンチントン病**（Huntington's disease：HD）
手・四肢・顔などの不随意運動と精神症状・行動異常・認知障害などを主な症状と
する進行性の神経変性疾患。常染色体優性遺伝性の疾患で、30 ～ 40 歳代で発症す
ることが多い。

［9］ **患者会**
同じ病気や障害、症状など、何らかの共通する患者体験を持つ人たちが集まり、自
主的に運営する会。お互いの悩みを共有したり、情報交換するなど、さまざまな支
援プログラムがある。

［10］ **金澤一郎**（1941-2016）
神経内科学、分子遺伝学、神経科学を専門とする神経学者。国立精神・神経セン
ター神経研究所長、皇室医務主管、国立精神・神経センター総長、日本学術会議会
長等を歴任。

［11］ **COVID-19 後遺症**
COVID-19 感染・回復後に生じる、長期的症状を総称した名称。症状も倦怠感・呼
吸困難・脱毛・味覚障害・嗅覚障害の他、睡眠障害や記憶障害などが報告されてい
る。因果関係については不明で、用語も統一されていない。

［12］ **ゲノム医療**
体をつくるための設計図といえるヒトの遺伝情報を網羅的に調べ、その結果をもと
に、より効率的で効果的な疾患の診断・治療・予防を行う医療のこと。

［13］ **再生医療**
機能障害、機能不全になった臓器・組織などに、組織培養・細胞培養からつくった
本人の組織を移植し再生をはかる医療。臓器移植で生じる拒絶反応とドナー不足の
問題を解消できうる技術。

14］ **ヒトゲノム**
ヒトの持つ全遺伝子情報であり、ヒト（人間）を形成するのに必要な情報ならびに
生きていくために必要な情報として遺伝子に書き込まれている情報全体のこと。

5］ **ワトソン**（1928-）
アメリカ合衆国の遺伝学者、生物物理学者。デオキシリボ核酸　DNA 二重螺旋説
（ワトソン＝クリック模型）の提唱者。1962 年にクリック、モーリス・ウィルキン
ズとともにノーベル生理学・医学賞を受賞した。

］ **ヘルスプロモーション**（Health Promotion：HP）
WHO が 1986 年のオタワ会議で提唱した概念。疾病や障害をもちながらもいきいき
と生きることを支える公衆衛生のあり方を模索し、肉体的健康ばかりでなく、精神

的健康や社会的健康に視点をおいた健康の保持・増進を目ざす概念で、公衆衛生の目標として主張した。

[17] **AMED（Japan Agency for Medical Research and Development：日本医療研究開発機構）**
医療分野の研究開発およびその環境整備の実施・助成について中核的な役割を担う機関として、複数の省庁が管轄していた予算を一元的に管理し、国が定める戦略に基づいて大学・研究機関等に研究費を配分する。

[18] **PMDA（Pharmaceuticals and Medical Devices Agency：医薬品医療機器総合機構）**
p.322：第2章－2［4］参照。

[19] **パンデミック（Pandemic）**
感染症が世界的規模で流行すること。「感染爆発」（アウトブレイク）が長期間に多数の国、地域で連続的に起きる場合をいう。世界保健機関（WHO）は感染症の警戒レベル（フェーズ）を6段階に分け、各国に対策の目安を示しているが、最大警戒レベル「フェーズ6」に相当する。

[20] **利益相反（conflict of interest：COI）**
医学における利益相反。科学的客観性の確保や患者ないし被験者の利益を保護するという研究者や研究機関の責任に、不当な影響を与え、重大なリスクを生じうるような利害の対立状況を指す。

[21] **統合失調症**
精神疾患の1つ。青年期に好発し、幻覚・妄想・自我障害・思考障害などの陽性症状と、感覚鈍麻・自発性減退・社会的ひきこもりなどの陰性症状からなる症状を示す。

[22] **NICE（National Institute for Health and Care Excellence：英国の国立医療技術評価機構）**
英国保健省・国民保健サービス（National Health Service、NHS）に属する執行型政府外公共機関の1つで、新薬の承認や適応判断、ガイドラインの策定や防疫を担う。

[23] **人事交流**
本項では官民の人事交流を主に指す。本邦では平成12年に制度制定され、「国と民間企業との間の人事交流に関する法律（官民人事交流法）」に基づき行われる。

第5章－3
[1] **READYFOR 株式会社**
日本初のクラウドファンディングサービスである READYFOR を運営する株式会社。2011年創業。

［2］ **家庭医**（General practitioner）
ここでは英国の家庭医のこと。家庭医登録制度として各人が診療所に登録しておき、病気の場合は、その診療所で診察を受ける。専門医による診断、治療や入院が必要なときは、家庭医の紹介で専門医のいる専門病院へ送られるシステムとなっている。

［3］ **インフォデミック**
根拠のない情報が大量に拡散する状況。情報を意味する「インフォメーション」と、一定の集団や地域での感染症の流行を意味する「エピデミック」を合わせた造語。

［4］ **ヘルスコミュニケーション**
健康・疾病・公衆衛生に関する、様々な対人コミュニケーションを指す。米国疾病予防研究センター（CDC）では、「健康を増進する個人とコミュニティの決定に情報や影響を与えるコミュニケーションの諸戦略の研究と利用のこと」と定義されている。

［5］ **ランダム化比較試験**（randomized controlled trial：RCT）
医療研究における、介入研究の一手法。対象者を介入群と非介入群（対照群）に割り付けるが、その際にこの割付をランダムに（＝盲検化）行う手法。最も有効性が高いとされる。

［6］ **勝俣範之**（1963-）
日本医科大学武蔵小杉病院腫瘍内科　教授・部長。医学情報の発信も行っている。

［7］ **尾身茂**（1949-）
新型コロナウイルス感染症対策分科会長。過去には第5代のWHO西太平洋地域事務局（WPRO）事務局長を務め、西太平洋地域における急性灰白髄炎（ポリオ）の根絶・SARSの制圧に貢献。

編集後記

　まず、本書を手に取ってくださりありがとうございます。

　本書は、2021年、COVID-19感染拡大のさなか、未来の医療をより良くすることをテーマに、13名の国内外で活躍される専門家の先生方と吉村健佑センター長、佐藤大介副センター長と鼎談する形式のイベント「次世代医療クロストーク！」を基に作成されています。当企画は、医療従事者の労働環境や医療制度など、様々な課題を抱えている医療をより良くするため、より多くの方に医療政策に関心をもってもらい、皆で考え、行動しなければいけないという強い想いから産まれた企画です。この企画を LIVE 配信するだけではもったいない、より多くの方に医療政策を知ってもらうきっかけとすべく、書籍化が決まりました。

　医療政策に対する、一般国民の関心は低いと言われています。編者である成瀬浩史は、民間企業、厚生労働省 健康局 結核感染症課、千葉大学医学部附属病院 次世代医療構想センターにて情報発信の業務にあたりました。その中で、行政機関の広報の難しさと、無関心層に自分事として捉えてもらうことの重要性を知りました。無関心層への情報発信の施策の1つとして、エンターテインメント・エデュケーション（以下、E-E：Entertainment-Education）という方策があります。E-E は「理論に基づくコミュニケーション戦略であり、望ましい個人、コミュニティ、組織、社会の変化を成し遂げるために、教育的・社会的な課題を意図的にエンターテイメント性の高いプログラムの企画、制作、普及の過程に織り込むこと」と定義され[1]、啓発内容に関心のない層にメッセージを届けるコミュニケーション方略と言われています[2]。厚生労働省による感染症の啓発において、様々なマンガ・アニメを起用した事例があり[3]、ターゲットの琴線にふれる「フック」を設けたE-E の事例と言えます。医療政策に関する、無関心層への情報発信では、「フック」を設けた情報発信が重要であり、「次世代医療クロストーク！」も医療政策を身近なものとする、E-E の一例だと思います。

　「次世代医療クロストーク！」の登壇者は、行政や医療現場、情報発信

ど多岐にわたる領域の第一線で活躍されている専門家です。この活躍領域や年代も異なる専門家たちに共通するものに思いをめぐらせたとき、医療界、医療制度、医療従事者の働く環境、医療情報の発信など、「医」療に関することを、それぞれの立場で課題感を持ち、より「良」くしたいという情熱の元、未来を見据えて、主体的かつ「戦略」的に行動を起こしていることに気が付きました。そこで「医良戦略」という造語を着想し、タイトルとしました。様々な課題を抱える医療に向き合うには、各々が「医良戦略」の精神のもと、行動を起こすことによって、持続可能で質の高い医療が実現するものと確信しています。

　本書の原稿作成にあたって多大なるご協力をいただいた、宮田裕章先生、志賀隆先生、櫻井陽一さん、三澤園子先生、裴英洙先生、小野崎耕平先生、津川友介先生、國井修先生、谷口俊文先生、鈴木康裕先生、高山義浩先生、武藤香織先生、市川衛さん、13名の執筆者の先生方、本書のコンセプトにご賛同くださり応援メッセージをくださった尾身茂先生、また、原稿編集に協力いただいた平野翔大先生、鈴鹿竜司先生、鳥原佑生客員研究員、本書の企画から出版に至るまで支えてくださった株式会社ロギカ書房橋詰 守氏には心より感謝申し上げます。

2022年3月吉日

　　　千葉大学医学部附属病院 次世代医療構想センター 特任助教　成瀬 浩史

参考文献：

1）Wang, H., & Singhal, A.（2009）. Entertainment-education through digital games. Ritterfield U, Cody MJ, Vor-derer P.（Eds.）Serious games: Mechanism and effects. New York: Rutledge, 271-292.

）石川ひろの『ヘルスコミュニケーション学入門』大修館書店　2020　p.112

）Naruse, H., Jindai, K., & Saito, T.（2019）. Fictional heroes take on real public health problems: Japan's use of manga and anime in health campaigns. the bmj opinion.
https://blogs.bmj.com/bmj/2019/06/11/fictional-heroes-take-on-real-public-health-problems-japans-use-of-manga-and-anime-in-health-campaigns/

医良戦略 *2040*
2040 年の医療を生き抜く 13 の戦略

2022 年 4 月 25 日	初版発行	
2022 年 5 月 20 日	2 刷発行	
2022 年 8 月 10 日	3 刷発行	
2023 年 3 月 7 日	4 刷発行	
2023 年 11 月 15 日	5 刷発行	
2024 年 8 月 15 日	6 刷発行	

編　　者　　千葉大学医学部附属病院 次世代医療構想センター
　　　　　　（吉村健佑・佐藤大介・成瀬浩史）

著　　者　　©吉村健佑・佐藤大介・宮田裕章・志賀 隆・櫻井陽一・
　　　　　　三澤園子・裴 英洙・小野崎耕平・津川友介・國井 修・
　　　　　　谷口俊文・鈴木康裕・高山義浩・武藤香織・市川 衛

発 行 者　　橋詰 守

発 行 所　　株式会社 ロギカ書房
　　　　　　〒 101-0052
　　　　　　東京都千代田区神田小川町 2 丁目 8 番地
　　　　　　進盛ビル 303 号
　　　　　　Tel 03（5244）5143
　　　　　　Fax 03（5244）5144
　　　　　　http://logicashobo.co.jp/

印刷・製本　亜細亜印刷株式会社

定価はカバーに表示してあります。
乱丁・落丁のものはお取り替え致します。
Printed in Japan
978-4-909090-72-0　C1047